KB051547

현대인과
노이로제

전단향
03

현대인과
노이로제

이동식 지음

불광출판사

■ 머리말

『현대인과 노이로제』가 세상에 나온 지 벌써 21년이라는 세월이 흘렀다. 그동안 이 책의 공급이 중단되는 기간을 모두 합치면 10년은 된다. 출판사가 세 번이나 쓰러져서이다.

이번에 새롭게 펴낸 이 책에는 내가 쓴 다른 책과 내용이 중복되는 것은 싣지 않았다. 또한 글을 쓸 당시에는 생생한 시사성이 있었으나 지금 와서는 독자들이 모를 만한 내용도 싣지 않았다.

이 책의 내용은 1960년대에 《사상계(思想界)》에 연재했던 '정신의(精神醫)가 본 인생과 사회'를 중심으로 한 정신건강과 정신불건강의 예방과 치료에 관한 것이다.

한편 여러 가지 통계 숫자는 현재에 맞게 고쳤다.

그동안 이 책은 대학에서 정신건강 교재로 많이 쓰였다. 많은 정신과 의사나 상담에 종사하는 심리학자들로부터 "환자나 내담자에게 이 책을 보게 하면 치료가 잘된다."라는 찬사를 자주 받았다. 나 역시 심한 정신병으로 치료해도 잘 낫지 않던 환자가 이 책을 여러 번 읽고는 스스로 병을 깨닫고 낫는 경우를 자주 보았다.

노이로제로 고민하는 분이나 부부간의 갈등과 고부간의 갈등 등 가정생활과 자녀교육에 고심하는 분들을 비롯해 남녀노소, 계층, 직업 여하를 막론하고 이 책은 큰 도움이 되리라 믿는다. 그리고 교육자·간호사·가정주부·법관·정치가·목사·신부·승려·정신과 의사 등 카운슬러들에게도 도움이 될 것으로 믿는다.

끝으로 이 책을 새롭게 편집해 앞으로 독자들에게 끊임없이 공급해 줄 출판사에 이 책을 목마르게 기다리던 독자들과 더불어 감사의 마음을 전한다.

1993년 초봄에
성북동에서 저자 이동식

■ 차례

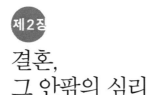

제 2 장

결혼,
그 안팎의 심리

제3장
행복한
성생활

제1장

개인
노이로제와
사회
노이로제

3·8선 노이로제, 빽 노이로제, 학벌 노이로제, 지역감정 노이로제 등 우리 사회에 만연된 중증의 집단 노이로제는 많은 국민들 마음에 알게 모르게 깊숙이 스며들어 있기 때문에 정신과 의사의 힘만으로는 고칠 수 없다. 온 국민이 함께 참여하는 적극적인 국민운동이나 노이로제의 원인을 제거할 수 있는 국내외 정세의 변동, 올바른 정치의 구현으로 치유할 수 있는 것이다.

개인 노이로제와
사회 노이로제

사회 노이로제

비극의 한국동란이 휴전으로 접어든 지 몇 달 된 어수선한 어느 날이었다. 해외유학 수속을 하러 내가 찾아간 주무과장은 해방 후 미군정 때 제일착으로 미국을 다녀온 분이었다. 공무원으로서는 연구심이 많은 사람이라 찾아간 사람의 전문이 정신의학이라는 것을 알자 반가운 사람을 만난 듯이 심회를 토로한다. 미국에 노이로제나 정신병이 많고 그 방면의 인식과 시설이 잘 되어 있는데 놀랐지만 우리나라는 정신이 이상한 사람의 수효가 그런 정도가 아니라 전 국민의 7할 이상이 정신이상이라고 개탄하고 있었다.

'미친놈', '돌았다', '미친 자식' 이런 말들이 6·25 후에 특히 더 자주 우리들의 입에서 터져 나오다가 근자에는 정치면까지 정신이상의 개념이 문제화되기에 이르렀을 정도이다.

4·19 후에는 제2의 해방이란 사회 분위기 속에서 언론 집회 결사의 자유가 신장되어 마구 뛰쳐나오는 국민과 학생들의 방향을 바

로 잡지 못하여 갈팡질팡하고 골치를 앓는 정권을 '노이로제 내각'이라고 일간 신문에 활자화되기까지 했었다.

해방 전에는 그렇게 평화롭고 일부 혁명가를 제외하고는 일제의 탄압 속에서 꼼짝을 못하고 체념과 도피는 나은 축이고 일제에 무조건 순종 아부하던 사람들이 요즈음은 갖은 포악한 행동을 자행하는 민족임을 과시하고 있는 듯하다. 포악한 행위란 매일같이 삼면 기사를 채우고 있는 살인, 강도, 자살, 구타 등의 법률상으로 형벌의 규정이 있는 행위뿐만 아니라 거짓말, 속임수, 모략, 무고, 매수 등의 행위로부터 집권자의 불법, 농락, 기만 등의 갖가지 사디즘이 횡행해 온 것이 특히 4·19 이전의 해방 후 우리 민심의 병폐였으나 근자에는 새로운 형태의 사도마조히즘이 대두하고 있다는 여론이 점차로 높아지고 있다.

6·25를 전후해서 여러 가지 형태의 '3·8선 노이로제'가 우리나라에 특유한 사회 노이로제로 되어 정도의 차이가 있을지언정 모든 사람의 가슴속 깊이 숨어들어 있다. 현재까지도 남아 있는 '3·8선 노이로제'는 언제 어떤 형태로 터질지 모르는 3·8선에 대한 불안, 공포가 원인이 되는 노이로제다. 심한 경우에는 몇 해를 두고 3·8선의 악몽을 되풀이한다.

해방 전에도 '엽전'이란 자조적이고 자기비하적인 표현 속에 있는 우리 민족 최대의 고질은 전란의 여파 속의 혼란에서 더욱 격화하여 정신의학을 공부하는 어떤 의사가 세계 각국의 정신과 의사뿐만 아니라 사회과학도에게도 배달되는 정기 간행물에 우리의 민족성을 악담한 서한을 발표하여 동료들을 격분케 한 사건이 벌어질 정도였다. 그 사람의 글을 읽은 소감은, 우리나라 사람은 인간의 악덕을 표현하는 모든 형용사가 붙는 민족이란 것으로 가득 차 있고 좋은 점이라고는 털끝만치도 없다. 이 사람뿐만 아니라 우리 민족을 지나치게 욕하고 좋은 점을 보지 못하는 심정은 이 땅에서 자기가 갖은 고초를 겪었다는 것, 그것을 극복할 수 없었다는 것이라 이해할 수 있다.

권력의 무거운 압력을 이겨내지 못할 경우에 우리가 일제 때에 흔히 우리들의 행위를 합리화하던 심리가 되살아나는 경향도 없지 않다.

얼마 전에 조선조 때에 어린 조카인 왕을 살해하여 자기가 왕이 된 임금에 가담하여 선왕과 친구를 배반한 사람의 업적을 찬양한 글을 쓴 어떤 지식인이 비판의 대상이 된 사실을 일간 신문에서 보았지만, 이러한 사고방식은 우리가 늘 경계해야 할 위험한 사회 노이로제 현상의 하나다. 일선에서 전사하는 사병이 빽하고 죽는다는 표현에 잘 나타나 있는 빽 노이로제는 4·19 이전에 매우 심했던 것이다.

이렇게 우리 사회에 만연되어 있는 사회 노이로제의 특성은 무한정으로 나열할 수 있다. 이러한 사회 노이로제는 우리의 역사적 ·경제적·문화적·사회적 조건이 결정하는 모든 국민에게 침투되어 있는 집단 노이로제이고, 병원에서 의사가 치료해야 한다고 보는 임상적인 노이로제 환자뿐만 아니라 환자 아닌 정상인에 스며들어 있는 노이로제로서 의사의 힘으로는 고칠 수 없다.

국민운동이나 또는 노이로제의 원인이 되는 국내외의 정세의 변동, 좋은 정치의 힘으로만 치유될 수 있는 것이다.

개인 노이로제

이러한 사회 노이로제가 아닌 의사가 다루어야 할 좁은 의미의 노이로제나 정신병이 거의 방치 상태에 놓여 있다. 미국 같은 나라보다 인구비례로 정신병이나 노이로제 발생률이 낮지 않은 데도 불구하고 우리나라가 미국이라면 남한에 당장 10만 명이 정신병원에 입원해 있어야 하는데 국립정신병원, 각 의과대학 정신과, 개인병원의 수용능력을 합쳐도 1000명을 넘지 못한다(1992년도는 1만 6107명).

　의사의 치료를 받아야 할 노이로제 환자 수를 어느 나라에서나 인구의 1할 내지 3할로 보고 있다. 이들은 대부분이 자기가 병인지도 모르고 번번이 주위에서는 꾀병이란 의심을 받는다. 또한 의사를 찾아가면 당신은 병이 없다든지, 신경성으로 그러니 마음을 편히 먹으라는 말을 듣는다. 그러나 병이 되는 사람은 자기 마음을 마음대로 할 수 없어서 병이 생기는 것이니 이러한 말은 아무런 도움도 되지 못한다. 이렇게 몸에는 병이 없는데, 마음의 병으로 내과 의사를 찾아가는 환자는 내과 외래환자의 5할 내지 8할을 차지하고 있는 것이 우리나라의 실정이다. 대부분의 노이로제 환자는 한의사, 침술사, 무당, 신부, 기도사, 불승, 가짜 심리요법사, 약방을 찾아다니며 방황하고 있다.

화병

이와 같은 결과를 가져온 원인은 과거의 의학교육이 현대정신의학의 교육을 해오지 못했다는 사실에 있다. 서양의학은 19세기에 와서 병균을 현미경으로 볼 수 있게 되고 신체 각 기관의 조직 변화를 눈으로 볼 수 있게 되는데 현혹되어, 모든 병의 원인은 병균이나 신체조직의 병적 변화하는 신념 아래 발달해 왔기 때문에 정신적인 원인으로 병이 생기고 때로는 정신적 원인으로 신체조직의 병적 변화를 초래한다는 것을 모르고 있었던 것이다.

프로이트의 정신분석학을 이러한 신체의학적으로 원인을 찾아낼 수 없는 신체질환의 연구에 적용한 결과 정신신체의학이란 의학의 새로운 부문이 탄생하게 되었다. 이러한 정신적인 원인으로 생기는 신체의 병을 전문적인 용어로는 '정신신체질환'이라고 한다. 이러한 정신신체의학은 2차 대전을 전후해서 발달하여 급속도로 일반의학이나 일반 상식에 침투되고 있으나 우리나라에서는 아직 일반 대중뿐만 아니라 전문가들에게도 충분히 인식이 되어 있지 못하다.

그러나 우리가 삼국지를 보더라도 등장인물들이 화병으로 피를 토하고 죽는 장면을 많이 볼 수 있다. 동양식 사고방식은 사물을 전체적으로 보고 분석적인 경향이 적어서 일찍부터 마음으로 병이 생기고 마음으로 신체의 병이 일어나고 마음으로 고쳐진다는 것을 알고 있던 것을 서양의학에서는 정신분석학을 통해서 비로소 이런 것을 알게 된 것이다. 이러한 정신신체질환에 속하는 병은 위궤양, 만성소화불량, 잘 체하는 것, 궤양성대장염, 기관지천식, 만성두드러기, 편두통, 고혈압 등 기타 한이 없다.

정신과에서 다뤄야 할 병은 소수의 뇌의 고장으로 오는 기질적인 정신병을 제외하고는 심인성인 정신병이든 노이로제든 정신신체질환이든 깡패나 성적 도착 같은 인격장애이든 대부분이 화를 풀지 못해서 병이 되는 화병인 것이다. 현대정신과는 말하자면 화병과라고 말할 수 있는 것이다. 이러한 화병은 2차 대전 이후에 등장하여 많은 도움을 주고 있는 스리나나 바리움, 세파민 등속의 신경안정제나 기타의 물리화학적 치료로는 완치가 되기 어렵고 정신분석 치료와 같은 화를 풀어 주는 정신치료로써 재발 없는 완치를 바라볼 수 있는 것이다.

오늘날 우리나라에서도 외국 사조의 유입으로 노이로제나 정신병에 대한 계몽이 라디오, 신문, 잡지 등을 통해서 매일같이 쏟아져 나오고 있지만 원인에 대한 계몽이 부족하다. 특히 치료에 대해서는 종전의 휴양, 오락이 아니면, 신경안정제 이외에는 알려져 있지 못한 상태다. 그러한 치료방법은 가벼운 경우에는 회복을 기할 수도 있지만 대부분의 노이로제나 정신병이 인생의 고장이고 수십 년 쌓여서 어떤 계기에 터지는 것이므로 장기적인 정신치료를 하지 않고는 재발을 막을 도리가 없다.

특히 부모나 배우자의 심대한 영향 밑에 있는 사람은 본인만의 치료로는 치유가 어려워 부모나 배우자를 치료하거나 또는 영향을 줌으로써 급속히 나아질 수 있어 요사이는 부부들을 앉혀 놓고 치료하는 삼각정신요법, 가족 전체를 한자리에 모아 놓고 치료하는 가족치료의 방법도 고안되어 많은 성과를 거두고 있다. 어린아이는 초기에는 원인이 되는 부모만 치료하면 아이를 치료하지 않아도 낫는 수가 있다.

영국의 어떤 개를 전문으로 치료하는 정신과 의사는 개의 노이로제의 원인은 개 주인의 노이로제이므로 주인인 사람의 노이로제를 치료함으로써 개의 노이로제를 고친다는 사실을 말하고 있다.

정신치료가 근본치료이기는 하나 정신치료를 하고 있는 의사가 몇 명 되지 않고 또 한 사람의 의사가 치료할 수 있는 수가 적기 때문에 많은 환자가 정신치료를 받겠다고 나서도 치료해 줄 의사가 없으며 정신병이나 노이로제를 정신치료하는 과정에서 환자의 인식 부족뿐만 아니라 환자의 가족이란 장애물에 부딪히게 된다. 환자나 의사는 병을 고치려고 노력하고 있어도 가족이 병을 과거에도 만들어 주었고, 현재도 계속 만들고, 의사의 치료성과를 파괴하는 경우가 많다.

정신병이나 노이로제의 예방이나 치료에 관심이 있는 부모, 본인, 교육자, 기타 이런 환자를 지도하는 입장에 있는 분들, 정신치료를 받을 기회를 갖지 못한 분들에게 조금이라도 도움이 될 수 있는 사실을 알려야 한다. 글을 읽고 치료가 된다 하기 어려우나 그렇다고 많은 환자를 방치할 수도 없는 것이다. 조금이라도 도움이 될 것을 기대하는 마음 간절하다. 또 한 가지는 임상적인 환자 아닌 모든 사람의 가슴속 사상, 행동에 만연되어 있는 정신의 병리와 또한 우리가 지니고 있는 자랑할 만한 건강한 부분, 우리의 좋은 전통을 정신의의 입장에서 보고자 한다.

정상이냐? 건강이냐?

번번이 건강하다는 것과 정상이란 것이 혼동되는 경향을 볼 수 있다. 이러한 경향도 현대 대중사회 문화의 평균화현상이라는 것과 밀접한 관계가 있을 것으로 보인다.

현대사회에 있어서는 건강이란 것보다 정상이라는 것에 더욱 가치를 두게 된다. 현대 자본주의 문명의 특색이 두드러지게 나타나 있는 미국 같은 사회에 있어서 이러한 경향이 더욱 현저하다. 사춘기에 남녀 교제를 하지 않는 아이는 정상이 아니고 이상하며 이성과 같이 다니지 않고 동성끼리 놀러 다니면 이상이고 동성애라고 병자 취급을 당한다.

세계 최초의 인공위성인 소련의 스푸트니크가 나타났을 때 전 미국사회에 미국문화 비판의 여론이 비등했었다. 합동참모부 의장을 지냈던 브래들리 장군은 미국의 고등학교에서 공부 잘하는 학생을 미치광이 취급하고 운동이나 사교에 능숙한 학생을 찬양하는 풍습이 없어지기 전에는 소련을 따라갈 수 없다는 강연을 하고 다녔다. 역시 이때에 공부나 연구에 몰두하는 과학자나 교수를 미치광이로 취급하는 한 미국의 과학은 소련을 따라갈 수 없다는 여론이 높았었다.

말하자면 미국말로 '레귤러 가이' 또는 '레귤러 펠로'가 아니면 정신이 이상하다고 보는 경향이 현대사회에 있어서 일반 사람이 지니고 있는 건강에 대한 관념이다. 이런 식의 건강 개념은 개인이 자기를 상실하고 남이 하는 짓을 자기도 해야 하고 선전을 따라야 하는 따위의 소위 사회환경에 적응(adjust)하는 것이 정상이고, 불합리하고 자신과 장래의 사회성원에 유해한 사회환경을 비판하고 반항하고 파괴하고 재건하려는 개인이나 집단을 이상(異常)이라고 본다.

그러나 인류의 역사를 살펴보면 인간사회나 생활의 발전은 이러한 이상한 개인이나 집단에 의해서 이루어진 것이지 결코 정상인 사람들의 손에서 이루어진 일은 없다. 사회의 대다수와 같이 행동하고 사고하는 한 새로운 것을 창조한다는 것은 불가능한 일이다. 그렇다고 해서 진정한 현실을 부정하고 대다수의 진정한 마음이나 복리로부터 유리되거나 이를 등한히 해야 한다는 것은 아니다. 단지 착각적인 현실이나 착각적인 인심, 착각적인 대다수의 복리를 부정해야 한다는 것이다. 어떤 사람은 창조는 분열적인 사고에서만 가능하나 창조적인 천재와 분열병 환자와의 차이는, 전자는 현실에서 유리해서 다시 현실로 돌아오지만 정신병자는 현실로부터 유리되어 다시 현실로 돌아오지 못하고 자신이 만든 망상의 세계에 머물러 있는 것이라고도 했다.

빈 대학의 정신신경과 교수 프랭클 씨는 2차 대전 중 나치스의 탄압 속에서 유대인 수용소에 있었던 경험을 통해서 실존분석 치료의 일종인 로고테라피(Logotherapy)라는 정신치료 방법을 안출했다. 그는 수용소 내에서 많은 사람이 죽고 자살하고 발광하는 광경을 목격했다. 살아나면 해야 할 사업이 있든지, 나가면 기다리는 사람이 있다든지 하는 희망을 가진 사람은 죽지도 않고, 자살도 하지 않고 미치지도 않는 것을 보았다. 또 많은 사람들이 굶주림 속에서 자기만 살기 위해서 동포를 팔고 배반한 끝에 자신도 죽어 가는 것을 보았다. 위기에 서서 대다수가 하는 행동이 정상이라면 동포를 팔고 반역하는 사람이 정상이고 그렇지 않은 사람이 이상이다.

그러나 정상인 사람은 위기에서 자기를 상실하고 자기 붕괴의 막다른 골목에 빠져들어 갔지만 소수의 이상한 사람들은 자기를 유지하고 심신의 건강을 잃지 않고 연합군의 전승에 의해서 수용소의 문이 열리는 날, 그리운 사람을 만나고 떳떳하게 이 세상의 햇빛을 보게 된 것이다. 누구나 동포를 배반하고 자기 자신조차 말살한 사람들을 건강하다고 보기 어려울 것이다. 정상이란 대다수라는 통계적인 개념이고 건강이란 가치에 기준을 둔 개념이다. 그러므로 신체적으로나 정신적으로나 털끝만치도 병이 없는 사람이란 없는 것이다. 건강이란 고정적인 것이 아니라 자기 붕괴를 일으키는 힘과 자기를 유지하려는 싸움에서 자신의 힘이 우세한 상태에 지나지 않는다.

인간의 지식과 경험의 현 단계에 있어서는 모든 착각을 벗어난 착각 없는 현실 속에 사는 성인이나 도인이 정신건강의 이상에 합치된다고 볼 수 있다. 특히 미국의 신프로이트파의 정신분석의들은 미국문화를 로봇문화라고 하며 이러한 문화나 사회에 순응한다는 것은 자기 상실을 의미하는 것이고 정신의 불건강을 초래한다는 것을 강조하고 있으며 문화가 병리적인 경우에는 자기동일성(自己同一性)을 유지하기 위하여 상대적인 고립을 유지하지 않을 수 없음을 말하고 있다.

그러므로 오늘날 서양사회에 있어서는 환경에 순응하는 것이 건강이란 개념을 탈피하여 정신의 건강은 자기 동일성을 유지하고 일방적으로 환경에 순응하는 것이 아니라 환경을 변혁시키면서 환경과 통정(統整)되고 자기 내부에 분열이 없는 내적통정(內的統整)을 유지하는 것이라고 말하며 동양 고래의 도적(道的) 경지가 그러한 경지임을 시사하고 있다. 정신의 건강이란 이러한 경지를 말하는 것이다.

많은 창조적인 인물 중에는 창조과정에서 또는 창조적인 활동이 그친 뒤에 정신병이 되는 사람이 적지 않다. 뉴턴을 만발성정신분열병(晚發性精神分裂病)이라 하고, 프로이트는 예수 그리스도를 평범한 망상형정신분열병(妄想型精神分裂病)이라고 했다. 혁명가 중에는 정신이상자가 많은 것이 사실이다. 이것은 창조의 과정이 언제나 갈등에서 출발하며, 갈등의 해결에 성공하는 데서 창조가 이루어진다는 사실로 쉽게 이해될 수 있다.

혁명을 완성시키는 혁명가는 정신이 건강한 사람이라야만 가능한 것이고 정신이 불건전한 혁명가는 프랑스 혁명의 로베스피에르처럼 피해망상 때문에 공포 정치를 시행하며 결국 그 자신이 단두대의 이슬로 사라지게 된다. 정신병적인 창조 자체도 병으로부터 해방되려는 정신의 건강한 부분의 발로인 것이지 정신이상의 발현은 아닌 것이다.

성인(聖人)이란 정상인 사람으로서는 절대로 될 수 없는 것이다. 노이로제가 아니고는 성인이 될 수 없다는 것을 느끼기도 한다. 소위 성인 중에도 끝내 병이 완치되지 않고 정신이상적인 성인도 많지만 훌륭한 성인일수록 전 인류, 전 우주의 고뇌를 공감하여 이것을 자기 내부 속에서 해결한 사람이다. 우리의 내면은 원리적으로는 공통되기 때문에 모든 사람의 고뇌 해결의 지침이 될 수 있는 것이 그들의 가르침이다. 임상적 노이로제를 극복한 삶이라 말할 수 있을 것이다. 전자는 의사의 도움으로만 치유가 가능한 것이다. 도(道)를 닦는 과정과 서양의 정신분석치료에 많은 공통점을 우리는 발견한다.

특히 우리나라와 같은 어지러운 환경에서는 이상(異常)이니 비정상이란 레테르를 두려워하지 않는 많은 건강한 인물의 등장이 절실히 요망된다.

일반적으로 기존문화나 사회환경에 순응하는 것이 건강이 아니라 불의와 부정부패와 불합리한 사회를 비판하고 반항하고 변혁시키는 노력을 하는 자가 정신이 건강한 자라고 할 수 있는 것이다.

꿈의 현상과
노이로제

꿈은 뜻이 있는가?

개꿈이니 길몽·흉몽·태몽이니 해서 옛날부터 꿈에 많은 뜻을 붙여 왔다. 그러나 소위 신학문(新學問)을 한 우리들은 어른들이 꿈 얘기를 하면 한갓 미신으로밖에 여기지 않았다. 정신의학을 공부하기 시작한 뒤에도 정신분석이니 꿈의 해석이니 하는 프로이트의 학설을 개진(開陳)한 정신분석의 학술지나 프로이트의 전집이 연구실의 도서실에 비치되어 있어도 교수 이하 아무도 통 읽는 사람이 없고 나도 가끔 읽어 보아도 도무지 이해가 되지 않고 모든 것이 다 허황된 그야말로 꿈같은 얘기로밖에 보이지 않았다.

　S대학의 신경정신과에 온 지 6, 7년이 되던 어느 날, 나는 이런 꿈을 꾸었다. 장면은 아마 모 처녀와 약혼식인가 결혼식인가 하는데 내가 신부의 방에 들어가려고 하니 이미 내 친구가 그 방에 들어가 있기 때문에 내가 들어갈 여지가 없어 들어가지 못하는 꿈이었다. 나는 이 꿈을 꾸고 나서 비로소 꿈의 상징적인 뜻을 확신하게 되었다.

이 꿈은 내가 당시에 처해 있던 상황, 내 마음을 사로잡고 있던 일을 생각할 때 너무나 명백한 사실을 알려주는 상징적인 이미지였다. 나는 당시에 나이가 30이 가까워 친구들은 거의가 다 결혼생활을 하고 있고 나와 또 한 친구만이 노총각 신세를 면치 못하고 있었다.

나와 가까운 친구들은 나의 결점에도 불구하고 나를 높이 평가해주어 좋은 규슷감을 골라 주느라고 선도 보이고, 여자대학에 교편을 잡고 있는 친구들은 제자들을 데리고 오기도 하며 무척 애를 쓰고 있었다.

그중의 한 처녀는 공부도 제일 잘하고 여대 교수로 있는 친구들이 특히 사랑하고 아끼는 처자였다. 이 처녀를 나와 가깝게 하려고 애를 썼지만 이 처녀가 자기 스승인 나의 친구를—이미 결혼한—더 좋아한다는 것을 나는 어렴풋이 알고 있었다. 그 처녀의 마음은 이미 나의 친구가 점령하고 있어 내가 들어갈 여지가 없다는 사실을 내게 알려준 꿈이었다. 물론 이 혼담은 이루어지지 않았으나 나에게 꿈의 뜻을 가르쳐 준다는 커다란 성과를 가져다주었다.

몇 해 전 정월 초하루 날이었다. 술상을 앞에 놓고 담소하는 가운데 서로 느끼고 생각하던 것을 주고받는 사이에 계발되는 바가 적지 않았다. 그날은 이 집 주인 되는 B 선생이 내게 꿈에 대해서 물어보면서 자신의 꿈을 얘기해 준다. 당시 60이 가까운 B 선생은 어렸을 때 꿈을 생생하게 기억하고 있었다. B 선생은 여섯 살 때 서양사람 의사에게 가서 이를 뽑았든가 그러한 간단한 수술을 받았다. 당시에는 서양 사람이 보기 드문데다가 수술까지 받아 그 후로는 그 병원 앞 과수원에 열린 사과만 보아도 몸이 떨리고, 상냥한 간호사도 원망스럽고 밉기만 했다. 그 후부터 병원이라면 질색이고 꿈만

꾸면 그 무서운 서양 사람이 나타나 죽인다고 위협하고 이상한 기계를 가지고 덤벼들었다. 때로는 도망치는 B 선생을 여럿이 떼를 지어 추격하고 이상한 기계를 가지고 덤벼들었다.

또 도망치는 B 선생을 여럿이 떼를 지어 추격하고 몇 번이고 죽는 꿈까지 꾸었다. 꿈이 무서워서 자는 것조차 두려워하는 때가 있었다.

이러한 무섭게 싸우는 꿈을 열너덧 살 때까지 계속 꾸었다. 그러다가 열너덧 살 되던 하루는 여전히 그 무시무시한 서양 사람이 꿈속에서 달려드는데 어찌 된 일인지 B 선생은 끝끝내 굴하지 않고 오히려 반격의 태세로 나갔다. 죽을힘을 다해 싸워서 그를 때려눕히고 말았다. 그러자 꿈에서 깨었다. 깨고 나서 어떻게 시원하고 통쾌하든지 새로운 기운이 부쩍부쩍 나는 것만 같았고 그 이후로는 영영 다시는 그런 꿈을 꾸지 않게 되었다는 얘기였다.

첫 꿈과 반복되는 꿈

나는 B 선생의 이 꿈의 얘기를 듣고 이렇게 대답한 기억이 난다. 꿈에는 의미가 있지만 그다지 큰 뜻이 없는 꿈도 있고 뜻이 깊은 꿈도 있다. 정신분석이나 정신치료에서 중요시하는 꿈은 환자가 치료자와 처음으로 만나서 대화를 한 후에 처음 꾼 첫째 꿈과 치료받기 전이나 치료 도중에 같은 주제의 내용을 계속 반복하는 꿈 두 가지다.

첫 꿈은 환자가 무의식적으로 치료자나 치료의 장래에 대한 느낌을 집약적으로 상징하고 또한 그의 문제의 핵심을 표현한다. 반복되는 꿈은 그 사람의 인생의 주제(Leitmotiv)를 상징하는 것이 보통이다. 그 사람의 노이로제와 인격의 가장 중요한 면을 이해하는 열쇠가 된다.

나는 어떤 편두통(偏頭痛) 환자 꿈의 실례를 들어 설명했다. 이 사람은 30세를 좀 넘은 남자로서 근 20년이나 편두통을 앓고 있었다. 신경외과에서 두개골 X선, 사진 뇌실에다 공기를 넣어서 사진도 찍고 뇌혈관 촬영도 하고 척수액검사·뇌파검사 등 모든 검사가 정상이고 약도 먹었으나 낫지 않아 정신과로 가보라 해서 온 것이었다.

그는 어려서부터 늘 꾸는 꿈이 있었다. '어머니가 초라한 복색을 하고 먼 길을 떠난다고 하는데 나는 물끄러미 바라보기만 하고 아무 말도 없고 눈물도 나지 않는다.' 그는 이러한 꿈을 거의 평생 꾸다가 정신치료가 진행되어 가는 도중에 같은 꿈의 장면에서 눈물이 난다는 보고를 해 왔다. 이 사람의 이 반복되는 꿈은 그의 인생의 핵심, 그의 노이로제의 원인을 집약적으로 상징하는 꿈이었다. 눈물이 난다는 것은 그의 어머니에 대한 미움이 풀렸다는, 병이 좀 나아졌다는 증거이고 그의 어머니와의 관계가 호전된 증거였다. 사실은 이 꿈을 꾸었을 때는 이미 모친이 사망한 지 몇 해가 지난 후의 일이다.

이 사람은 어려서 부친이 집을 나가서 딴 여자와 살고 남편 없는 젊은 어머니와 친삼촌들과 한집에 사는데 어머니로부터 오는 모든 마음의 부담을 어린 나이로 감당할 수 없어 18세 때에 이발을 하다가 편두통이 생겼다. 그때 세상의 물정을 알고 나니 어머니에 대한 증오심이 극도에 달해서 풀 길이 없어 억압한 결과 생긴 병이었다. 내게 진찰을 받으러 오기 몇 해 전에 그의 모친이 사망했을 때는 잠도 못 자고 통곡을 하고 자살을 하려는 것을 겨우 주위 사람들이 말려서 죽지는 않았다. 그의 꿈과 모친 사망에 대한 그의 반응은 어머니에 대한 적개심을 명백히 나타내고 있지만 그는 의식하고 있지 않았다. 정신치료에 의해서 어머니에 대한 적개심을 의식하게 되고 풀리게 되자 적개심이 풀리어 꿈에서 떠나려는 어머니를 보고 눈물을 흘리게 된 것이었다.

"병이 나으면서 문제가 해결되면 같은 주제의 꿈 내용이 달라집니다. 선생님의 꿈도 서양의사에 대한 공포심이 두고두고 괴롭히다가 그것을 이겨내게 되니 꿈속에서 싸움에 이기고 공포를 극복해서 그런 꿈을 꾸게 된 것입니다."라고 B 선생에게 얘기했더니 B 선생은 자못 만족스러운 눈치였다.

그래서 나는 또 이런 얘기를 한 것 같다. 꿈에는 우리가 의식하지 못하는 우리의 불합리한 욕망이나 충동뿐만 아니라 각성 시에는 풀지 못한 문제를 푼다든지 각성 시에는 의식 못하는 사물에 대한 예리한 판단도 한다. 가령 어떤 사람이 아주 훌륭한 인격자라고 세상에서 존경받고 있는 사람을 만나 한 시간가량 얘기하고 훌륭하고 친절한 사람이란 인상을 받고 돌아가서 그날 저녁에 꿈을 꾸었다(나는 X 씨를 만난다. 그의 얼굴은 어제 만난 것과 전혀 다르다. 그의 입은 잔인하고 얼굴은 딱딱하다. 그는 웃으면서 그가 불쌍한 과부를 속여서 몇 푼밖에 남지 않은 돈을 사취하는 데 방금 성공했다는 얘기를 어떤 사람에게 하고 있다. 나는 감정의 격동을 느꼈다). 이 꿈에 대한 연상을 말하라고 하니 꿈꾼 이는 X 씨의 방에 들어서서 X 씨의 얼굴을 일별하자 실망의 느낌이 스쳐 갔고 X 씨가 친절한 회화를 시작하자 이 느낌은 곧 사라졌다고 한다. 이 예는 에리히 프롬의 『잊어버린 언어』란 저서에 보고되어 있는 예다. 각성 시에는 분명히 의식 못한 X 씨의 인격에 대한 통찰이 꿈에 명백히 표현되어 있다.

이북에서 내려온 어떤 대학교수는 내게 그의 꿈을 말해주었다.

이북에서 내려온 뒤로는 3·8선에서 인민군에 포위되어 싸우는 궁지에 빠져있는 무서운 꿈을 되풀이하다가 4·19 후에는 일체 그런 꿈을 꾸지 않게 되었다. '이 꿈은 선생에게 있어 가장 중요한 실존의 핵심이 되는 문제를 상징하는 것인데 그 문제가 4·19로 인해서 절망을 벗어나 새로운 가능성과 희망을 보았기 때문에 해결된 것입니다. 그러기 때문에 그 꿈이 없어진 것입니다.'라고 나는 말했더니 깊이 생각하는 눈치로 무언의 수긍을 했다. 4·19란 이 대학교수뿐만 아니라 대한민국의 모든 계층에게 사회 노이로제의 큰 치료제가 된 것이다. 모든 정치·경제·사회·문화 학술 부문에 있어 주체성의 확립이 부르짖어지고 자라고 있는 것이다.

프로이트의 성욕학설(性慾學說)을 반대하고 분석 심리학을 창시, 몇 해 전에 작고한 융은 다음과 같은 첫 꿈을 보고하고 있다. 이 환자는 세 사람의 분석의를 찾아갔고 세 번째에 융을 찾아와 치료에 성공한 것이었다.

첫 번째 분석의를 찾아서 꾼 첫 꿈을 (나는 다음 나라로 건너가는 국경선을 넘어야 한다. 그러나 아무도 국경선이 있는지 알려주지 않는다. 나 자신도 찾을 수 없다.) 꾸고 치료는 실패로 돌아가고 곧 치료를 그만두었다.

다음 분석의를 찾아서 첫 꿈을 (나는 국경선을 넘어야 한다. 암흑의 밤이다. 나는 세관을 찾을 수 없다. 오랫동안 찾은 끝에 멀리 작은 등불이 보인다. 그곳에 국경이 있는 것 같다. 그곳에 다다르려면 계곡을 건너고 캄캄한 숲 속을 지나야 한다. 그 속에서 나는 방향감각을 상실한다. 그러자 누가 나와 같이 있는 것을 안다. 이 사람이 갑자기 미친 사람처럼 나를 붙든다. 나는 놀라서 잠이 깼다) 꾸고는 이 치료도 몇 주 만에 그만두게 되었다. 이유는 분석의가 무의식중에 환자와 동일시했기 때문에 환자가 방향감각을 완전히 상실했기 때문이다.

세 번째 꿈은 환자가 융을 찾아왔을 때의 꿈이다(나는 국경선을 넘어야 한다. 아니 오히려 이미 넘어섰다. 나는 스위스 세관에 와 있다. 나는 핸드백 하나뿐이고 신고할 아무런 소지품도 없다. 그러나 세관원은 내 백 속을 뒤져 놀랍게도 실물대(實物大)의 매트리스를 끄집어낸다). 국경선을 넘었다는 것은 치료를 받을 각오가 되어 있다는 것이고 세관원은 분석의고, 신고할 소지품이 없다는 것은 자신의 문제를 분석의에 노출시키기 싫다는 것을 상징하고 있다.

어떤 환자는 2년간 2백여 시간의 정신치료를 받은 후에 하루는 이런 꿈을 보고했다(바퀴 없는 썰매를 타고 혼자서 신 나게 달리다가 원서동에서 스톱되어 더 갈 수 없었다). 무슨 뜻이겠냐고 물으니 그는 웃으면서 이제는 선생님한테 치료를 받지 않아도 독립해서 해 나갈 수 있다고 생각하다가 역시 아직 혼자는 안 되겠다는 거겠지요, 내 인생을 완전히 정리하려면 5년은 치료를 받아야겠다고 했다.

어떤 여인은 남편과 내과 의사의 권유로 정신치료를 받다가 치료비가 비싸다는 생각이 들어 일주일에 3회를 2회로 줄여서 외국인 남편에게서 받은 치료비를 일부 저축할 목적으로 치료 시간을 까먹고 난 뒤에 이런 꿈을 보고했다(홍콩에서 중심가를 내려가는데 중국 소년이 와서 같이 가자고 해서 다니다가 안내를 해주었으니 돈을 내라고 하는데 너무 비싸서 나는 영어만 알고 광둥 말을 모르니 상점에 가서 물어보고 결정하자고 내지 않고 있는데 전화소리로 잠이 깼다). 이 꿈은 내가 치료를 원치도 않았는데 치료를 하고서 비싼 돈을 청구한다는 그 여인의 생각을 나타내고 있다. 중국 소년이란 것은 치료자인 나를 뜻하는 것이다.

공상·꿈·망상

정신이 건강한 사람은 현실이 눈에 잘 보이고 의문되는 것이 있으면 그 점을 연구해서 더욱 현실에 투철하게 된다. 현실이란 내 내부의 현실도 있고 밖에 있는 현실도 있다. 내부의 구속이 적기 때문에 자유롭고 창조적인 상상력, 구상력을 발휘한다. 이러한 상상은 생명력의 약동이다.

그러나 노이로제가 되면 한가한 시간만 있으면 공상이 생긴다. 괴상망측한 공상이 생긴다. 소위 잡념이 많다. 경한 정도는 한가한 시간에만 생기지만 심하면 남과 대화하고 있을 때, 강의를 듣고 있을 때, 집무 중에 공상 때문에 남의 말이 내 머리에 들어오지 않고 강의가 머리에 들어오지 않는다. 이럴 때 생기는 공상은 건설적인 상상이 아니라 해결 못한 마음의 문제를 반추하고 걱정하고 현실에 토대가 없는 해결 방법을 생각하는 것이다. 그러므로 끝이 없다. 공상과 더불어 밤이 되면 꿈이 많아진다. 그러기에 노이로제에 걸린 사람들은 꿈이 많다고 호소한다. 이러한 경향이 심해지면 공상이 공상에 그치지 않고 망상이 된다. 공상과 망상의 차이는 공상을 하는 노이로제에 있어서는 그것이 현실에 근거가 없는 공상이란 것을 지각하고 있는 반면에 망상이 되면 이러한 현실 감각이 상실되고 현실과 공상을 분별할 수 없게 된다. 이것이 노이로제와 정신병의 차이다.

불합리한, 정리되지 못한 문제가 나타나는 꿈은 잠자는 동안에 나타나는 공상이고 망상이다. 그러므로 공상을 백일몽(白日夢)이라고 부르는 것이다. 노이로제의 원인이 되는 병리적인 힘이 내부에서 득세를 하게 되면 공상이나 꿈으로 터져 나온다. 그러므로 정신병이 발병하기 전에 공상·꿈이 많아지고 외부 현실과의 소통이 두절되어 흔히 무서운 꿈이 갑자기 많아진 뒤에 발광을 하게 된다. 병리적인 힘이 완전 득세를 해서 외부 현실을 압도하여 밖으로 마구 터져 나온 것이 정신병의 여러 가지 표면상 알 수 없는 언동 증상이다. 건강한 공상은 해방·자유를 의미하지만 잡념·망상·정신병은 내부 적(敵)의 노예가 되는 것을 뜻한다.

꿈 연구의 현 단계

꿈의 현대적인 연구는 정신분석의 시조로부터 시작됐다고 볼 수 있으나 꿈의 해석에 대한 통찰은 고대로부터 이미 알려져 있었던 것이다.

대체로 세 가지 견해로 구분할 수 있다. 하나는 꿈은 우리들의 가장 동물적이고 불합리한 본능의 표현이란 생각이고 둘째로는 우리가 가진 가장 합리적이고 지혜로운 통찰의 표현이란 생각이다. 셋째 생각은 꿈은 이 두 가지를 다 표현한다는 생각이다. 프로이트는 첫째 생각을 채택하고 있다. 즉 꿈은 숨은 소망을 실현한다는 견해다. 숨은 원망이란 금지된 유아적이고 성적(性的)인 것을 의미한다. 그러나 융이나 신프로이트파의 정신분석학자들은 제3의 입장을 채택하고 있다. 노이로제나 정신병을 치료하는 데 이용되는 점은 꿈에 나타나는 것을 의식하게 하는 것이고 꿈은 각성 시에는 치료자에게 전달하지 못하는 것을 전달해준다.

특히 치료자가 자기 자신의 해결되지 못한 정서적인 문제로 환자에게 반응하고 있는 점을 표현, 전달해 준다. 꿈을 통해서 소아기의 기억을 엿볼 수 있다. 환자와 의사는 꿈이 소아기의 기억, 꿈꾸기 전의 경험, 특히 현재 있는 갈등과 위기상황, 그리고 환자와 의사와의 관계를 반영한다는 것을 이해해야 한다. 꿈의 해석은 꿈의 전체 부분, 특히 유의해야 할 한 가지 점에 대한 연상을 시키고 환자의 꿈의 의미에 대한 견해를 표명케 한다. 물론 의사의 연상도 작용한다.

정신치료에 있어서 꿈은 환자를 이해하는 방도로 사용된다. 어떤 환자는 꿈을 치료에 대한 저항으로 사용하고 치료자가 원하는 꿈을 꾼다. 이러한 꿈의 내용은 쓸모없는 것이고 단지 치료자와의 관계를 알려 줄 따름이다. 치료자가 무시해서는 안 되는 꿈은 첫 꿈과 반복되는 꿈, 그리고 강렬한 감정이 표현되는 꿈, 불안몽이다.

최근에는 꿈에 대한 생리학적 연구가 많이 진행되어 임상적으로, 정신분석적으로 관찰한 바를 실험적으로 증명해 주고 새로운 사실을 밝혀내고 있다. 뇌파검사(腦波檢査)로 밝혀진 것은 평균 7, 8시간 수면을 취하는 경우 깊은 수면 후에 짧게 꿈꾸는 시간이 오고 이런 것이 5회쯤 반복된다. 꿈꾸고 있을 때에는 뇌파가 달라지고 꿈꾸는 시간이 전 수면 시간의 20%를 차지한다. 7, 8시간의 수면이면 1시간 반을 꿈꾸게 된다.

꿈꾸는 시간의 수면은 종전에는 얕은 잠으로 봤지만 여러 가지 증거로 봐서 얕은 잠이 아니라 깊은 잠인데 꿈꾸지 않는 잠과 질적으로 다른 형태의 잠이고 별개의 신경생리학적 기제(機制)에 의해서 발단되고 조절된다는 것을 보여주고 있다. 꿈을 꾸기 시작하자마자 잠을 깨우는 것을 반복해서 꿈꾸는 시간을 65~75% 줄이면 잠이 들자 곧 꿈을 꾸게 되고, 내버려 두면 꿈꾸는 시간이 증가되고 장기간

꿈을 못 꾸게 하면 각성 시에 여러 가지 장애를 초래한다. 즉 긴장·
불안·집중 곤란·신경질·운동조절의 장애·시공감각의 장애·기억의
장애를 일으킨다.

정신병이 표면화되기 전에는 30% 내외의 꿈꾸는 시간을 가졌던
환자가 정신병 증상이 나타나자 50% 이상의 꿈꾸는 시간을 보여주
게 되고 신경안정제를 먹이자 30% 이하로 떨어지고, 약의 양을 줄
이자 또 40% 내외로 상승하고 양을 높이자 30% 이하로 꿈꾸는 시
간이 떨어지는 것을 실험적으로 관찰할 수 있었다.

정신분석에 있어서는 프로이트는 꿈이 금지된 성적 욕망의 유아
적 잔재가 왜곡·은폐된 형태로 표현된다고 했지만 융은 꿈은 자기
직면이고 감추려는 것보다 나타내려는 것이고 내적 현실을 있는 그
대로 그려낸다고 했다. 꿈의 예언적인 기능도 주장한다. 신프로이트
파의 정신분석학자들은 프로이트와 융의 학설을 종합하여 꿈은 각
성 시의 대인 관계를 반영하고 있으며 해결할 수 없는 인생의 문제
를 해결하려는 시도를 반영하고 있다고 보고 있다. 정신분석학설에
있어서와 마찬가지로 프로이트의 성욕학설은 꿈의 해석에 있어서
도 받아들여지지 않고 성을 보다 더 넓은 문맥인 대인관계, 인생의
일부로서 이의 반영으로 보는 경향이다.

꿈의 전심천리안(傳心千里眼, Telepathy)적 현상은 연구가 되고 있으
나 아직 확정적인 설명은 되어 있지 않다.

현대인의
여러 관계

관계

20년 전에 외국 유학에서 돌아와서 모 의과대학 정신과 과장으로
갔을 때 일이다. 교수들이 모이면 나보고 정신과에 대해서 빈정대든
지, 아니면 자기가 정신의학에 대해서 알고 있다는 표시를 하려고
하는 경향이 있었다.

하루는 원장실에서 커피를 마시고 있는데 모 과 과장이 얘기를
한다. 그분이 육군의 군의관으로 있을 때 모 육군병원 원장으로 있
었는데 그 당시에 병원행정을 공부하기 위해 미국에 1년간 파견되
어 공부했다고 하면서 교수의 강의 첫 시간에 첫 마디가 '경영은 인
간심리를 이해하는 것'이라고 하더라고 하며 인간을 이해하는 것이
모든 경영과 행정의 요체(要諦)라는 것을 강조한다.

나는 그렇다는 것을 수긍하면서 경영이란 소통의 계통이고 소통
이란 의사소통이고, 의사소통은 소통하는 사람끼리의 관계에 달려
있다고 이야기한 일이 생각난다.

이 관계라는 것을 요사이 서양학문을 공부한 학자, 특히 교육학·심리학·정신의학 등을 공부한 사람들은 이것이 우리에게는 없었는데 외국에서 나온 새로운 것으로 착각하는 경향이 있다. 30년 전에 작고한 스위스의 세계적으로 유명한 정신과 의사요, 정신치료자인 융은 동양 사람이면 무식한 사람도 다 아는 인격이나 관계라는 것을 서양인에게 이해시키기가 대단히 어렵다는 것을 그의 저서에서 한탄하고 있다.

우리나라에서도 한태동 교수는 서양식 사고방식은 인간과 신, 인간과 자연, 인간과 인간을 항상 대립 갈등, 서로 싸우는 것으로 보고 있으나, 동양식 사고방식은 항상 인간과 하느님, 인간과 자연, 인간과 인간이 서로 관계 속에 있으면서 서양 사람처럼 떨어져 있다고 보지 않는다는 것을 분석해 내고 있다.

박종홍 씨도 한국 문화의 특질의 하나가 인간주의라는 것을 지적했고 함병춘 씨도 우리 문화의 정수(精髓)를 인정문화라고 결론짓고 최인 씨는 『한국의 재발견』이란 저서에서 한국인이 처음으로 사회에서 인간사상을 창조했다고 주장했다.

나의 정신치료 경험과 관찰로서 얻은 결론은 서양문화는 관계를 끊는 소외(疏外)문화이고 우리 문화는 인간주의적인 관계문화이고 인정문화라는 결론이다. 이는 한국의 역사는 사람 인(人)자로 관통되어 있는 것을 보더라도 짐작할 수 있는 문제다.

이러한 우리의 관계문화는 얼마 전에 모 일간지에서 연재를 시작한 「세계의 캠퍼스」의 미국 컬럼비아 대학 편에서 우리나라 특파원과 그곳 대학생과의 대화에서 나타난 바와 같이 서양의 학생들은 그들의 소외 문화의 질식(窒息)적인 상황에서 벗어나기 위해 동양의

도(道)를 지향하고 있는 것이다. 도는 주체성이며 정신건강이고 관계인 것이다.

이렇게 보면 오늘날 서양문명이 전 인류를 병들게 하고 있는 상황에서 인류를 구출해내는 유일한 길은 우리 전통문화의 정수인 관계문화이고 도(道)라는 것을 알 수 있는 것이다. 우리 전통문화의 정수를 회복시켜서 한국뿐만 아니라 전 인류를 위해서 이를 보급시키지 않으면 안 된다는 것을 알 수 있다.

인간관계

『삼국지』를 보면 제갈공명(諸葛孔明)이 조조(曹操)에 패하여 다시 나라를 일으켜서 부강하게 만들어 조조를 쳐야겠다고 생각했다. "나라를 부강하게 만들려면 국민을 교육해야 하고 교육을 바로 하기 위해서는 사제지관계(師弟之關係)를 바로 해야 한다."라고 한 구절이 나온다. 정치는 통치자와 국민과의 관계가 바로 되어야 하고, 교육은 스승과 제자와의 관계가 바로 되어야 하며 환자를 치료하는 데에도 의사와 환자의 관계가 옳게 되어야 한다. 군대에서는 지휘관과 부하와의 관계, 회사나 관청, 공장에서도 상사와 아래 사람·동료와의 관계가 바로 되어야 한다. 가정에서도 부부관계·친자관계·형제자매관계·기타의 관계가 바로 되어야 한다.

그러면 이러한 관계들은 어떻게 되어야만 바른 관계라고 할 수 있는 것인가? 아버지는 아버지 노릇을 하고 어머니는 어머니, 아들은 아들, 딸은 딸 노릇을 하고, 서로 아버지로서, 어머니로서, 아들로서, 딸로서, 남편으로서, 아내로서, 윗사람으로서, 아랫 사람으로서,

친구로서, 동료로서 믿을 수 있는 관계가 바른 관계다. 제자는 스승을 믿고 스승은 제자를 믿고 위정자는 국민을 믿고 국민은 위정자를 믿고 환자는 의사를 믿고 의사는 환자를 믿고 부하는 지휘관을 믿고 지휘관은 부하를 믿는 관계다. 이 모든 바른 관계는 가정에서 부부가 서로 믿는 관계, 부모와 자녀가 서로 믿는 관계, 형제가 서로 믿는 관계에서 출발한다.

노이로제나 정신병은 이러한 가정에서의 관계가 바로 되지 못해 따라서 모든 다른 관계가 바로 되지 못하는 데서 연유한다. 그러므로 이들을 근본적으로 치료하는 정신분석치료는 치료하는 의사와의 관계를 통해서 환자의 마음속에 있는 부모 형제나 이들의 대리자와의 관계를 바로잡게 되어 부모 형제와의 관계가 바로 되게 하는 것이다. 거꾸로 말하자면 부모 상호 간의 관계가 바로 되어 있고 부모 형제 간의 관계가 바로 되어 있는 가정에서 자란 사람은 가정 밖에서의 대인관계도 바로 된다는 말이다.

다음으로 가정을 떠난 직장이나 기타 사회에 있어서의 대인관계를 보기로 한다.

직장에서의 인간관계

윗사람과의 관계는 부모 특히 아버지와의 관계로 좌우된다. 아버지는 권위의 대표였기 때문이다. 교수를 두려워하는 학생, 의사를 두려워하는 환자, 상사를 두려워하는 직장인은 아버지를 두려워하는 사람이란 것을 알 수 있다. 반대로 아버지와 관계가 좋은 사람은 윗사람과의 관계가 잘된다.

어떤 젊은 사원은 출근을 해서 윗사람에게 인사를 하는 것이 좋은가, 하지 않는 것이 좋은가를 망설이고 있었다. 딴 사람이 인사를 하지 않는데 혼자 인사를 하면 자기만 못난 사람이 될 것 같아서 인사를 해야겠다고 생각하면서도 인사를 못 하고 있었다. 물론 자신이 없고 남의 업신여김을 받지 않나 해서 자기 뜻대로 하지 못하는 것이 노이로제지만 이 사람은 원래 남과 잘 어울리지 못해서 나를 찾아왔던 것이다. 남과 잘 어울리지 못하는 이유는 다른 경우와 마찬가지로 이 회사원의 경우도 적개심 때문이었다. 이러한 적개심은 정신치료를 받지 않으면 본인은 의식하지 못한다. 오히려 상대방이 자기에게 적대적인 것으로 착각한다. 정신분석 치료를 한 결과 이 사람은 어려서 외할머니에게 가 있는 동안 무척 사랑을 받다가 집에 돌아오니 부모가 외할머니만큼 자기를 사랑하고 보살펴 주지 않는데 대한 적개심을 느꼈는데, 이 적개심을 억압하고 감춤으로써 열등감에 사로잡히고 부모뿐만 아니라 모든 사람에게 이와 같은 감정을 느끼게 된 것이었다.

　　노이로제나 정신병, 일반적으로 정신의 불건강은 이 사람의 경우처럼 부당한 의존심이 만족되지 못해서 증오심을 같은 대상에게 느끼기 때문에 해결이 되지 않는 것이고 불가능한 것을 추구하고 있으며 노력을 할수록 더욱 악화가 된다. 바른 노력을 하는 것을 배워야 한다. 바른 노력이란 이러한 의존심을 줄이는 것이다. 윗사람에게 적대적인 사람, 두려워하는 사람, 아첨하고 비위를 맞추려는 사람, 과잉충성, 윗사람을 자기 손아귀에 넣으려는 사람 등 여러 가지가 있다. 이런 것이 전부가 가정에서 자랄 때 부모 특히 아버지와의 관계를 되풀이함으로써 이루어진다.

어떤 직업 있는 부인의 경우 상사를 모시고 있는 직장에서 상사들이 그 기관에 근무하는 사람들의 정서적인 욕구를 이해 못 하고 따라서 충족시켜 주지 못 하고 있었다. 그러나 이 부인은 사람들을 잘 관찰해서 젊은 남녀 직원들을 집으로도 초대하고 직원들의 마음을 장악하고 있었다. 내가 보니 이 기관의 장은 바로 이 부인이고 그 위에 있는 사람들은 어떻게 보면 허수아비 격이었다. 내가 그런 점을 일러 주어도 전혀 이해를 못하고 있었다.

　이 부인은 누구나 손아귀에 넣으려고 하고 그렇지 못하면 적대시한다. 친정에서는 아버지는 약하고 어머니가 집안을 휘두르는 가정에서 자랐으며 미남자로 학력이나 돈이 많은 남자의 청혼은 거절하고 학력이 모자라는 현재의 남편과 결혼했다. 물론 주위에서는 반대하고 어머니의 매를 맞으면서도 한사코 현재의 남편에게 시집왔던 것이다. 이 부인은 야심이 퍽 강한 편이어서 훌륭한 남편을 얻으면 마음대로 할 수 없기 때문에 무의식중에 자기 마음대로 할 수 있는 남편을 골랐던 것이다. 직장에서는 직장 사람들을 지배해야 하고 사회에 나가서는 사람들을 지배하고 출세를 하게 되었던 것이다.

　세상에는 주체성이 약한 사람들이 많기 때문에 대부분의 사람은 이러한 남의 정서적인 허점을 파고드는 사람에게 조종되기 마련이다. 그러므로 직장이나 어디거나 사람이 사는 곳에는 각자의 정서적인 욕구를 고려하지 않을 때에는 뜻하지 않은 불행을 초래할 수가 있다. 가정에서의 경우이면 아이들의 정서적 욕구를 고려치 않고 집에 와서 대화할 사람이 없고 가족끼리 놀러도 안 가고 정서적 교류의 기회가 없으면 딴 곳에서 만족을 구하려고 하고 남의 꼬임에 빠지기가 쉽다.

남편이나 부인도 마찬가지로 정서적인 욕구를 고려치 않으면 여러 가지 오해를 하게 된다. 먼저 그 부인이 근무하는 기관에서는 기관장이 외국유학을 주선해 주어도 자기를 내쫓으려 한다고 오해를 하고 결국은 다른 기관으로 옮겨가지 않을 수 없었던 경우도 있다.

그러므로 경영이나 행정이란 소통의 계통이다. 이 사람처럼 기관장과 정서적으로 통하고 믿는 관계가 아니기 때문에 의사소통이 거꾸로 된다. 잘해 주려고 하면 자기를 해친다고 생각하고 자기 마음의 허점을 잡고 이용하려는 사람의 꼬임에 빠지게 된다.

어떤 기관장은 자기 집에 찾아오지 않으면 자기를 적대시하는 것으로 생각한다고 한다. 이런 경우는 기관장이 자신이 부족한 노이로제 기미가 상당히 있다고 하겠다. 윗사람 집에 인사 가는 것이 당연한 예의라면 안 가면 적대적인 경우가 있겠지만 찾아가는 것도 아첨이나 하는 것 같아서 못 가는 사람도 상당히 있다는 것도 사실이다.

직장에서 지나친 충성을 하는 사람을 보는데 이런 사람들은 퍽 위험한 존재라고 볼 수 있다. 대개 이런 경우를 보면 윗사람에게 충성을 다한다는 것이 상대방을 위한다는 것보다 윗사람에게 자기의 운명을 맡기고 충성만 하면 내 운명을 나는 가만있어도 다 열어줄 것이라는 기대를 갖고 있다는 것을 간취할 수가 있다. 말하자면 지나친 의존심에서 하는 짓이라는 것을 알 수가 있다. 이러한 노이로제적인 의존심은 누구나 충족시켜 줄 수 없기 때문에 자기의 욕구가 충족되지 않는다고 느낄 때에는 원수의 감정으로 변한다. 그래서 위험하다는 것이다. 나중에 가서 상사를 배반하거나 그 상사를 축출하고 자기 말을 잘 들을 수 있는 로봇 상사를 모셔올 획책을 하거나 상사를 축출할 운동을 벌인다.

논어에도 교언영색선의인(巧言令色鮮矣仁)이란 말이 있듯이 달콤한 말과 고운 웃음에는 어진 마음이 적다는 말이다. 지나친 친절·환심을 사려고 하거나 절을 해도 지나치게 구부리는 경우 항상 배후에는 싸늘한 증오심이나 복수심이 숨어 있는 것이다. 어진 마음이 적다는 것은 적개심이 많다는 뜻이라고 해도 좋다. 그러므로 상냥한 사람을 피상적으로 대할 때에는 좋지만 조금만 깊이 들어가면 증오심이 감추어져 있다. 말하자면 장미에 가시가 있는 것과 같다고 볼 수 있다.

남의 비밀이나 결점, 불행의 소식을 좋아하는 사람도 어딜 가나 있다. 이런 사람들도 자기 자신에 대한 열등감·증오심이 많은 사람이다. 남이 잘못하지도 않았는데 무슨 일이 있으면 좋지 않은 방향으로 해석해서 소문을 퍼뜨리고 남의 불행을 기다리고 있었다는 식으로 좋아한다. 자기를 불행하게 느끼기 때문에 남이 불행해야만 속이 풀리는 사람들이다. 동료들끼리 싸움을 붙이고 즐거워한다.

외아들이나 무남독녀(無男獨女) 또는 막내로서 항상 집에서 마음대로 하다가 직장에 들어와서 여러 가지 장애를 일으키는 수도 있다. 일도 잘하고 똑똑하고 다 좋은데 선배에게 물어보거나 상사의 지시를 받기를 달가워하지 않는 사람이 간혹 있다. 항상 자기가 모든 일에 중심이 되어야 하고 모든 사람들이 자기가 생각한 최선의 길을 거역할 때는 불쾌해 한다. 이런 사람들을 부모로 가진 자녀들은 숨통이 막혀서 여러 가지 정신 불건강의 증세를 나타내게 된다. 둘이 만나서 서로가 상대방의 위치·의사·감정을 존중하고 일치되지 못하는 점을 밝혀서 조정해 나가면 서로가 흡족하고 행복을 느낄 수 있다. 반면에 아무리 그것이 자기로서는 좋은 것이라고 생각되더라도 상대방의 의사를 무시해서 강요할 때에는 상대방은 자기가 남의 발아래 깔리기 때문에 반발을 하거나 그렇지 않으면 자기가 억눌려서 기가 죽고 그만큼 주체성이 약해지고, 항상 가슴속에서는 복수심이 도사리고 있으면서 동시에 복수심을 억압함으로써 죄책감·굴종 등의 자학(自虐)적인 증세를 나타나게 된다.

난폭한 10대의
정신분석

급증하는 소년범죄

우리나라에서는 10년 전만 해도 10대의 문제라는 것이 별로 심각하지 않았다. 우리는 외국의 전문가들이 소위 근대화에 따르는 정신장애나 소년비행 등의 증가가 없는가에 대해서 물어 왔을 때 우리는 오히려 그러한 문제는 이른바 선진국의 문제지 우리는 그 점을 염려할 필요가 없는 것을 다행으로 생각했었다(1971년 현재). 그러나 과거 1~2년 사이에 각종 노이로제나 정신병, 포악한 범죄 특히 지금 사회에서 크게 문제가 되고 있는 소년비행이나 소년범죄의 잔학성이 급격히 늘어나고 있음을 부인할 수 없게 되었다.

이것은 요사이 갑작스럽게 우리나라에서도 문제가 되기 시작한 공업화에 따르는 공해가 다른 경제적인 선진국을 앞지르는 현상과 밀접한 관계가 있다고 말할 수 있다.

서양 사회가 르네상스 이후로 서양인의 본능이 해방되어 다른 민족과 자연을 정복하고 다른 개인과 경쟁하고 물질생산에 중점을 두고 물질을 통한 동물적인 본능의 만족에 열중해 왔기 때문에 일어나는 필연적인 귀결이라 할 이 소년범죄 비행현상은 목적인 인간관계를 무시하고 수단인 물질이나 기계를 중시하는 사회풍조에서 비롯된 것이라 하겠다.

일반적으로 경제적인 후진 사회에서는 가난에서 해방되고자 외국의 빚을 들여와서 공장을 세우고 연기를 뿜고 서양사회의 뒤를 성급하게 쫓고 있다. 그리고 후진사회에서는 외국에서 들여온 돈으로 사치를 하고 이러한 외국의 돈과 부정부패로 들어오는 공돈이 생기고 탈세나 기타의 특혜를 입을 수 있는 계층과 그렇지 못한 계층 사이에 격차가 심각해져서 이른바 부익부빈익빈(富益富貧益貧)의 현상을 빚어내고 있다.

외국, 특히 미국의 예를 본다면 많은 한국사람들이 마치 지상낙원인 것처럼 착각하고 있지만 어떻게 보면 지옥이라고 하는 것이 더 타당할지 모르겠다. 정신병원 입원환자의 반은 노인이고 이것은 현대식 고려장(高麗葬)이다. 정신병원 입원환자의 3분의 1을 10대가 차지하고 있으며 뉴욕 같은 곳에서는 밤에 외출이 위험할 뿐 아니라 낮에도 택시 문을 잠그지 않으면 신호를 대기하고 있는 동안 문을 열고 흉기로써 돈을 내놓으라고 협박을 한다는 말도 있다. 대통령과 대통령후보가 암살당했는데도 범인의 정체가 묘연하다. 이러한 물질과 기계와 조직을 인간관계보다 중시하는 미국사회에서는 히피 운동·공동체 운동이 일어나고 있다.

몇 해 전에 미 국무부 청소년 문제 고문으로 있는 사람이 미국대사관 직원과 모 대학 학생지도 연구소를 방문하고 몇 가지의 질문을 던져온 일이 있다. 한국학생은 과거 인물이나 현존 인물이나 존경하는 인물이 있는가, 데모의 목적이 무엇이냐는 등이었다. 우리는 대답하기를 한국학생은 존경하는 인물이 있고 한국학생 데모는 건전한 목적을 지니고 있다고 했다.

그러나 그 미 국무부 관리는 미국 아이들은 인간으로 존경하는 인물이 없고 부모의 말도 듣지 않고 TV에 나오는 우주 영화의 주인공, 비인간적인 인간이 그들의 숭배의 대상이라는 것이었다. 미국의 히피 운동은 우리나라 사람들이 그토록 갈구하는 돈·물질·기계 조직에 깔려서 숨을 쉬지 못하고 따뜻한 인간의 사랑을 느낄 수 없는 사회, 돈과 물질, 조직에서 벗어난 인간다운 생활을 해보자는 절규요, 몸부림인 것이다.

그들은 사랑과 평화를 갈구한다. 하버드 대학 정신의학 교수인 모 씨가 몇 해 전에 우리나라에 왔을 때 자기도 히피를 만나보았지만 참 인간적이라고 했다. 그리고 그는 그들의 목적은 숭고하고 좋은데 그들은 자신의 목적을 실현하는 방법을 모르고 있고 또 미국에서는 이러한 청년들을 지도할 기성세대가 없기 때문에 결국 방황하다가 일부는 마약중독자가 된다고 말해 준 일이 있다.

비극은 물질적 사랑에서

우리나라의 소위 근대화에 따르는 엄청난 공해와 정신병, 소년범죄 그리고 여러 가지 사회악의 급격한 증가는 서양 문명을 금과옥조로 삼고 그들이 버리려는 문명을 무비판적으로 급속히 받아들임으로써 오는 폐단이라고 할 수 있다. 그리하여 최근에는 정부나 국민 모두에게 이러한 점에 대한 반성이 싹트기 시작하고 있다. 다시 말해서 우리의 좋은 전통을 회복시키고 외국문화를 비판적이고 선택적으로 받아들여야겠다는 견해가 보급되어 주체적인 근대화 운동이 시작되려는 기미가 보이고 있는 것이다.

우리나라의 모든 물질적 정신적 공해는 한마디로 열등감에서 비롯된 자기 전통의 말살과 서양이나 외국의 문화를 맹목적으로 숭배하는 데서 비롯된다고 할 수 있다.

몇 해 전 지방에서 고등학생 몇 명이 여관에서 집단음독자살을 한 사건이 있었다. 그중 한 학생의 경우에서 우리는 매우 심각한 사실을 발견하게 된다.

그 학생의 부모님은 아이들을 퍽 위해 주는 편이었지만, 그러나 아침 일찍이 가게에 나가 저녁 늦게야 들어오기 때문에 자녀들과의 접촉이 극히 어려웠다. 그 대신 먹을 것이나 그밖에 돈으로 할 수 있는 일은 풍족하게 해 주었다.

따라서 아이들은 종일토록 부모를 만나지 못하기 때문에 집안 물건을 부수고 난폭한 행동을 해도 부모는 화를 낼 수 없었다. 어떻게 보면 이렇게 좋은 부모가 있을까 할 정도였다. 그 학생은 이러한 생활을 하다가 고등학교에 가서 어느 정도 반성하는 기미가 보였지만 결국 또래의 친구들과 함께 집단자살을 하게 된 것이다.

몇 달 전, 모 여자고등학교 교장을 지낸 적 있는 분이 나를 찾아온 일이 있다. 그때 큰아들이 정신분열증을 앓고 있었던 것이다. 그리고 둘째 아들도 중학교 때 며칠 우리 병원에 입원한 일이 있었는데 그러나 이분은 자녀들의 치료를 한 번도 제대로 시키지 않았었다.

그런데 이번에도 내게 와서 아이들을 어떻게 하면 좋겠나 걱정을 했다. 데리고 오라니까 본인이 오지 않는다고 한다. 그래서 나는 아이들의 문제는 부모에게 그 일차적인 원인이 있으므로 부모도 같이 치료를 받아야 하며, 따라서 부모와 같이 와야 한다고 의사가 말하더라고 하면 올 것이라고 했더니 과연 다음날 아버지와 고등학생이 왔다. 그분 말에 의하면 내 말을 듣고 그 아들은 "아버지가 같이 갈 필요가 없다."면서 자기 혼자 가겠다고 하더라는 것이다.

나는 우선 그 학생을 한 30분쯤 면담한 다음에 아버지를 들어오게 하여 그 학생이 내게 한 말을 다시 아버지에게 되풀이시켰다. "초등학교 때 부모가 돈 때문에 다투는 데 마음이 상했고 어머니는 항상 일류학교, 좋은 옷, 먹는 것에만 관심이 있지 정신적인 것은 하나도 없었다. 집이라면 지긋지긋하다."라는 그 학생의 말을 그분은 직접 듣게 된 것이다. 앞에서 본 두 학생들의 경우 우리나라에 있어서의 과거 근대화 정신을 전형적으로 나타내는, 또 그 폐단을 잘 보여주는 예라 하겠다.

정신을 무시하고 물질만을 공급하는, 내면은 비워두고 겉치레만 하는 좋은 본보기인 것이다. 침팬지로 한 실험에서도 침팬지 새끼도 먹는 것보다 폭신폭신한 어머니의 사랑을 더 좋아한다는 것이 증명된 바 있다. 하물며, 인간인 10대들에게 물질적인 것만으로 모든 것을 해결하려 할 때 비극은 싹트지 않을 수 없다.

왜 10대는 난폭해지나

비행 소년이 어떻게 생기나 그 과정을 보면 다음과 같은 경로를 밟는다. 그것은 가정부재(家庭不在), 부모부재, 주부부재, 교육부재 등 한 마디로 사랑의 부재에서 온다.

요즘 흔히 남녀 동권이니 여성해방이니 여성상위시대니 하는 여권운동으로 피해를 보고 있는 것은 남편과 자녀들이라 할 수 있다. 뿐만 아니라 우리나라 주부들은 가정부에게 살림을 맡기고 놀러들 다닌다. 가정부도 가정을 더 따뜻하게 하기 위해서 있어야 하는데, 가정을 가정답지 않게 하는 데 봉사하고 있는 경우가 많은 것이다.

아이들은 친구들과 잘 놀다가도 해가 지고 어두워질 무렵이면 갑자기 어머니를 찾는다. 이때 어머니가 집에 없는 경우가 반복되면 아이의 가슴에는 어머니에 대한 적개심과 복수심이 생긴다. 처음에는 어머니에게 화를 낸다. 그리고 어머니에게 화를 냈을 때 어머니가 그 정당성을 인정하고 어머니의 사정이나 잘못을 솔직하고 성실하게 시인, 앞으로는 그런 일이 없을 것을 약속하며, 실천으로써 그 약속을 지킨다면 아이의 적개심은 사라지고 어머니를 믿고 사랑하고 존경하게 된다.

그러나 어머니가 아이의 정당한 호소를 묵살하거나, 말로는 반성하는 척하고 행동으로는 고치는 점이 없을 때에는 어머니에 대한 분노가 격화되고 이것이 심해질수록 어머니 없이는 못 살기 때문에 어머니에 대한 적개심을 억누르고 지나치게 어머니와 떨어지지 않으려고 한다. 이렇게 되면 어머니의 정당한 외출도 참을 수 없게 되고, 여기서 어머니와 아이들의 신뢰를 회복하지 못하면 정신병, 노이로제, 소년범죄를 일으키게 되는 것이다.

학교에 다니는 아이들은 학교에서 집으로 돌아와서는 곧 엄마를 찾는다. 엄마가 없으면 아버지를 찾는다. 그리고 엄마나 아버지가 모두 없으면 아이들은 허전한 마음이 된다. 이런 일이 계속되면 아이들은 허전한 마음을 메우기 위해 만화가게나 영화관에를 가든 친구 집을 가든 아무튼 집 밖으로 나가게 된다. 또 집으로 돌아와도 아직 어머니가 돌아오지 않았거나 가정의 공기가 따스하지 못하면 아이들은 집 자체를 싫어하게 된다.

뿐만 아니라 처음엔 학교에 갔다 와서 부모가 없으면 책가방을 놓고 밖으로 나가지만 이것이 악화되면 아예 학교에서 집으로 돌아오지 않고 '어디 재미있는 일이 없나' 하는 마음이 된다. 그러니 자연히 그런 아이들끼리 모여 어울리게 되고, 이러는 사이에 학교에도 가지 않고 다과점이나 영화관 등으로 탈선이 시작되어 소년비행이 생기고 범죄가 생긴다.

한마디로 난폭한 행동의 근원은 증오심에 있고 증오심은 사랑, 특히 부모의 사랑, 그중에서도 어머니의 사랑을 받지 못해서 생기는 것이다.

도벽 또한 어머니의 사랑을 받지 못해서 생기는 것이다. 어머니가 동생이나 언니에게 관심을 더 많이 두거나 부모가 있지만 조부모나 외조부모 밑에 가 있으면 도벽이 생기거나 성질이 거칠어진다. 아이들이 부모가 봐서는 별로 필요해 보이지 않는 돈을 달라는 것도 어머니의 사랑이 확실하지 않다고 느낄 때 하는 행동인 것이다.

따라서 이런 의미를 재빨리 알아차려 따뜻한 어머니의 관심과 사랑과 배려로써 모자(母子)관계를 신뢰하는 관계로 회복시키면 도벽도 없어지고, 필요 없는 돈을 달라고 하지도 않는다. 아이들은 어머니의 사랑을 느끼지 못할 때 돈을 달라고 하며 어머니로부터 돈을 받는 그 자체로 어머니의 사랑을 느끼고 확인하는 것이다.

잔인성은 바로 잔인한 대우를 받는 데서

정신과 의사로서 많은 환자들의 정신분석 치료 경험에 의하면 잔인한 어린이나 어른은 모두가 그 사람이 잔인한 대우를 받았던 사람이라는 것을 알 수 있다. 특히 자녀들이 자기 문제의 해결을 제시해도 거기에 반응하지 않는 부모의 잔인성은 십 대에게 매우 심각한 영향을 끼치고 있다.

얼마 전에 어떤 초등학교에서 다른 아이 작품을 교실에 붙여 놓았기 때문에 학교에 불을 질렀다는 매우 충격적인 사건이 있었다. 그것은 자기가 받고 싶은 인정과 사랑을 다른 아이가 차지한 데 대한 복수심의 발로라고 할 수 있으며 또한 자기가 받지 못한 어머니의 애정의 결핍에서 생긴 복수심의 한 예라 할 수 있다.

그러므로 난폭한 사람은 난폭한 대우를 부모나 부모의 대리자로부터 받았거나, 자기의 정당한 욕구 특히 사랑의 충족을 거절당한 사람이라는 것을 알 수 있다. 그리고 십 대의 난폭도 그에서 크게 벗어나지 않는다.

이러한 정당한 사랑과 인정이 거부되고 박탈당하는 경우는 무수히 많다. 즉, 부모가 항상 싸우고 긴장상태가 많거나, 아버지나 어머니 어느 한 쪽만이 있는 경우, 또는 계모나 서모 밑에서 자란다든지 친척 집에서 자라는 경우 친자(親子) 관계의 고장에서 비롯되는 예는 적지 않은 것이다.

더욱이 내 주변에서나 환자를 치료하면서 절실히 느낀 사실은 부모가 있으면서도 할아버지, 할머니가 심심하니까 자녀를 교대로 또는 그중 한 아이를 보냈을 경우 반드시 도벽이 생기거나 난폭해지거나 정신병, 노이로제 또는 성격이 비뚤어지게 된다는 것이다. 이러한 경우 조부모 집에서 부모 슬하로 돌아와 부모형제와 따뜻한 관계가 이루어질 때에는 서서히 회복이 되지만 그렇지 못할 때에는 반드시 후에 좋지 않은 결과가 일어난다. 이러한 사실은 정당한 사랑, 다시 말해서 부모의 사랑이 얼마나 큰 것인가를 잘 나타낸다.

옛날 어른들은 자식은 매를 맞고 굶주리더라도 부모 밑에서 자라야지 할아버지, 할머니 밑에서 자라면 좋지 않다고 했다. 그런데 요즘엔 흔히 외손자나 외손녀를 데려다 기르는 가정이 늘어나고 있다. 이것은 얼른 보기에는 자녀들을 위하고 손자나 손녀를 위하는 것 같다. 그렇지만 사실은 자녀들에 대한 부모로서의 책임감을 약화시키고, 손자나 손녀의 장래를 그르치는 일이라 할 수 있다. 물론 부득이한 경우 조부모라도 돌봐주지 않을 수 없는 경우도 있겠지만 이럴 때에는 그 결과에 대한 세심한 주의가 필요하다.

부모, 특히 어머니가 여행을 하거나 병석에 눕게 되어 문제의 원인이 되는 수도 있다. 우리나라에 내려오는 말로 '아우 탄다'는 말이 있다. 동생을 보게 되면 언니가 받던 관심을 새로 태어난 동생이 많이 가져가기 때문에 오줌을 싸거나 신경질을 부리거나 입맛을 잃고 우울해지고 꼬치꼬치 마르는데 이것이 해결되지 않아 성장한 후에 정신병이 되는 경우도 있다.

또 어려서 동생이나 형이 병이 나서 부모의 관심이 갑자기 자기로부터 줄어드는 것이 원인이 되는 일도 있고, 부모 특히 어머니가 자녀를 편애하는 경우 때로는 두 아이를 다 망치는 수도 있다. 다시 말해서 어떤 경우이든 성숙되고 건강한 인간이 되려면 절대 없어서는 안 될 정당한 인정과 사랑, 존중이 있어야 한다. 이것이 결핍될

때 증오심이 생기고, 밖으로 나가서 비행이나 난폭한 범죄를 짓게
되는 것이다.

동양의 좋은 전통

오늘날 우리 사회에 격증하는 난폭한 10대의 문제는 우리가 서양문
명에 눈이 어두워져서 우리의 좋은 전통은 버리고 서양의 좋지 못
한 문화를 받아들이는 가운데 사회·가정 등 모든 곳에서 정당한 질
서가 없는 데서 연유된다.

어린이는 가정과 부모의 반영이고 청년들은 가정과 사회를 그대
로 나타낸다. 그만큼 10대의 문제는 가정이나 학교·사회의 병폐와
직접적인 관계가 있는 것이다. 따라서 이에 대한 예방이나 치료는
가정·학교·사회의 병폐 치료 및 예방에서 비롯되어야 한다.

사실 우리는 해방 전후까지만 해도 전 국민이 한 가족과 같이 지
내왔다. 어디서나 나이가 많으면 할아버지·할머니·아저씨·아주머
니고 어리면 조카고 동생이고 손자이고 이러한 관계가 유지되었다.
그리고 가정에서나 학교에서나 사회에서나 젊은이들은 부모와 어
른들의 사랑과 보호 감독을 받아왔던 것이다.

그러나 현재는 이런 것이 어떻게 된 셈인지 가정이나 학교에서
나 사회에서나 이러한 인간 교육이 사라져 버렸고 어느 면에서는
이러한 좋은 전통을 나쁘게까지 생각도 하는 것이다.

하지만 서양의 문화인류학이나 정신분석학은 인간의 사회관계는
가족관계가 결정한다는 말을 한다. 따라서 우리는 우리의 전통, 우리
조상들이 우리에게 물려준 생활태도를 되찾아야 할 것이다.

반항

학생 노이로제의 실례

휴전회담이 진행 중이던 봄이었다. 하루는 아내가 환자를 진찰하고 나서 당신이 봐야 할 환자가 왔으니 나와 보라고 한다. 스물다섯 살 난 의대(醫大) 2년생이다. 그는 허리를 굽히고 위로 쳐다보는 양이 퍽 무서운 사람 앞에 나타난 것 같은 느낌을 준다. 어떻게 해서 왔느냐고 물어보니 2년 전부터 골이 빠개지는 듯 아프고 그간 여러 병원에도 다니고 전에는 약방에 가서 아스피린을 사 먹으면 금방 두통이 없어지던 것이 근래에는 그것도 효과가 없어 모 정신병원에 6개월 동안 다니면서 물약과 가루약을 먹어도 효과가 없던 중 정신위생 상담이란 색다른 간판을 보고 무슨 수가 있나 해서 찾아왔다고 한다.

한 시간 이상 그의 얘기를 들어도 왜 병이 났는지 원인이 드러나지 않았다. 그래서 나는 지금 학생의 얘기를 들어도 왜 병이 났는지 모르겠으니 무엇이든 죄다 숨김없이 얘기를 해야 알 수 있다. 오늘은 그만하고 내일 다시 와 보라고 했다. 그는 고칠 수 있는가, 무슨 약을 먹어야 하나, 주사를 맞아야 하나 묻는다. 학생의 병은 정신적 원인으로 온 것은 틀림없는 것 같은데 약이나 주사로는 고칠 수 없고 정신치료를 받아야 된다고 하니 자기도 약으로는 나을 것 같지 않은데 정신치료란 어떻게 하는 것인가 묻는다. 정신치료는 옆에서 본다면 주로 환자와 얘기를 하고 가끔 의사가 끄덕인다든지 물어보기도 하는 무슨 잡담이나 하고 있는 것으로 보일 것이라고 했다.

황당무계한데요, 어떻게 그렇게 해서 고쳐질 수 있나? 하는 질문에 대해 장차 학교에서 배우겠지만 정신치료란 정신과의 치료 중에서는 가장 어렵고 많은 경험과 지식이 필요한 것이라고 말해주었더니 반신반의하는 태도로 돌아갔다. 이튿날 다시 찾아와서 30분쯤 얘기를 들었으나 여전히 왜 병이 나타났는지 원인이 드러나지 않았다. 재삼 부끄러운 얘기든지 뭣이든지 얘기하라고 해서 발병의 경위가 밝혀졌다.

이 학생은 형과 누이가 가깝고 둘이 다 의사로서 6·25사변으로 둘이 다 북으로 납치되었다. 당시에 이 학생은 고등학교 재학 중이었는데 공부를 하려면 주의 집중이 잘 안 되기 시작했다. 곧 의예과에 입학은 했으나 집안이 시골이라 나이가 어린 동급생 집에 하숙을 했다. 나이가 두 살 아래인데도 공부를 능률적으로 해치우는데 자기는 도무지 능률이 오르지 않았다고 한다.

그래서 어떻게 느꼈나? 부러워했다. 차차 미워졌다. 그래서? 남이 공부 잘하는 것을 미워하는 것은 나쁘다는 생각이 들어 미운 생각을 억눌렀다. 그러면 두통은 언제부터 생겼나? 그 집에 하숙한 지석 달 만에 생겼다.

여기서 나는 하하! 이제는 학생의 병의 원인을 알겠다. 공부 잘하는 친구에 대한 증오심을 억압한 결과 생긴 병이라고 즉각 해석을 해주었더니, 아니다. 지금은 내 동생같이 사랑한다고 극력 증오심을 부인한다. 물론 지금은 동생같이 사랑할 것이다. 학생의 양심이 친구를 부당하게 미워하는 것을 용납지 않기 때문에 증오심이 무의식 속으로 밀려들어가고 마음 깊숙이는 미움이 살아 있어 누를수록 올라오려는 힘이 강해지기 때문에 누르는 힘과 눌리지 않으려는 힘의 상극에서 오는 긴장으로 두통이 생기고, 미움은 사랑으로 형태를 바꾸어 의식면에서는 증오심이 느껴지지 않고 양심의 가책도 없어진 것이라 했다.

그래도 그는 수긍하는 눈치가 없다. 그것은 근인(近因)이고 원인(遠因)은 지나치게 폭군적이고 비대해진 학생의 양심이 근본적인데 이것은 아버지가 남에게는 너무나 후하고 가족에게는 남에게 조금이라도 폐(弊)가 되는 것을 금지한 미숙한 성격의 영향으로 어려서부터 길러진 것이기 때문에 이것을 고치려면 장기 치료가 필요하다.

학교도서관에 가면 정신신체의학이란 책의 두통 편을 읽고 다시 오라고 하고 장기치료할 형편이 못 되기 때문에 일주일에 두 번씩 치료하기로 합의했다. 3, 4회 치료를 받고 두통이 가벼워지고 강의도 잘 듣게 되어 1학기 시험도 잘 치러 12회 치료를 받고 우수한 성적을 받았다고 좋아했다. 이 학생은 그 후 증세가 재발이 되지는 않았지만 여럿, 앞에 나가면 몹시 긴장이 된다는 것 이외는 지장이 없고 훌륭한 의사가 되었다. 이것은 비대해진 양심의 변동을 크게 일으킬 만한 오랜 치료를 받지 못했기 때문이다.

보통 누구나 학생시절에 경험하는 일이지만 친구가 능률을 잘 올리면 부러움과 미움이 생기는 것인데 정상적인 양심을 가진 사람은 친구의 책을 덮는다든지 밖으로 끌고 나가든지 어떻게 해서라도 공부를 방해함으로써 증오심이 풀리어 병이 되지 않지만 이 학생처럼 미숙하고 엄한 아버지 밑에 자란 사람은 양심이 비대해져 그런 짓을 못하기 때문에 갈등을 일으켜 병이 되었던 것이다.

이 학생의 한 가지 재미있는 증상은 강의를 들으면 머리가 더 아프고 옆에 앉은 친구의 공부를 방해하지 않으면 견디지 못하는 것이다. 이것은 병이 나기 전에 자기가 미워하던 바로 그 친구의 공부를 방해했으면 병이 나지 않았을 것을 엉뚱한 때에 엉뚱한 사람에게 분풀이를 하고 있는 셈이다. 노이로제의 증상 또는 행동은 이러한, 종로에서 뺨 맞고 한강에 가서 눈 흘긴다는 요소를 지니고 있다.

어느 해 봄, 어느 날이었다. 어떤 중년부인과 30전후의 청년이 중학생을 데리고 왔다. 중학생은 나이 열두 살, 중학에 입학한 지 석 달이 못 된다. 어머니 말로는 3년 전부터 잘 체하고 여름이면 지치고 체하면 헛구역질을 많이 하고 지치는 것이 병이라고 한다. 아버지는 한의사이고 식구는 열둘, 조부모·삼촌들이 같이 사는데 장남으로서 동생이 둘이며 집안에서 귀여움을 받고 있다는 이야기다. 무슨 치료를 받았는가 물어보니 내과에 다녔는데 위염이라고 하고 별로 병은 없다고 말한다는 것이다. 본인을 데리고 들어오는데 첫인상이 몸집이 작고 야위고 몹시 기가 죽은 아이다.

어른들을 나가 있으라 하고 면접을 시작했다. 어제 체하고 나서 헛구역질이 나고 위가 아프다. 3년 전부터 밥을 많이 먹으면 체한다는 것이다. 집에서나 학교에서 무슨 기분 나쁜 일이 없느냐고 물어보니 대답이 없다. 재삼 물어보니 없다고 대답한다. 그러나 불쾌한 일이 있는 것은 분명하다. 면접 끝에 드러난 것은 가끔 집에서 삼촌과 아버지에게 혼이 난다. 학교에서 가끔 괜히 얻어맞는다는 것이다.

언제부터 얻어맞았느냐? 초등학교 5, 6학년 때부터다. 중학교에서도 많이 맞았다. 그럼 일주일에 몇 번이나 얻어맞았나? 한두 번 맞았다. 얻어맞은 얘기를 구체적으로 들어감에 따라 이 꼬마는 점점 흥분이 되어 얼굴이 붉어진다. 그래서 선생님이나 부모님이나 누구에게 이 사실을 알린 적이 있나? 없다. 그러면 괜히 얻어맞고서는 느낌이 어떠했나? 고 물었더니 말도 없이 얼굴이 확 달아오르면서 웩! 하면서 토하고 구역질을 한다.

나는 다시 어머니를 불러서 애가 3년 전부터 학교에서 괜히 아이들에게 얻어맞아 억울한 감정을 아무에게 호소하지도 못하고 상대방을 때려눕히지도 못해서 화병으로 체증과 헛구역질이 생겼고 몸에 좀 열도 있고 몸이 마르고 빈혈이 있으며 폐도 좀 약한 듯하다. 내과 치료를 철저히 받아 몸도 튼튼히 하고 애 아버지와 담임선생님에게 아이들로부터 애매하게 얻어맞고 있다는 사실을 알려 잘 보호를 해주라고 일러 보냈다. 어머니는 그런 일을 전혀 모르고 있었다면서 지시대로 할 것을 약속하고 진찰료도 부족한 분(分)을 나중에 가지고 온 것을 보면 어느 정도 해결된 것이 아닌가 생각된다.

모 의대에서 처음으로 인턴, 레지던트를 위하여 정신과증례회의(精神科症例會議)를 매주 한 번씩 열어 각과 의사들에게 현대정신의학을 교육하기 시작하고 나서 몇 달 된 후의 일이다. 인턴 한 사람이 S대학 1학년에 재학 중인 자기 동생을 좀 봐달라는 부탁이다. 내과에서 궤양성대장염으로 진단이 나서 여러 가지 항생제도 쓰고 치료를 해도 효과가 없으니 정신과 이 선생에게 정신치료를 받도록 해보라는 내과 교수의 권고로 왔다는 것이다.

환자는 용모도 잘생기고 18세에 수석으로 대학에 입학한 수재이고 막내아들이었다. 대변을 자주 보게 되고 전에는 피와 고름이 섞여 나온 것도 있으나 지금은 좀 덜한 셈이라고 한다. 이 학생은 막내아들로서 부모님과 형, 누이들, 온 집안 식구의 사랑을 독차지하고 자라다가 6·25 사변이 나서 부산으로 피난 갔었는데 그때까지 어머니와 아버지 사이에 끼여서 자고 있었다.

초등학교 5학년 때에 6·25가 나서 큰누이의 남편이 납치되었기 때문에 조카가 둘이 한집에 와 있게 되니 학생은 조카들이 미워졌다. 어머니가 너는 컸고 조카들은 아버지도 없으니 내가 돌봐주어야 하지 않느냐고 하면서 갑자기 중학교에 다니는 형의 방으로 쫓아버리고 대신 조카들을 데리고 잔잔 뒤부터 설사를 하기 시작해서 7, 8년 동안 궤양성대장염으로 발전한 것이다.

10년 전 일이다. 내가 잘 아는 병원에 들렀더니 원장 되는 선생이 작은아들이 과대망상증에 걸렸으니 자네가 좀 고쳐주게 한다. 왜 그러시냐고 물으니 그놈이 대학에 이제 들어갔는데 고등고시를 패스하느니, 몇 억 원 돈을 버느니 큰소리를 친다, 통금시간이 지나서 집 근처에 와서 싸움을 해서 약값을 치르려고 금고에서 돈뭉치를 꺼내 약장수에게 주면 늘 한 장씩 모자라서 창피를 당한다는 것이다. 큰아들은 어떠냐고 물으니 요샌 말을 잘 듣는다고 문제가 없는 듯이 말한다. 왜냐하면 해방 전에 내게 역시 큰아들이 밤에 산을 헤매고 그놈이 정신이상 같으니 대학병원에 입원시켜야겠다고 말한 적이 있기 때문이다.

작은아들 걱정하는 말을 듣고 6개월 동안 한 달에 한두 번씩 그 병원에 들렀을 때마다 실례를 들어서 미성년자의 정신장애는 부모에게 원인이 있다는 얘기를 해두었다. 하루는 또 그놈을 어떻게 할 도리가 없느냐고 묻는다. 나는 그동안 내 해석을 받아들일 준비가 어느 정도 된 것으로 판단하고 원인은 선생님에게 있다는 단정을 내렸다. 그 선생은 그 말을 듣는 순간 얼굴이 창백해지고 말을 못한다.

나는 그의 흥분이 가라앉기를 기다리기 위해 소변을 보러 자리를 일어섰다. 화장실에서 돌아오니 선생의 안색은 평상으로 돌아오고 그러면 어떻게 했으면 좋겠는가 묻는다. 나는 선생의 성격이나 인생관을 지금 고치기 힘드니 자녀와 접촉을 할수록 유독한 영향을 끼치게 되므로 용돈이나 학비나 잘 주고 아들들에게 간섭을 말고 될 수 있는 대로 접촉을 말라고 일러두었다.

그 후에 나는 서울에 와서 강의도 하고 외국으로 떠날 수속을 하고 있었다. 한 달 후에 노상에서 큰아들을 만났더니 요새는 내 동생이 술도 안 먹고 공부 잘하고 아무런 문제가 없다고 한다. 무슨 변동이 있었나? 아버지가 전과 태도가 달라져서 구경 가려고 하면 돈도 잘 주고 일체 간섭을 안 한다고 한다. 큰아들이 술을 한잔하자고 하기에 얘기를 더 들어 보려고 같이 술을 마셨다.

그는 가끔 난달—머리로 상대편을 들이받는 것—을 박고 싶은 때가 종종 있다고 실토를 한다. 왜냐하면 동생이 아버지의 태도 변경으로 극적으로 달라지기 전에는 자기의 정신상태는 어떤가 내게 물은 적이 있을 때 나는 그가 전에는 아버지에게 반항을 하다가 지금은 지나치게 순종을 하는 것은 그만큼 자기를 죽인 것이니 더 악화된 것이다. 자네가 의사이기 때문에 말하지만 자네의 노이로제의 원인은 부당한 아버지에 대한 적개심을 처리하지 못하기 때문이라고 했을 때 조금도 아버지에 대한 미움이 없다고 극력 부인한 적이 있었다.

이 형제의 경우는 아버지에게 그 원인이 있었다. 그들의 아버지는 학교에 다닐 때 공부를 잘했고 머리도 좋은 편인데도 불구하고 가정이 빈곤해서 의학교를 나오자 곧 개업을 하지 않을 수 없었다. 해방 전에는 돈도 잘 벌고 유지로서 일본인 부럽지 않게 행세를 했었는데 해방이 되자 자기보다 공부도 못하고 머리도 좋지 않다고 생각되던 친구들이 단지 돈이 많다는 이유로 대학 연구실에 남아서 박사니 교수니 학장이니 하고 사회적 존재가 뛰어나게 된 것을 보며 자신의 처지를 비교하게 되었다. 자신은 수입도 줄고 박사도 아니고 별로 이름 없는 존재임을 알게 되자 부자 아버지를 가졌던 친구들에 대한 분한 감정을 같은 처지에 있는 아들들에게 부지불식간에 분풀이하게 된 것이다. 자연스레 아들들로서는 억울하게 일방적으로 당하는 분을 풀지 못해서 병이 된 것이었다.

두 아들이 다 우수한 성적이었는데도 불구하고 너희들은 부모가 모든 것을 다 해주는데 공부하는 것이 뭐 그따위냐고 분풀이를 하고 있었다. 자녀들로 봐서는 자신들의 아버지가 처자식을 위해서 일생을 바친 것도 사실이니 억울한 감정을 분풀이할 수 없었던 것이다. 작은아들은 그렇게 해서 그 정도로 그쳤지만 큰아들은 내가 외국으로 떠난 지 2개월 만에 정신병이 발병되어 아버지를 쏘아 죽인다는 등 흥분하였다. 나와의 대화로 한 가닥 현실과의 접촉이 유지된 것이 갑자기 끊어지자 발병해 버린 것이다. 이 선생은 내가 본인을 진찰해보지도 않고 병의 원인을 알고 처방을 내리는 것을 보고 정신치료란 도사가 하는 일과 같다고 했다.

원인 예방 치료

얼마 전에 대학의 신입생 2천 수백 명을 조사해 보았더니 임상적 노이로제로 간주되는 학생이 3할 내외가 된다는 것이 밝혀졌다. 대체로 어느 나라이든 의사의 치료를 받아야 할 노이로제 환자는 전 인구의 1할 내지 3할로 보고 있다. 이것은 요치료의 규준을 어디에 두느냐에 따라 숫자가 가감된다.

해방 전에 비해 엄청나게 많은 수의 학교가 증설되어 학생인구의 팽창으로 여러 가지 폐단도 있지만 올바른 시책만 강구된다면 미래의 사회를 짊어질 세대를 보다 더 잘 지도할 수 있는 가능성을 의미한다.

서울대학교에 학생지도 연구소가 설치되어 각 대학으로 파급되고 중·고등학교에도 교도(敎導)교사가 임명되어 있으나 교도교사의 질적 향상과 정부와 국민의 이해는 전도요원한 감이 있다. 모 대학 총장이 내게 말한 바와 같이 학생 노이로제의 예방과 치료는 학생보다 부모와 교사의 계몽이 관건이다. 학비조달 문제로 고민하는 대학생이 S대의 경우 3할 이상, 전과 희망자의 많은 수는 3할, 노이로제와 더불어 학생지도의 3대 문제를 이루고 있다고 볼 수 있다.

학생 노이로제의 대부분은 불안신경증, 신경쇠약, 강박신경증 등의 정신신경증과 정신분열병이고 일부는 학생깡패 정신신체장애이다. 발생 당시의 갈등 내용을 보면 계모나 서모를 둔 아버지와의 갈등, 아버지에 대한 미움과 아버지의 무능력에 대한 것, 부모의 완고한 성격, 상급학교 입시 불합격, 고등고시 실패, 시험에 대한 불안, 가정교사로서의 열등감, 가정교사가 있다는 데 대한 열등감, 이성과 교제 끝에 결혼을 거절당한 갈등, 조부모의 완고한 성격, 경제적 빈곤, 부모 사이에 애정이 없고 가정의 사고, 신체적 결함, 성(性)에 대한 죄책감, 월경에 대한 수치감, 외국에 가야 하는데 병역의 미필, 형이 완고하고 가산을 낭비, 강제 결혼, 교사의 부당한 구타, 가정 분위기가 나빠 공부를 못하겠다, 어머니의 히스테리, 아버지가 이해심이 없다는 등 이러한 갈등을 호소한다.

요사이 진찰실에서 많이 부딪치게 되는 학생 노이로제의 전형적인 예는 희망한 상급학교의 입시에 몇 번 실패해서 노이로제 정신병이 되는 경우다. 물론 평소의 태도가 노이로제 발병의 소지를 마련해 주고 있을 경우에 발병하기 쉽다. 그리고 시골에서 부형이 지방유지인 관계로 유지의 자녀로서 주목의 초점이 되어 오다가 서울이나 기타 도시의 학교로 전학을 해 와서 전혀 자기의 존재를 아무도 인식해 주지 않고 시골뜨기라는 열등감으로 기가 죽어서 발병되는 경우도 많다.

부모 자신이 어려서 공부는 잘했는데 가세가 빈곤하여 본인은 상급학교 입학을 열망했는데 입학을 못해서 한이 되어 자녀에게는 자기가 충족 못한 모든 조건을 충족시켜 주고 공부만 하라고 구속한 결과 자녀는 꼼짝을 못해서 발병하는 예는 우리나라에 특별히 많은 경우이다. 자녀교육에 지나친 열성을 발휘하는 것은 부모 자신의 병인 것이다. 외국유학을 가서 정신병의 발병, 입원, 폐인이 되어서 돌아오는 경우도 적지 않다.

학생 노이로제 치료에 있어 최대의 난관은 부모의 협력을 얻을 수 없는 경우이다. 어떤 여대생은 모 정신병원에서 물리화학적인 치료로써 최대한의 회복은 했으나 완치가 되려면 정신치료를 받아야 한다고 하는 주치의의 소개로 부모가 데리고 왔다. 본인은 처음에 자기는 병이 없다고 했다. 그런데 나와의 대화를 통해서 자기를 이해했다고 느끼자 눈물을 흘리고 치료를 받겠다고 했지만 부모는 치료를 받게 하지 않았다. 이러한 부모이기 때문에 자녀를 정신병자로 만든 것이다.

나의 진찰실을 찾는 많은 학생 중 본인은 지금 폐인이 될 위험한 기로에서 자신의 재건을 열망하고 있는데 부모는 태연하게 아무렇지 않다고 치료를 시키지 않기 때문에 실패를 보는 경우가 많다. '노이로제는 너무나 흔하고 정신적 원인으로 오는 병은 병이 아니고 생각을 잘못 먹어서 그러니 생각만 고쳐먹으면 된다'는 생각을 가진 부모들이 너무나 많다. 자녀가 발광을 해서야 겨우 정신을 차리게 된다. 그렇게 되어도 정신을 차리지 못하는 부모도 많다.

노이로제는 중학교 입학 시, 고교, 대학 입학 시에 회복의 기회를 가진다. 이것은 중·고교, 대학 1학년에 반항의 현상으로 나타난다. 이것은 병의 징조라기보다는 건강의 표시, 아직 자아의 주체성이 살아 있어 장래의 사회와 가정을 걸머지고 나가는 데 절대요건인 독립을 외치는 것이다.

그러므로 부모나 사회는 아량을 가지고 그들의 주체성의 외침에 귀를 기울여 주어야 한다. 이러한 반항이 재삼 좌절되면 노이로제는 점차 악화되고 걷잡을 수 없게 된다.

내부독재와
패배의식

선의의 독재

나는 일제시대에 어떤 애국운동에 참여할 기회는 없었지만 일본인들이 잘난 체하는 데는 속으로 또는 밖으로 반발을 했으나 특히 괴로웠던 것은 우리나라 사람들이 우리들 자신을 낮추고 일본인들을 찬양하는 일이었다.

해방 직후에는 이런 것들이 자취를 감추는 것 같더니 완전한 심리적 독립을 성취하지 못한 채 20년을 지나오는 동안에 이러한 경향이 점점 유령처럼 다시 고개를 들기 시작하는 느낌이었다.

이승만 시대에는 바로 이러한 사고방식이 소위 이승만 독재를 합리화하는 뒷받침이 됐다. 4·19 이후의 일시적 혼란이 민주주의가 겪어야 할 하나의 불가피한 현상일 수 있다는 것을 견디고 해결해 나갈 참을성과 능력이 모자라서 선의의 독재가 필요하다는 견해가 대두하기 시작했다. 이러한 사상은 급기야 우리나라의 장래를 걸머지고 나가야 할 청년학생층에까지 침투 대두되고 있는 것이 조사에 드러나고 있다고 한다.

나는 때에 따라 일견 형태를 바꾸어 나타나는 이러한 일련의 사상이 그 밑바닥에는 같은 것이 깔리어 있음을 명백히 알 수 있었다.

독재사상은 패배의식에서

이러한 사상의 밑바닥에는 삶의 투쟁에서—그 싸움터가 가정이든, 학교이든, 사회 어떠한 집단 속에서든 개인의 마음속에서이든—지쳐서 어떠한 착실하고 현실적이고 합리적인 해결 방안을 발견하지 못한 뿌리 깊은 패배의식에서 배태된다는 것을 알 수 있다.

어떤 대학생은 일류 고등학교를 졸업하고 일류 대학에 입학해서 사교성을 기를 수 없는가 하고 나를 찾은 적이 있다. 친구나 이성과 교제를 하려고 만나도 화제의 빈곤을 느끼고 열등감 때문에 사교가 되지 않는다고 호소해 왔다. 그의 일생의 줄거리를 들어보니 그의 기억에 남는 것은 아버지로부터 심한 모욕을 당한 기억뿐이다. 물론 아버지는 자기가 성취 못한 꿈을 아들을 통해서 성취하려는 집념 때문에 아들이 자기의 기대를 만족시켜 주지 못했기 때문에 모욕을 가한 것이었다.

한번 진찰을 받고 정신치료를 받고 싶었으나 아마 승낙을 얻을 수 없었던지 한 장의 엽서를 보내온 뒤로 3년간 소식이 없다가 어떤 전문가의 소개로 다시 나타났다. 이때에 증세가 몹시 악화돼서 자기는 도저히 고칠 수 없는 유전적으로, 선천적으로 '못난 자'라는 말을 내 옆에서 소리 높여 하면서 그동안 3년간에 겪은 증거를 나열했다. 심리학 교수를 찾으니 같은 부모 밑에서 자랐는데 왜 너만 그런가,

정신과 의사를 여러 명 찾아도 왜 너만 그런가, 모든 전문가가 자기는 선천적으로 열등하다는 것을 말하고 있기 때문에 고쳐질 수 있다고 믿을 수 없다는 것이다. 다년간 정신분석 치료를 받고 있던 외국의 유명한 여배우도 결국 자살을 했으니 정신분석치료도 믿을 수 없다는 주장이다. 그러면 그는 왜 나를 찾아오는 것일까? 마음속 깊이에는 그렇지 않다는 생각이 있었기 때문이었다.

그는 대학에 입학한 뒤에 세상 물정을 알고 심리학을 읽어보니 자기는 부모가 자기를 잘못 길러서 그렇게 된 것을 깨닫고는 아버지에게 대들었다가 싸움에서 패배한 것이었다. 아버지는 너는 몇 만명 중에서 하나도 없을 선천적으로 못난 놈이라고 했는데 만나는 전문가마다 아버지의 생각이 옳다고 생각하는 것 같고 아무리 자기생각이 옳다고 생각하려고 해도 사면이 적에 포위가 되어서 그 힘을 이겨낼 수가 없었다. 정신치료가 진행함에 따라 곧 그의 마음은 주기적으로 180도의 전환을 한다는 것이 드러났다.

어느 시기에는 아버지의 생각이 옳다고 생각하면 자기가 구원될 수 없는 열등한 존재로서 일생을 마칠 생각을 하니 당장에라도 죽고 싶어 견딜 수 없으나, 얼마 안 가서 '아니다. 나는 선천적으로 열등한 인간이 아니라 아버지가 나의 기를 죽이고 억압하고 모욕했기 때문에 이렇게 열등한 존재가 된 것이다. 나도 살아날 길이 있다.' 이렇게 생각이 된다. 이러한 생각을 하면 아버지에 대한 적개심이 무럭무럭 일어나서 분함을 참을 수 없어 아버지를 공격하면 아버지는 가장의 권위와 경제권을 쥐고 있고 또한 전문가들이란 편들이 있지 않나, 이렇게 해서 수그러지고 패배의식과 절망과 우울함에 빠지게 되었다. 이런 것을 그는 다년간 되풀이하고 있었다. 내가 그의 생각에 동의를 해주면 그는 폴란드가 히틀러의 발굽에 짓밟힌 것은 아니라고 주장했다.

이 학생은 20여 회의 정신치료를 통해 그의 아버지에 대한 적개심을 내 앞에서 토해내고 그는 자신의 진정한 주장이고 마음인 그러한 환경 속에서는 그렇게 될 수밖에 없고 선천적으로 열등한 것이 아니라는 강력한 해석으로써 그의 마음을 힘차게 받아주는 것을 끈덕지게 되풀이함으로써 그는 아버지와 전문가들의 힘을 마음속에서 이겨내고 고요한 기분으로 돌아가게 되었다. 그러나 부모의 태도가 변하지 않아서 완전하게 고치진 못했지만 훨씬 호전은 되었다.

이 학생의 경우와 같이 '힘'의 제압 하에서 헤어나지 못하면 깊은 패배의식에 빠져서 힘의 제물이 된 자기 자신을 열등시, 심지어는 저주하고 운명론에 피난처를 구하고 자기를 제압하여 제물로 만든 원수인 '힘'을 절대시하고 우상화한다.

윌리엄 제임스는 일찍이 철학자를 기질에 따라 두 가지로 구분하여 철학자의 사상이 그 철학자의 기질 다시 말하면 정서 상태에 따라서 달라진다는 것을 주장한 바 있다. 인간의 사상은 어떠한 지적 소산같이 생각하고 있는 수가 많지만 사실은 지적인 요소는 사상의 줄기를 장식하는 합리화에 지나지 않는다. 사상이란 생활 속에서 느껴지는 감정이 줄기가 되는 것이다. 부유한 생활에 젖어서 자라난 사람이 공산주의자가 되어 공산주의 교조는 잘 외울 수 있을지 몰라도 이 원리를 현실에 적용시킬 때의 해석에는 아마 빈곤한 생활에 젖었던 같은 주의자와 많은 차이를 나타낼 수 있을 것이다. 이것이 말하자면 사상의 차이요, 생활 감정의 차이다.

흔히 남녀 간에 이성에 대해서 심한 공포심, 증오를 표명하는 사람을 볼 수 있다. 말은 여러 가지 증거와 이론을 전개해서 논리를 가장하지만 따지고 보면 자기가 경험한 특정한 이성—그것이 부모형제이건 친척이건 이성동무이건 선생님이건—과 좋지 못한 경험을 했다는 것을 노출하는 것밖에 되지 않는다.

독재를 주장하는 사람에는 두 가지 종류가 있는 것 같다. 남을 휘둘러 자기 자신의 가슴속에 맺힌 증오심을 풀고 복수를 하겠다는 심정이 의식·무의식적으로 작용하는 것이 하나이고, 이러한 복수적인 계기와 동시에 자기 자신을 믿을 수 없으니 누가 대신 나를 보살펴 주기를 바라는 독재를 당하고 싶어 하는 사람들이 있다.

스탈린이 피해망상(被害妄想)으로 상상적인 적을 무자비하게 숙청했다든지 히틀러나 로베스피에르가 역시 피해망상에 사로잡혀 있었다는 것도 주지의 사실이다. 로베스피에르도 몹시 소심한 사나이였지만 히틀러는 그가 얼마나 소심하고 겁쟁이인가는 우리가 눈으로 볼 수 있다. 우리나라에서도 상연된 바 있는 히틀러 대두 이래의 기록영화를 보면 나치스가 대두할 때 연단에 올라선 히틀러는 무슨 공포에 사로잡힌 사나이로밖에 보이지 않는다. 증오심이란 파괴성으로 나타난다. 그러기에 히틀러의 대두와 멸망은 파괴의 역사라고 볼 수 있다. 그는 독일 민족과 문화를 파괴하였을 뿐만 아니라 전 세계를 파괴하고 결국은 자기 자신조차 파괴해 버린 것이다.

그의 과대망상은 피해망상을 뒤집어 놓은 것이고 나치스의 역사는 망상 전파의 역사이고 그의 망상을 행동화한 과정이다. 그러므로 그의 추종자는 자산계급이나 지식인이나 중산계급을 선망하고 증오하고 노동계급을 멸시하는 하류중산계급이었다. 말하자면 나치즘이나 파시즘은 하류중산계급의 복수라고도 볼 수 있다. 증오심이 정당하게 처리되지 못했기 때문에 자산계급과 결탁을 하게 되고 민중을 기만하고 경찰국가를 만들고 결국은 부패되고 몰락하고 만다는 것을 우리는 보아 왔다. 독재자나 독재를 받기를 원하는 자는 자기를 믿지 못하는 뿌리 깊은 패배의식(敗北意識)에 사로잡힌 자요, 따라서 남을 믿지 못하는 자다.

요사이 식자나 일반대중이나 우리 사회를 불신의 사회라고 한다. 왜 서로를 믿지 못하나, 정치보다도 국민운동을 해야 한다는 말에 절실히 공감하게 된다. 나는 우리 민족을 탓할 수 없다고 생각한다. 이것은 책임을 타민족에게 전가하자는 것이 아니다. 책임은 우리들 전체에 있는 것이지만 이렇게 되는 데는 이렇게 될 역사적 경험이 있어서 그런 것이다.

우리나라 사람들이 누구를 믿고 살아갈 수 있었나? 해방 후의 집권자들을 믿을 수 있었나? 사실은 국민들은 정권이 수립될 때마다 그 정권과 집권자에 희망을 걸고 믿어보려고 했고 절망에 빠져 물에 빠져 죽게 된 사람이 지푸라기를 잡듯이 독재조차도 원해본 사람들도 있다. 그러나 현실은 날이 갈수록 믿을 수 없다는 사실밖에 드러나지 않았다. 법을 만들고 집행하는 사람들이 먼저 법을 무시하니 법을 믿을 수 없고, 위정자를 믿을 수 없고, 무엇을 믿을 수 있었겠는가?

남을 믿게 되려면 적어도 내가 남을 믿었을 때에 저편에서 나를 배신하지 않아야 그 믿음이 마음속에 자리를 잡고 길러질 수 있는 것이 아닌가? 법을 지키는 자는 골탕을 먹고 법을 어기고 배신을 하는 자만이 출세를 하고 돈을 잘 버는 것을 민중들이 볼 때 어떻게 불신 사회가 되지 않을 수 있을 것인가?

개개인의 경우를 보면 사람이 다른 사람을 믿고 서로 신뢰하는 관계를 맺을 수 있는 사람은 어머니 뱃속에서 태어나서 부모형제들로부터 믿음을 받은 경험이 지속되어 있는 사람이다. 우리들 정신의를 찾는 사람들은 특히 이러한 경험이 결핍되어 있는 사람들이다. 믿으려는 마음이 한편에 있으면서도 믿지 않으려는 마음이 강하다. 말하자면 의심이 많다. 의심을 하면서도 찾아온다. 믿고 싶은 마음이 없지 않기 때문이다.

정신치료는 이러한 환자나 치료자가 서로 믿는 관계를 통해서 인간개조가 진행하게 된다. 치료자는 환자의 믿음을 배신하는 행동이 없어야 될 뿐만 아니라 자기를 불신하는 환자의 신뢰를 획득해야 한다. 이 신뢰를 획득하는 데 있어 절대로 기만책을 쓰지 않는다. 기만은 한번 탄로가 나면 다시 신뢰를 얻기 매우 어렵기 때문이다. 어떤 외국 정치학자는 많은 우리나라 사람들을 만나보고 몇 사람의 좋은 지도자만 있으면 이러한 우리 사회의 문란을 바로 잡을 수 있다는 낙관론을 토로한다. 과연 그런지는 모르나 우리가 불신 사회를 벗어나려면 국민 한 사람 한 사람의 각성보다 지도자의 각성 또는 국민의 신뢰에 보답할 수 있는 능력을 갖춘 지도자를 국민이 뽑아내야 되지 않겠나? 그러한 지도자를 원한다는 강력한 의사 표시의 책임은 국민에 있을는지 모르겠다.

노이로제는 내부독재, 정신건강은 내부민주여론정치

20여 년간 정신병이나 노이로제 환자의 마음속을 들여다 보고 이해하려고 노력하는 동안에 개인 내부의 상태와 사회와의 많은 유사성을 발견한다.

프로이트의 정신분석학에서는 개인 내부를 무의식적인 부분과 의식되는 부분을 구별하고 여러 가지 욕망의 덩어리인 사법기관에 해당하는 초자아(超自我), 그리고 행정부에 해당하는 자아의 세 가지 장치로 구분한다. 행정부인 자아가 내부의 현실인 본능과 초자아 그리고 외부현실을 투철하게 잘 알아서 조정을 잘해 나가면 마음은 평온하고 인생이 순조롭게 진행이 된다. 만약에 사법부인 초자아의 경찰력이 비대해지고 정당한 욕망의 충족을 바라는 내부의 외침을 지나치게 억압을 하고 행정부인 자아의 힘이 약할 때에는 여러 가지 정신신체장애, 노이로제, 정신병의 증상이 나타난다. 초자아와 자아가 약할 때에는 마구 충동적인 행동을 하는 깡패나 범죄자 같은 인격장애를 일으킨다.

노이로제의 발병은 어릴 때의 경험을 통해서 이러한 장치들이 건전하고 균형 잡힌 발달이 되지 못한 바탕에 내부의 여론을 들으려고 하지 않고 묵살하여 나중에는 들리지도 보이지도 않게 되었을 때 증세가 나타난다. 말하자면 마음속에 장기적인 억압 독재정치를 지속했을 경우에 나타나는 것이 노이로제나 정신병의 증상이다. 어떤 환자이든 병 증세가 나타나기 전에는 생생하게 자기가 당면하고 있는 현실 내부의 외침을 자각하고 있다. 이러한 내부의 현실과 외부 현실의 어려움을 직시하고 받아들여 내외의 마음을 통일해야 한다. 어려움을 타개해 나가지 못하면 달갑지 못하고 고통스러운 내외의 현실을 외면하게 되고, 내부의 외침에 귀를 막고 있으면 이러한 외침이 억압의 틈을 타서 마구 터져 나온다.

이것이 노이로제의 증상이다. 증상이 나타나면 본래의 문제는 의식에 떠오르지 않고 증세와 그 원인이 되는 본래의 문제와의 연관성을 알 수 없게 된다. '나는 이 증세, 즉 머리 아픈 것만 없으면 살 것 같다. 잠만 오면 모든 것이 해결된다.' 이런 식으로 생각을 한다. 가벼운 경우에는 내부 전체의 혼란에까지 이르지는 않고 부분적인 통일이 있고 외부와의 현실적인 접촉이 유지되나, 심한 경우에는 외부현실을 압도하여 왜곡하고 내부는 완전한 무정부상태에 빠지게 된다. 이렇게 되면 정신병적인 상태다. 내부의 외침이 마구 뛰쳐나온다. 말하자면 폭동이다. 노이로제적인 정도에서는 억압이 주효하여 가령 아버지에 대한 적개심을 의식하지 못하지만 억압이 지나쳐서 그 이상 참을 수 없을 정도로 되면 아버지를 쏘아 죽이겠다고 외치면서 다른 피해망상과 더불어 정신병으로 넘어간다.

말하자면 노이로제의 증상에서는 행정부의 정권이 아직 권위를 유지하고 경찰력을 강력히 행사하고 있는 상태에서 민중의 외침이 독재에 항거하는 데모로 터져 나오고 항시 긴장 상태를 유지하고 있다고 본다. 정신병에 있어서는 정권이 무너지고 내란의 소용돌이 속에서 잡다한 세력이 마구 날뛰고 있는 상태라고 볼 수 있다. 정신장애란 개인 내부의 여론을 억압하고 독재정치를 계속한 결과 나타나는 현상이라고 볼 수 있는 것이다.

그러면 정신치료의는 이러한 환자를 어떻게 치료해야 하는가?

배신에 배신을 당하고 자기 자신이 자기에게 가한 독재정치를 하고 있는—실은 이러한 독재체제도 원래는 부모 등을 통해서 외부에서 주어진 것이지만—환자의 믿음을 획득하는 것이 치료자의 첫 당면 과제다. 이러한 서로 믿는 관계를 통해서 환자의 내부개조(內部改造)가 비로소 시작될 수 있다. 환자는 이미 자기 내부에 독재정치를 오랫동안 시행하여 내부의 여론을 무시하는 데 젖어 있기 때문에 자기 내부의 소리를 들을 수 없게 되어 있다. 그러므로 치료자가 환자를 대신하여 환자의 마음속에 숨어있는 여론을 캐내어서 이에 귀를 기울이게 된다. 이렇게 해서 환자로 하여금 자기 마음속의 소리에 귀를 기울이고 이를 포착하여 치료자에게 보고하는 훈련을 시키게 된다. 이러한 억압된 여론이 의식의 표면에 접근해 오면 불안이 일어난다. 창피하다, 두렵다, 이런 소리를 하면 치료자가 나를 나쁜 놈으로 보지 않을까? 덜된 인간으로 보지 않을까? 등등의 독재의 수단이 여론 청취의 길을 가로막으려고 한다. 그러나 환자는 자기의 병을 고치겠다는 결심과 의사는 성실하게 진지하고 환자가 무슨 마음을 먹고 무슨 행동을 했다고 해도 동요되지 않고 따뜻하게 받아주고 그때는 그렇게밖에 도리가 없었을 것이라는 것을 이해해주고 비판을 가하지 않는다. 의사의 이러한 태도에 환자는 점차로 자기 내부에 가하고 있었던 독재체제를 하나하나 포기하게 된다. 마음 구석구석에 억압되어 있는 여론을 다 털어내어 놓고 받아들이게 되면 자연 마음이 통일이 되어 병 증상이 사라지고 좀처럼 또다시 독재정치를 하는 일이 없게 된다. 이렇게 되면 치료는 끝났다고 볼 수 있다.

그러므로 개개인 마음의 병인 정신병이나 노이로제가 마음속에 숨어 있는 여론의 소재를 명확히 인식하고 받아들여 정리, 통일함으로써 고쳐질 수 있듯이 사회의 병도 이러한 과정을 통해서만 완치가 가능한 것이다.

건전한 사회에 있어서도 어느 정도의 사법경찰이 필요하듯이 현실적으로는 시시각각으로 일어나는 인생의 문제를 일일이 검토할 수 없기 때문에 비교적 건강한 사람들도 다소간의 억압수단을 쓰게 되나 독재정치를 하는 것은 아니다. 더구나 매우 바쁠 때에는 조용한 시간을 가져 명상을 통해서 마음속의 여론을 청취할 기회를 갖지 않으면 억압체제가 강화되거나 여론의 소재를 모르게 된다. 그렇게 될 경우에도 노이로제 증상이 나타난다. 수양이 된 사람일수록 이러한 기회를 마련하여 내부의 중요한 여론에 귀를 기울여 여론을 정리, 통일하게 된다.

정신이 건강한 사람은 자기 내부에 민주여론정치를 시행하고, 민주주의를 신봉하게 된다. 왜냐하면 이러한 마음씨를 가진 사람은 자기 자신을 억압할 필요를 느끼지 않을 뿐더러 남을 억압할 필요를 느끼지 않기 때문이다.

종교의
정신분석

회심 (입신)

나는 어려서 보통학교에도 가기 전인가 친구의 권유에 못 이겨 예배당에 가 보았다. 예배당에서 모두들 하는 것이 내게는 부자연스럽고 무슨 연극을 보는 듯한 느낌을 금할 수 없었다. 사춘기에 이르러 인생의 문제를 고민할 때에도 종교에 대해서는 부정적인 태도를 견지하고 있었다.

열여덟 살 때 전문학교 입학시험의 면접 때에 종교는 무엇인가 묻기에 나는 기성종교는 믿지 않으나 인생에 신념은 필요하다고 대답한 기억이 난다. 당시에 신학교에 다니고 지금은 신부가 되어 있는 보통학교 선배와 신의 존재에 대한 진지한 토론도 해보았지만 신통한 결론을 얻지 못했다.

정신의학을 공부한다고 대학의 연구실에 와서부터는 철학, 심리학, 종교학을 하는 친구들과 토론도 하고 같이 연습도 하는 동안에 나는 사람에게 있어 종교적인 욕구가 있는 것은 인정한다고 하니 그것이 무엇인지 대답을 하라는데 막힌 일이 있다. 이 일은 이미 20년 가까이 된 일이다. 그 뒤로 나는 간간이 이 문제를 생각하고 관찰하고 신을 믿는 사람을 이해하려고 노력해 왔다.

뉴욕에서 만난 미국인 목사는 자기가 원래 심한 알코올중독자였다고 말해 주었다. 하느님을 믿고 알코올중독으로부터 구원되고 신학교에 가서 목사가 돼서 흑인지구의 교회를 맡아보고 있었다. 그 목사는 정신적으로 건강하고 자기 사업에 헌신하고 있어 자연스럽고 꾸민 데가 없었다.

어떤 일본 의사는 계모 밑에 자라서 늘 아버지에 대한 적개심이 풀리지 않아 스포츠 선수로서 학생 간의 리더로 자신감을 유지해오다가 미국에 오게 되었다. 술이 고래고 나이트클럽에서 하루저녁에 수십 불을 탕진하는 생활을 해 오다가 하루는 술이 만취가 되어 노상에서 싸움이 벌어져 경찰의 유치장 신세를 지게 되었다. 만리이역의 고립무원한 상태에서, 대학 조교수의 구원으로 이 위기로부터 구출되었다. 마침 그 조교수가 독실한 기독교신자, 그중에서도 재생신자(Born-again Christian)여서 그도 재생신자가 되었다면서 내게도 신자가 되기를 여러 번 권유했다. 술, 담배를 다 끊고 열심히 교회에 다니고 있었으나 흥분하기 쉽고 풀리지 않는 숨은 적개심이 많이 남아 있고 성격에 융통성이 적으나 본인이나 사회로 봐서는 신자가 되기 전보다는 훨씬 나은 생활을 하고 있다고 볼 수 있었다.

어떤 젊은 목사는 대학에서 심리학을 가르치고 있다가 간호사인 부인이 소아마비에 걸려 양다리를 못 쓰게 되어 절망 속에 헤매다가 신을 만나 구원을 받아서 신학교를 나와 목사가 되었다고 내게 일러 주었다.

어떤 환자는 한쪽 다리에 신경마비가 왔는데 동시에 정치적 암살 사건에 연루(連累)되어 은신 중에 기독교 신자가 되었다가 6·25 후에는 천주교로 개종한 사람도 있었다. 특히 6·25동란 위기 속에서 신자가 된 친구들을 많이 볼 수 있었다. 과부가 되어 신자가 되는 사람, 아이를 없애고 죄책감을 이겨내지 못해서 신자가 되는 이도 많다. 사형수의 일부는 신을 믿어 마음의 평온을 얻으려고 한다.

소통·정신병·정신치료자

일전에 지방 대학의 교수로 있다가 서울로 직장을 옮긴 친구가 일곱 살 난 막내아들을 데리고 찾아왔었다. 겨울 방학 직전에 서울로 이사 와서 한참 있으니 일곱 살짜리가 고함을 꽥꽥 질러서 시골 가는데 데리고 갔더니 서울로 오려고 하지 않아 억지로 데려와서 학교에 넣고 난 뒤로는 고함을 지르는 것이 없어졌다고 한다. 그래서 나는 고함을 지르지 못하고 속으로 들어가면 정신병이 된다고 했더니 그 친구는 그래도 이놈은 쓸 만하다고 생각했다고 하면서 웃었다.

정신병이나 노이로제의 원인에 대해서 여러 가지 각도의 설명이 가능하지만 2차 대전 이후에 공학에서 발전된 정보이론이나 소통 (Communication)이론의 영향을 받아 정신장애는 소통장애이고 치료는 소통을 재수립하는 것이란 이론이 나오게 됐다.

이러한 이론의 타당성은 여러 가지로 입증될 수 있다. 어린아이가 이사를 와서 같이 놀던 친구가 없어지고 새로운 친구가 생기지 않아 속이 답답해서 고함을 지른다. 마음속에 풀리지 않는 문제를 지니고 호소할 상대가 없을 때 길을 가면서 혼자 중얼거리는 사람을 누구나 볼 수 있다. 이것은 물론 정신병자가 아닌 경우이지만 정신병자가 종일 고함을 지른다든지 혼자서 중얼거리고 자문자답하는 것이 무의미한 것 같지만 외부와의 소통이 단절된 상태에서 소통을 수립하려는 미약한 꿈틀거림이기도 하다. 꿈속에서 소통을 시도하기도 한다.

1950년경부터 오늘날 실현되고 있는 우주여행을 준비하기 위해 연구가 진행되어 왔다. 인간이 지구를 떠나서 인간적인 환경과 지구의 자연적인 환경으로부터 단절된 상태에서 어떤 변화가 일어나는지를 실험적으로 다루어 본 것이 지각적 고립(知覺的 孤立), 또는 감각박탈(感覺剝脫)이라고 불리는 현상이다. 등불이 없는, 캄캄하고 따스한, 아무런 소리도 들리지 않는 조용한 방에다 감각적 자극(感覺的 刺戟)을 극소로 유지하거나 늘 같은 자극을 유지해서 3시간 내지 36시간 가두어 두면 정상적인 사람이 성격에 따라 점차로 불안이 심해져서 원망, 공포, 분노를 거쳐 인격해리현상(人格解離現象), 지남력상실(指南力喪失)—시간공간적으로 자기의 위치를 모른다—을 일으켜 환각(幻覺) 망상까지 나타날 수 있는 정신병 상태에 이른다.

또 한편으로는 잠을 못 자게 한다든지 꿈을 꾸지 못하게 하면 역시 방향감각, 사고판단에 유사한 장애를 일으킨다. 감각적인 입력(input) - 자극 - 휴식과 표면의 언밸런스는 여러 가지 정신 장애를 일으킨다. 트럭 운전사가 장거리의 단조로운 길을 달릴 때 일어나는 생생한 착각, 불합리한 충동을 일으켜 사고를 저지르게 된다든지 성층권(成層圈)을 비행하는 조종사가 몇 시간이나 경치도 없는, 소리도 없는, 움직임이 없는 것 같은 비행 끝에 갑자기 자기를 잃고 황홀(恍惚) 또는 극도의 불안에 빠지는 것도 같은 종류의 현상이다. 파선(破船)이 되어서, 또는 작은 배로 망망한 대해에 수평선밖에 보이지 않는 암흑 속에서 며칠을 헤매다가 하느님의 모습을 눈으로 본다든지 여러 가지 환각, 정신착란을 일으키는 것 같은 현상이다.

정신병이란 많은 가족과 친지 속에 둘러싸여 있으면서도 아무도 나를 이해하고 보호해 주는 사람이 없는 위협적이고 고립무원한 상태에서 일어나는 나와 세계의 붕괴를 말하는 것이다. 이러한 상태에서 키르케고르는 신의 빈사상태를 보았고 니체는 신의 사망을 보았다.

그러나 한편으로는 앞서 말한 바와 같이 성인이 되어 신을 믿게 되는 입신과정(入信課程)을 보면 자신의 무력, 위협적인 환경 속에서 누구의 힘도 빌릴 수 없는 고립무원한 나와 생의 의미를 상실한 상태에서 나를 받아주고, 이해해 주고, 사랑해 주고, 보호해 주며, 나의 잘못을 꾸짖어 주고, 벌을 주며, 나의 잘한 일을 칭찬하고, 상을 주는 전지전능한 존재가 있다면 모든 것이 해결되어 이러한 존재를 붙들고 살아갈 수 있는 출구가 나타난다.

신은 나 자신의 내적 요구를 만족시켜 줄 수 있는 존재로서 나 자신의 창조물이기도 하다. 정신의학 교수로 있다가 철학 교수로 전환한 야스퍼스는 인생은 장래를 예지(豫知)할 수 없는 모험 또는 도박이고 신이 존재한다면 모든 것이 해결된다고 말했다고 한다. 신의 존재의의는 여러 가지로 말할 수 있겠지만 정신건강의 측면에서 본다면 사람이 자신과 타인 세계와의 소통이 단절된 상태에서, 위협적인 환경 속에서 자신의 무력과 고립무원한 자신과 생의 의미를 상실한 상태에서 자기와 세계의 붕괴로 넘어가느냐, 자기 재건으로 넘어가느냐의 기로에서 신을 만남으로써 신과의 소통을 통해 자기 붕괴를 막고 자신과 타인 세계와의 소통을 다시 회복할 수 있는 한 가 닥 위치에 서게 된다.

절망의 나락에 떨어진 환자는 정신치료자를 전지전능한 신으로 안다. 이것 또한 현실적으로 존재하는 정신치료자가 아니고 환자의 내적 요구를 만족시켜 주면서 현실적인 자기와 세계를 치료자와의 소통을 통해서 자각하게 하고 이러한 의존심을 버리게 하고 정서적 인 독립을 성취시켜 치료자와 환자가 같은 하나의 인간이 되어 친 구의 관계가 된다. 이렇게 하여 환자 자신과 타인, 그의 세계와의 현 실적인 소통을 회복 또는 달성케 하는 것이다. 이러한 경지까지 이 끌어가지 못하면 환자는 완치라 볼 수 없다. 그러나 모든 치료자와 환자가 이런 경지에 도달할 수 있는 것도 아니고 수년의 시일을 요 하게 된다.

신을 믿는다든지 종교를 통해서 이러한 완치에 가까운 상태에 도달하는 경우는 극히 소수이므로 의존심이 강하고 자신과 타인 세 계에 대한 적개심이 강한 상태에서 입신한 사람은 자신의 적개심이 청산되지 못하고 있기 때문에 위선적인 요소를 많이 갖게 된다. 또 는 타인이나 비신자나 다른 종파에 대한 심한 적개심으로 나타나거 나 같은 신자끼리의 갈등으로 나타난다.

심부정신치료(深部精神治療)에 있어서도 이러한 의존심이나 적개심 이 충분히 청산되지 못하면 역시 같은 종류의 행동을 나타내게 된 다. 그러나 심부정신치료는 훨씬 그 시간을 단축시킬 수 있고 더 깊 이 파고 들어갈 수 있는 것도 사실이다.

실존주의와 종교정신치료와 동양사상

우리는 20세기 후반기에 접어들어서 실존주의, 종교, 정신치료가 경로는 다르나 어떤 동일한 방향을 지향하고 있는 점을 알 수 있다.

실존주의는 현대 문명이 개인을 말살하려는 데 대한 반항이고 원시종교는 인간이 위협적인 자연 앞에 무력한 자신을 인식하는 데서 비롯하였으며, 인류사에 있어 종교는 당시의 도의적으로 퇴폐하고 부정한 사회에 반항하여 인간을 구제하려는 운동이었다. 심부정신치료(深部精神治療), 즉 정신분석은 당시 실존주의와 동일한 상황에서 합리주의와 개인의 말살에 대한 반항으로 일어난 것이었다.

에리히 프롬은 『정신분석과 종교』라는 저서에서 종교를 권위주의적 종교와 인간주의적 종교로 나누어 영혼의 치료로서의 공통점을 지적하고 있다.

심리적으로 볼 때에는 권위주의적 종교는 현대의 우상―즉 권력·성공·시장의 권위―을 숭배하는 것, 조상숭배, 토템숭배, 주물숭배(呪物崇拜), 위례주의, 정결의식(精潔儀式), 국가, 정당, 정결의 종교를 들고 있다. 어떤 주의를 신봉하는 경우도 이러한 요소를 알 수 있다. 인간주의적인 종교는 초기불교, 선(禪), 도교(道教), 초기 기독교, 스피노자의 교설, 유대교, 기독교의 신비주의 경향, 프랑스 혁명의 이성종교를 들고 있다. 모든 위대한 인간적 종교는 사랑·진리·정의의 실현을 목표로 한다고 지적하고 있다.

인간의 발전은 심리적으로는 유아성(幼兒性)을 탈피하여 권위로부터 해방되는 과정이라 볼 수 있다. 노이로제나 정신병은 유아성의 잔재가 심한 정도로 남아 있어 개인의 독립적인 감정, 사고행동을 구속하고자 그 내부에 존재하는 권위의 지나친 구속을 받고 있는 상태를 말하는 것이다. 그러므로 정신치료는 초기에는 표면에 나타나는 증상을 없애는 것을 목표로 삼았으나 지금에 와서는 증상의 밑바닥에 있는 의존심을 탈피하여 정서적 독립을 성취시키는 것, 권위로부터의 해방을 목표로 삼고 있다.

파울 틸리히는 무의미성을 받아들임으로써 '절대 신앙' 즉 여러 '신들 위에 있는 신'을 만난다 하였지만 무신론적 실존주의에 있어서는 인생과 나의 허무함을 받아들임으로써 신이 아닌 자기 자신을 만나게 된다.

불타(佛陀)는 자기 힘 이외의 것을 믿지 말라고 하였고, 자기와 자신의 진정한 힘을 알려면 유대(紐帶)를 완전히 포기해야 한다는 것을 가르치고 있다. 말하자면 모든 내적 외적 권위와 속박으로부터의 해방을 가르치고 있다. 이것이 심부정신치료(深部精神治療)의 궁극적인 목표이기도 하다.

종교의 영혼구제로부터의 치료적인 효력을 유신교적 종교에서는 신과의 소통, 신의 권위에 의존하는 것 이외에 신의 대리자로서의 성직자와의 인간적인 접촉, 교회라는 집단조직을 통한 상호소통, 상호부조, 상호보호, 소속감의 만족, 죄의 사(赦), 의식, 도그마에 의한 자기 방위, 신부에게 하는 고해를 통한 불건강한 감정의 방산(放散) 등을 말할 수 있다. 유사 원시종교에 있어서는 춤과 같은 직접적이고 원시적이고 신체적인 방산을 도모한다.

정신치료를 받으러 오는 분 중에 여러 가지 종교를 가진 사람들이 있다. 어떤 이는 불교에 귀의하지는 않아도 불교서적을 읽거나 강의를 듣고 있는 분들도 있다. 어떤 분이 와서 하는 이야기가 팔만

대장경국역(八萬大藏經國譯)을 읽으니 석가모니가 수도를 함에 있어 자기의 마음과 몸에서 일어나는 모든 현상을 샅샅이 관찰하고 포착하여 정리한다는 구절이 있다고 한다. 심부정신치료는 초기에는 최면술을 걸어서 환자의 마음과 몸속에 숨어 있는 감정을 터트려 방산을 도모하였다가 나중에는 자유 연상법을 사용하게 되었다. 석가모니의 수도나 이른바 입산수도를 한다든지 참선에 있어서는 자유 연상과 유사한 상태에서 수도자의 내부, 즉 마음과 몸에서 일어나는 여러 가지 현상, 즉 평상시는 의식하지 못하고 따라서 자신의 일부이면서도 자기 마음대로 되지 않는 부분을 의식하게 되어 내 마음대로 할 수 있도록 수련하는 것이 아닌가 한다.

당시 중요한 차이는 정신치료에 있어서는 치료자라는 산파 역할을 하는 존재가 있다는 점이다.

종교가 권위주의적 종교로부터 인간주의적 종교로 발전함에 따라 전자에 있어서는 굴복과 죄악에 관심이 집중되는 반면 후자에 있어서는 인간과 인간의 힘, 기쁨에 집중된다. 신에 대한 관념도 전자에 있어서는 신은 인간을 제압하는 권력지배의 상징이고 후자에 있어서는 신의 사랑, 정의, 진리 등 인간의 힘을 상징한다.

정신치료에 있어서도 초기에는 최면술, 암시요법 같은 치료자의 권위가 절대적이었다. 반면 정신분석치료에 있어서 치료자의 권위는 암시요법보다는 덜하지만 치료의 초기에 있어서 환자 자신의 내적 요구에 의해 치료자가 절대 권위적인 존재가 되는 시기가 있다가 치료가 성공하면 치료자는 권위적 존재의 성격을 상실하고 환자는 치료자로부터 독립을 성취한다.

심부치료에 있어서 치료자와 환자와의 권위, 굴복의 관계는 정통

분석학파의 치료에서 가장 강하고 신프로이트파에 있어서는 치료자의 권위가 희박하게 되었다가 실존 분석에 이르러서 치료자와 환자는 완전히 동등한 위치에 서게 된다. 그러므로 정신분석 치료에 있어서 진찰이나 치료를 위해 치료자와 환자가 대면해서 대화하는 것을 면접이라고 하는 반면 실존분석 치료에 있어서는 '만남'이라 하고 치료를 '대화'라고 한다. 그러나 현재에는 실존분석학파가 아닌 정신치료자들도 실존 분석적 사고나 태도의 영향을 받아 다소간 대응한 관계로 기울어지는 경향이 있다.

서양 문명에서는 르네상스에 이르러 비로소 인간의 발견이니, 자아의 발견이니 해서 비롯한 자각이 프랑스 혁명을 거쳐 실존주의를 낳게끔 자아의 말살로 이끌어 가는 모순을 드러내고 있으며, 진정한 자아의 자각을 지향하는 흐름이 동양 사상으로 쏠리고 있는 패러독스를 초래하고 있다.

왜냐하면 동양은 르네상스를 겪지 못했기 때문에 자아의 각성이 없는 것으로 봐 왔기 때문이다. 오늘날 심부정신치료나 정신분석 신학에 있어서 틸리히의 사상, 그리고 실존 사상에서 자아의 긍정이나 회복이 중심적인 문제가 되어 발전해 가는 추세가 동양 사상에 접근해 가고 있는 느낌을 준다.

서양의 자아 각성은 자연과 다른 인간의 대립상에 있어서의 자기주장으로부터 시작했다. 그 때문에 명성, 성공, 지배, 경쟁을 극대화하여 인간을 자연과 타인으로부터 소외시켜 자아의 상실로 이끌어갔다. 그 결과 오늘날 인간이 자기를 회복하는 길은 자연과 인간의 대립경쟁, 정복이 아니라 상호의존, 상호협조, 조화 또는 통정(統整)이라는 깨달음은 필연적으로 동양 사상에 눈을 돌리게 했다.

동양에서는 일찍부터 우주에서의 인간의 위치가 다른 생물이나 무생물과 동등한 위치에서 자연의 일부로서의 인간에 대한 착각이 아닌 현실적인 위치를 자각하고 있었다. 그러므로 자연이나 타인의 정복보다도 자기 자신을 이해하고, 우주에서의 자신의 위치를 깨닫고, 자기 내부의 적을 색출·정복하는 데 골몰했다고 볼 수 있다. 인간은 조금도 특별히 높은 자리에 있지 않았다.

그러나 서양의 역사에 있어서는 인간주의는 인간이 자기 자신의 욕망에 집착하여 자기 내부의 적이 있는 것조차도 모르고, 외부에 있는 것으로 간주되는 자연과 타인을 어떻게 하면 정복하느냐에 골몰해 왔다. 그러나 오늘날 자연과 타인에 대한 정복이 성공하고 보니 나 자신을 파괴하는 적은 나의 내부에 있고, 이 내부의 적이 만들어 낸, 내가 만든 창조물이 또한 나를 말살하려고 하고 있음을 깨달은 결과 인간의 우위, 백인의 우위, 이런 것들을 포기하고 일찍이 동양 사람이 깨닫고 있던 경지에 접근하려고 하는 것이 아닌가. 그러기에 서양사상 중 가장 동양 사상에 접근하고 있는 것이 실존사상이기는 하지만 아직 인간실존에 대한 집착을 벗어나지 못하고 있는 감이 있다.

종교에 있어서도 서양에는 신이 없는 종교가 없지만 동양에서는 일찍부터 불교나 도교나 권위적인 신은 존재하지 않았다. 오늘날 서양인이 뒤늦게나마 도달하려고 접근하고 있는 실존주의에 있어 무(無)를 받아들임으로써 자기 자신을 만난다든지 틸리히에 있어 무의 미성을 받아들임으로써 '신들 위에 있는 신'을 만난다는 것은 자기 이외에 누구의 힘을 믿을 수 없고 모든 것은 나의 책임이요, 나의 운명은 나만이 개척해 가야 한다는 사상으로 불타(佛陀)나 노자(老子)의 사상에 접근하고 있다고 볼 수 있다.

워드와 킬러의
심리학

고독의 출구는 공상과 성

소위 프러퓨모 추문(醜聞)은 비단 영국사회뿐만 아니라 전 세계에 파문을 던지고 우리나라에서도 일간지마다 대대적인 보도를 실어 『데닝보고서』는 날개가 돋치게 팔리고 있다고 한다. 대서양을 건너 미국 국회 내에서 제2의 킬러 사건을 발설하는 일까지 발생하기에 이르렀다.

프러퓨모 사건은 원래 프러퓨모 개인이 영국의 육군상이란 중책을 맡고 있는 신분으로 나이 어린 콜걸과 간통관계를 맺고 있다는 풍문으로 시작된 것이었다. 그러나 그 킬러라는 여인이 동시에 소련무관과 성관계를 맺고 있다는 것이 드러나자 영국의 국가 보안문제로 확대되어 결국은 본인인 프러퓨모 육군상의 사임뿐만 아니라 맥밀런 수상의 사임까지 초래하고 말았다.

소련무관 이바노프는 사건의 진상이 밝혀지기 시작하자 황급히 영국을 떠나 버렸다. 사건의 원인을 따져 본다면 중심인물이라고 볼 수 있는 정골요법사인 스티븐 워드는 매음중개죄로 기소되어 판결을 기다리던 중 다량의 수면제를 먹고 절명하여 지금은 런던 교외의 화장장에서 이미 재로 변해 버렸다. 킬러는 다시 위증죄로 심리를 받고 있는 중이다.

다행히 진상인지 아닌지는 몰라도 『데닝보고서』에 의하면 보안문제는 관련이 없다는 것이 밝혀졌지만 이 사건은 영국의 도덕과 법의 운용에 심각한 재검토를 가하게 되는 계기를 가져왔다.

일부 예술인들은 워드의 변호사가 그의 장례식에 꽃다발을 보내주지 말기를 요구했는데도 많은 꽃다발을 보내왔고 꽃다발과 함께 '영국의 위선의 희생자 스티븐 워드에게'라는 쪽지를 붙여온 사람도 있었고 어떤 비평가는 "영국 사회가 그(워드)를 만들었고 그를 써 먹었고 무자비하게 그를 파괴하였다……."라고 설명했다.

영국의 '성난 중년들'은 국교와 영국사회 일반이 썩어 빠졌다는 것을 증명하기 위해 워드를 영웅화하고 있다고도 한다.

또 한편으로는 런던의 어떤 일류 범죄 기자가 말하기를 워드는 순진한 자를 망치고 이미 나쁘게 만들었고, 재미로 사람들의 인생을 희롱하였고, 매춘부들과 너무나 더럽게 놀아서 크리스틴 킬러조차도 감히 그 꼴을 볼 수 없었다고 했다.

《가디언》지는 '워드는 위선의 희생자가 아니라 공식적인 기소장에도 없는 많은 더러운 범죄로 이끌어간 본인의 충동의 희생물'이라고 덧붙였다.

일부 좌익 지성인은 크리스틴 킬러나 메릴린 라이스 데이비스는 노동계급의 소녀가 상층계급의 성욕을 만족시키는 도구로 사용되고 있으니 말만으로 기회균등을 부르짖는 것으로서, 하층계급은 지배자나 고용주의 딸들과 엔조이하는 데 있어 거대한 계급적인 음모로 방해를 받고 있다는 발설도 있다.

이 추문의 관련자 중 프러퓨모나 이바노프가 자라난 과정은 뚜렷이 알 길이 없으나 콜걸인 킬러나 데이비스, 그리고 정골요법사 워드의 생활사는 『데닝보고서』, 『스캔들 63년』, 《뉴스 오브 더 월드》지에 게재되어 《한국일보》에 연재된 '킬러의 미공개 수기'로 어느 정도 짐작할 수 있다.

크리스틴 킬러나 메릴린 라이스 데이비스 두 여인은 다 하류계급 출신의 불량소녀로 학교를 퇴학 맞고 허영에 들떠서 런던으로 찾아온 것이 공통점이다.

킬러 양은 그의 고백수기인 『나는 왜 콜걸이 되었나』에서 아버지의 얼굴도 모르고 자랐다고 한다. 미들섹스의 한촌에서 태어나서 그녀가 태어난 지 석 달 만에 부모는 이혼을 했고 세 살 때 어머니는 재혼했다. 어머니는 그녀를 몹시 사랑했으나 의붓아버지는 '다만 어렸을 때 까다로워서 곤란했다. 밥 먹을 때 허리를 구부리고 있으면 잔등을 얻어맞았고 집에 돌아갈 시간에 늦으면 굉장히 욕을 먹었다.' 그녀는 어린 시절이 불행했다는 생각은 없다고 고백하고 있지만 아버지 얼굴도 보지 못하고 헤어져서 세 살 때부터 의붓아버지를 맞아 매질을 경험한 그녀는 열 살 때부터 비키니를 입고 사내아이들과 곧잘 수영을 했다.

그래서 저도 모르게 사내들을 끄는 비법을 알게 되었다. 열세 살 때 동무들과 결혼 얘기가 나와서 결혼은 않는다, 실컷 재미를 보고 세계 일주를 하고 나서 결혼하겠다, 가난뱅이는 안 되고 부자라야 시집간다고 했다는 기억을 말하고 있다.

열다섯 살 때 간이학교를 퇴학 맞고, 열여섯 살 때 집을 나와 취직을 했는데 처음부터 나이 많은 남자들의 유혹을 받았다. 열다섯부터 술을 마시기 시작, 미 공군 상사에 반해서 매일같이 술을 마시고 놀다가 임신했으나 아이는 조산으로 엿새밖에 살지 못했다.

아이가 죽은 다음 날 런던으로 와 카바레에 댄서로 들어갔다.

그녀가 처음으로 사진 모델로 잡지에 모습이 나타난 설명에……"헌데 무엇인가 모자란 느낌이 든 것은 그녀가 사람보다 짐승을 더 사랑하는 정신적인 문제가 가로놓였기 때문일 게다. 그녀가 즐기는 것은 개요, 고양이요, 새인 것이다." "어여쁜 크리스틴의 꿈은 뭇 짐승들로 가득 찬 커다란 집을 갖는 일이다. 그리고 여느 소녀처럼 아니 노파도 마찬가지지만 춤추고 극장구경 하며 즐거운 파티를 자주 갖기를 원한다."로 설명을 맺고 있다고 『스캔들 63년』에 인용되어 있다.

이때까지의 킬러의 생애를 살펴보면 그녀는 어렸을 때부터 몹시 고독하고 어머니나 사내아이들 외에는 사람과의 교제에 재미를 보지 못했다는 것이 짐작이 간다. 사람보다 짐승을 더 사랑했다는 사실이 이것을 입증해 주고 있다.

그녀가 수기에서 인정하고 있듯이 무척 성적으로 조숙했다는 사실은 어느 나라나 가난한 사람들이 주택난으로 여러 사람이 한방에 기거해서 어른들의 성적 교섭에 자주 노출되어 그럴 수도 있고, 그녀와 같은 비행소녀에게 있어서는 고독의 출구로 공상과 성밖에는 없는 경우가 많기 때문일 수도 있다. 사내아이면 스포츠로 향하는 경우도 있지만 그녀의 용모나 육체미는 그녀가 메울 수 없는 고독으로부터 일시적이나마 도피할 수 있는 유일한 출구였던 것이다.

사람에게서는 맛볼 수 없었던 '괴로움이 돌아오지 않는 사랑은' 짐승에게밖에 구할 수 없었던 것이다.

　　고독 속에서 헤매고 남자를 끄는 힘과 육체미를 밑천으로 그녀의 모든 꿈을 실현해 보겠다는 공상이 집념이 된 증거가 있다. 워드는 킬러를 '잃어버린 사랑스러운 소녀'라고 하면서 "내가 킬러를 품안에 넣을 때 그녀는 마치 뒷골목의 고양이 같았다."라고 했다.

　　온갖 거친 욕망으로 차 있었던 것이다. 모델이 되길 원했다. 배우가 되길 갈망했으며 사회적인 물망에 오르는 것을 가장 큰 소망으로 삼았다. 너무 많이 원했고 또 너무 조급히, 너무 단시일 내에 그것을 원했다. 그것이 잘못이었다.

　　그녀에게 배다른 형제가 있었는지 분명치 않으나 그녀는 어머니가 몹시 그를 사랑했다고 하지만 그녀의 의붓아버지, 즉 그녀를 매질하는 두 번째 남편을 사이에 두고 그녀의 어머니는 그녀를 충분히 보호하고, 마음껏 사랑할 수 없었던 것이다. "……이러한 나를 어머니는 그저 어쩔 줄 모르고 바라보기만 했다." 어머니는 그녀의 말처럼 그녀를 사랑했을 것이다. 그러나 남편이 딸을 매질하는 것을 막지 못하는 심정이 어떠했겠는가. 어머니는 몹시 죄책감을 느꼈을 것이다. 아비 없는 외딸을 마음껏 사랑할 수 없고, 보호할 수 없는 처지에서 그녀는 죄책감에 딸을 지나치게 사랑했을 가능성이 짙다. 딸은 어머니가 자기를 사랑할수록 어머니에 대한 기대가 컸겠지만 거기에는 의붓아버지란 장벽이 가로놓여 있었다. 킬러는 어머니에 대한 기대가 클수록 어머니를 궁지에 몰아넣어 어머니를 괴롭히게 되나 사랑하는 어머니이기 때문에 스스로 한계가 생긴다. 사랑과 미움이 교차하는 관계에서 사랑의 길이 막히게 되었던 것이다. 그러므로 그녀는 동물과 성적 유희, 남자를 끄는 힘을 밑천으로 그녀의 공상을 실현하는 길로 달리는 길밖에 없었던 것이다.

그녀는 런던으로 와서 댄서로 있을 때 첫눈에 정골요법사 워드에게 매혹되어 쉽게 관계를 맺었고 워드를 위해 흑인 여자를 구해주고 자기를 위해 마약을 구하려고 허술한 바에 갔다가 흑인 아파트에서 강간을 당했다.

그녀가 사랑한다는 소련무관 아비노프와 육군상 프러퓨모를 동시에 때로는 몇 분차로 번갈아 관계했다는 점에 대해 그녀는 자신의 입으로 뜻깊은 표현을 하고 있다. "이렇게 해서 내가 나를 잊고 사랑하게 된 소련무관과 또 한 사람의 남성 프러퓨모는 내게 있어서는 전혀 별개의 존재였다. …… 내가 프러퓨모에게 끌린 것은 이바노프와 같은 야성적인 '사내'가 아니라 혈통과 성장과정이 다른 영국신사의 '부드러움'이었다. ……얼굴도 모른 채 헤어진 친부와 엄하기만 하고 한 번도 내 응석을 받아 준 적이 없는 계부 두 사람에게서 얻지 못한 '인자한 아버지'를 그에게서 찾으려 했던 것 같다. 이와 같이 사내의 상징과도 같은 소련무관과 신사의 전형인 육군대신은 내 몸속에서 하나가 되어 나를 지탱해 준 것이다. 그러므로 나는 어느 한 쪽도 잃을 수 없었다."

킬러는 마음속 깊숙이 자리 잡고 있는 자기를 이해해 주고 사랑해 주고 보호해 주는 아버지에 대한 갈망을 만족시킬 수 있었고 이러한 아버지에 대한 영상을 구하고 있었던 것이다. 이것은 비단 킬러뿐만 아니라 모든 여성이 애인이나 남편에게서 이러한 영상을 무의식중에 그리고 있는 것이다. 그녀에게는 아버지의 영상이 현실에 없었기 때문에 더욱 절실하게 그녀를 지탱해 주었던 것이다. 이것이야말로 그녀에게는 진실한 것이었다. 모든 사람이 그녀의 악담을 하고 있을 때 오직 스티븐 워드만이 그녀의 증언이 진실이란 것을 말해 주었다고 워드를 미워하면서도 그리워하고 있었다. 그녀는 왜 사람들이 자기를 콜걸이라고 하는지 모르겠다고 하면서 "안다면 이것은 있다. 그것은 스티브나 나나 우리 두 '친구'는 지금 생각해 보면 전혀 '딴 세계'에서 살고 있었다는 것이다……." 왜 그렇게 되었는지 그녀는 몰랐고 그런 생활이 사건이 발생할 때까지 당연한 것으로 알고 있었다면서 "이제 나는 되돌아갈 나의 '본래의 세계'를 잃어버렸다. 스티브는 돌아갈 곳이 없어 결국 비극을 택했다."라고 말하고 있다.

그녀와 관계한 모든 남자들이 차례로 파멸의 길을 가고 말았다는 것을 말하면서 자기에게 무슨 파괴적인 것—워드에게 물려받은—이 있는 것 같다고 고백하고 있다.

"지금은 다만 조용히 미워하려고 하여도 미워할 수 없었던 그이, 스티브의 추억을 되새기면서 살아가는 것만이 나의 유일한 보람이고 구원의 길이다."

가정에서 얻을 수 없었던, 실현할 수 없었던 모든 꿈은 워드와 더불어 실현되었고 워드와 더불어 사라졌으니 워드의 추억을 되새기면서 살아가는 것이 유일한 보람이요, 구원의 길이라는 고백은 그녀 내면의 절절한 진실이라는 것을 믿지 않을 수 없다.

병적인 이기심

사건의 중심인물인 스티븐 워드는 1912년 목사의 아들로 태어나 국교가 싫고 목사로서의 규제받는 생활을 증오했을 뿐만 아니라 신 같은 건 아예 믿지도 않았다. 어머니의 가르침을 받았고 어릴 때 워드는 오다가다 귀족생활을 엿보고 자기보다 호화롭고 잘 사는 것에 자극을 받고 무척 상심했다. 열여덟 살 때 어느 휴일 프랑스 소녀를 유인하여 자기 집 지하실에 숨겨 놓고 발각되기까지 3주일 동안 먹이고 같이 잤다. 조용하고 얌전한 어머니는 그가 호화로운 생활을 동경하는 것이 가엾어 돈도 주고 자동차도 사주었지만 사춘기에 이르러 이렇게 혼돈 속에 빠져 버렸다. 어머니는 그가 훌륭한 명사가 될 것이라고 자랑하고 다녔지만 낙제와 실패를 거듭하여 결국 미국으로 정골요법을 배우러 가는 도리밖에 없었다.

1934년에 미국으로 건너갈 때 그림에 소질이 있는 것을 이용하여 여자들의 모습들을 스케치해 주는 것을 미끼로 많은 여자와 관계하고는 곧 버렸다. 2차 대전 때 군에서는 정골요법사를 의사로 인정해 주지 않기 때문에 그는 기갑사단의 한 사병으로 입대했다가 얼마 가지 않아 군의관이 부족하게 되어 의료에 경험 있는 장병을 등용하는 새로운 제도가 마련되어 중위로 입대하고 대위로 승진되었다. 당시 그는 규칙적인 군대생활을 용납할 수 없는 그의 성품이 원인이 되어 정신장애를 일으켜 정신 휴양을 요하게 되어서 인도 푸나에 있는 육군 병원에 후송되었다. 곧 회복은 되었지만 당시 그는 한 사나이로서 사회적으로 받아들여지기를 바라는 강박적인 콤플렉스에 사로잡혔으며 삶에서 의미를 못 찾아 허덕였다. 그는 이미 인도인 사회에서 떳떳이 균형을 잡았고 수 분 동안에 낯선 사람을 다정한 친구로 만들어 버리는 비상한 재주를 마음껏 활용하고 있었다. 그는 충동적이고 순간적인 엽색(獵色)에는 실패한 적이 없었다. 전후에 귀국하여 미국대사 해리먼 씨를 치료했고 친구의 약점을 다른 사람에게 폭로하고서 그 친구가 당황하는 것을 보고 오만상을 지어 웃어대는 악취미도 생겼다. 이것은 그의 가슴 속에 많은 적개심이 풀리지 않고 있는 증거다. 그의 일생에 등장한 여인들은 하나의 목적을 달성하는 수단이 되는 경우가 많았고 본능의 유희물로서도 이용됐다. 때로는 워드 속에 잠재해 있는 강력한 감정을 터트려 놓기도 했다.

그의 첫 정부는 미국으로 떠날 때 약혼해 놓은 클로버 양이다. 그녀가 다른 남자와 결혼하겠다고 전했을 때 화가 치밀어 영국으로 돌아와서 그녀의 결혼을 방해했다. 두 번째는 1947년 유니스 베일러 양이다. 그녀가 워드를 버리고 떠났을 때 그는 자살을 기도했다. 1947년에는 서른여섯 살의 노총각으로 스물한 살 난 여배우 패트리치아 베인스 양과 결혼했다. 그들의 결혼생활은 6주 만에 끝장을 보았고 3년 후에 이혼했다. 이 파혼은 불행한 사나이를 결혼이나 그 밖의 아무것으로도 행복하게 해줄 수 없게 하는 결정적인 계기가 되었다.

사회적 지위에 대한 욕망의 밑뿌리에는 항상 불안이 감돌고 있었다. 패트리치아는 워드와의 생활에 대해 다음과 같이 말하고 있다. "정말 불행투성이의 결혼생활이었다. 그분 역시 무척이나 불행한 사람이었다. 그분은 평생 동안 자기 갈등에 희생되어 왔다고 생각한다." 워드는 또한 그가 여자를 얻는 데 실패한 적이 없다면서 그 비결은 여자 속에 깃든 인간다움에 관심을 갖는 것이라 했다.

그는 때로는 여자의 다리만을 뚫어지게 완상(玩賞)했고 때로는 부분적으로 사진을 찍기도 했다. 아스토어 경의 별장을 빌려서 발가벗고 어린이처럼 뛰어노는 누드 파티며 매춘부들과의 밤새운 밀회며

밤마다 신이 바뀌는 이색 지대를 즐겼다. 그곳에서 마약인 마리화나에 취하기도 했다. 사디스트, 마조히스트들의 집회에 가서 매를 맞고, 또 매질을 함으로써 변태성욕을 채웠다. 친구들과 앉아 여자와의 침실에서의 갖가지 경험을 서로 비겨보며 쾌감을 느끼기도 했다. 그는 결혼이 실패한 후부터 여자의 범위가 확대되었다. 그것은 마치 자기의 정력이 아직도 살아있다는 것을 입증하기 위한 필사적인 노력과도 같았다. 이것이 바로 정신분석에서 말하는 '돈 후안'의 심리다.

하리가의 정신과 의사이며 워드와 18년 동안 친구인 엘리스 스터고 씨는 워드의 인간상을 다음과 같이 말하고 있다.

"워드는 하나의 불완전한 정신병 환자다. 불완전한 정신병자란 앞길이 창창한데 가망 없이 버려진 아이와 같다. 능력이나 역량이 없는데도 그가 뜻한 목적을 두고 곧잘 결심한다. 관습이나 옳고 그름을 고려하지 않고 즉각적으로 목적물에 부딪친다. 즉 그것을 갖지 않으면 안 된다는 강박관념에 사로잡혀 있다. 한마디로 말해서 병적으로 이기적이다……."

1953년 7월 31일 수요일 이른 아침 워드가 넴뷰탈(수면제) 서른다섯 알을 손에 들었을 때 자기 평생을 이바지해 온 그 선망하던 목적을 이룰 만한 아주 눈곱만 한 기회며 희망도 없다는 것을 깨달은 뒤였다. 자살만이 그 허구 많은 선망과 가장 가까웠고 또 그에게 남겨진 단 하나의 길로 여겨졌던 것이다.

창부성의 희화화

정신의학적으로 본다면 킬러는 정신병의 정도까지는 이르지 못한 것 같다. 가정주부로는 적합지 않고 남성의 성적 유희나 연애의 대상이 될 수 있는 매력적인 여성에게서 많이 볼 수 있는, 정서가 불안정한 병적 인격에 해당하는 것 같다. 정서의 발달이 미숙하고 공상의 세계에 행동이 좌우되기 때문에 남성 속에 잠재해 있는 공상적인 충동과 정서를 유발시켜, 즉 일시적으로나마 충족시켜 주기 때문에 이러한 여성은 퍽 매력적이다.

워드는 정신과의사 스터고 씨가 말하듯이 '불안전한 정신병 환자'이다. 자살기도, 정신착란의 발작, 그의 혼돈한 성생활 등이 이를 입증하고 있다. 한번 가벼운 정신병의 시기가 지나서 일부는 회복되었지만 많은 부분에 정신병의 요소가 다분히 첨가되어 있다. 정신병원에 한 번도 가보지 못하고 정신병을 앓고 나서 일부 회복되어 활동하고 있는 사람들 중에 워드와 같이 남의 불행을 즐기고 동정심을 갖지 못하고 유능하다느니 악랄하다느니 하는 평을 받는 사람을 많이 본다.

두 사람의 공통성은 둘 다 아버지가 없었거나 아버지와의 관계가 나빴다는 점이다. 킬러는 아버지 얼굴도 본 적이 없었고, 워드는 어머니가 가르쳤고 아버지가 섬기는 종교에 적대적이었다. 이렇게 되면 양심이 발달되지 않고 자율적인 힘이 길러지지 않아 충동적이고 순간적, 공상적인 욕망의 노예가 된다.

킬러는 성도착의 증거가 별로 없으나 워드는 혼돈되고 심한 성도착(性倒錯) 변태성욕자였다. 두 사람이 다 공상에 사로잡혀 공상 세계를 일부 실현해서 그 속에서 살고 있었던 것이다. 이것이 바로 킬러가 고백한 '딴 세계'라는 것이다. 프러퓨모 사건으로, 돌아가야 할 이 '딴 세계'가 무너졌으므로 워드는 자살해야 했고, 킬러는 이 세계를 이루어 준 워드의 추억을 되씹으면서 살아가야겠다는 고백이 나온 것이다.

워드는 부분적으로나마 진실한 사랑을 느낀 여성들로부터 버림받은 굴욕감을 풀기 위해서 모든 여성을 내게 굴복시킬 수 있다는 것을 자신과 남에게 보여주려고 여러 여성을 정복하고 버린 것이다. 그러나 새로운 여자를 정복한 순간, 그것이 진실한 정복이 아니라는 깨달음은 굴욕을 되살려 다음의 정복을 강박적으로 이끌어간 것이다. 이러한 행동의 반복이 돈 후안의 행로이고 심리인 것이다. 겉으로는 정복자이지만 자기 마음속 깊은 곳에서는 패배자인 것이다.

대체로 창부는 어느 나라에나 여러 가지 등급이 있지만 거기에서 최하층은 지능이 낮고 능력과 판단력이 부족한 정신박약이 많고 가벼운 정신분열 환자가 많다. 콜걸에서도 여러 층이 있지만 콜걸의 정도에서는 정신박약은 거의 없고 지능도 좋고 정신병보다 정서가 불안정한 병적 인격자가 많은 것 같다. 모든 남성에게 돈 후안의 심리가 잠재해 있듯이 킬러가 항의한 것처럼 모든 여성에게 창부의 심리가 없는 것은 아니다. 임상적으로 볼 수 있는 매음환상이나 매음은 여자 속에 있는 창부성의 희화화(戱畵化)된 형태의 표현에 지나지 않는다.

이러한 성적 스캔들은 어느 나라에서나 있는 것인데 왜 유독 영국이나 미국에서 큰 문제가 되는가? 앵글로색슨 문화의 청교도적인 요소와 이에 역행하는 현실과의 갈등에서 오는 문제일 것이다. 다른 나라면 이러한 문제가 있어도 이렇게 큰 문제로는 등장하지 않았을 것이다.

자기 동일성과
주체성

미국인의 개인주의

지금으로부터 10년 전 내가 외국으로 가게 된 것은 우연한 것이었다. 해방 후 친한 친구들로부터 미국을 다녀오기를 여러 번 권유받았지만 가만히 앉아서 누가 보내줄 사람도 없거니와 그렇게까지 해서 갈 마음은 없었으니 기회가 올 까닭이 없었다. 6·25사변 중에 시골에 가 있을 때, 어느 날 의과대학에 있는 친구가 놀러 와서 미국 군의관이 나와서 학생들을 위해서 강의를 해주는데 그 사람이 미군 병원에서 정신의 노릇을 하고 있어 한국정신의를 만나고 싶다니 한 번 데리고 와 볼까 한다. 나는 별로 외국사람 만나기를 좋아하지 않지만 같은 직업이니 만나고 싶기도 해서 그러라고 했다. 이 일이 있은 지 얼마 되지 않아 그 친구가 미국 군의관을 데리고 왔다. 나는 올라오라고 했더니 이 미국 친구가 구두 바람으로 마루에 올라서려고 한다. 그래서 나는 현관 밖으로 나가서 툇마루에 걸터앉으라 했더니 데리고 온 친구도 당황한 표정이고 그도 그렇다. 그 미국 친구는 툇마루에 앉았다가 안 되겠는지 도로 현관으로 들어와서 2~3분쯤 걸려서 군화를 벗고 올라왔다. 그래서 우리는 실내에서 신발을 벗는다고 설명을 해 주었다.

그 친구는 내게 정신과를 얼마나 했느냐, 정신치료를 하느냐 물어보기에 내가 정신치료에 대한 얘기에 열중하고 있는 도중 갑자기 "왜 당신은 미국을 가지 않느냐."라고 묻는다. "글쎄 어떻게 갈 수가 있어야지."라고 하니 대학이나 병원에 지원만 하면 된다, 당신 같은 지능과 능력을 가졌으면 돈도 벌고 공부도 얼마든지 할 수 있다. 한국은 공산주의를 해도 나누어 먹을 것이 없다, 전 가족을 다 데리고 가라, 우리 부모도 러시아에서 이민해 왔다고 미국 가기를 간절히 권한다.

이렇게 해서 반신반의 수개월의 주저 끝에 지원을 하여 뉴욕으로 가게 되었다. 당시의 나는 많은 동포들이 말하듯이 우리나라와 같이 가난하고 볼 것이 없고 부패하고 깡패가 날뛰고 어지러운 나라는 없을 것이라는 생각을 가졌었다. 그러나 우리나라 사람들의 민주주의 소질은 일본보다 훨씬 높다는 것은 우겨대고 있었다. 비행기가 잠시 앵커리지에 기착했다가 떠날 때 체구가 큰 어떤 백인 늙은이가 옆에 오더니 자리가 비었느냐고 묻는다. 그렇다고 하니 같이 동행을 하자면서 중국사람이냐고 묻는다. 아니다, 한국인이라고 대답하니 중국사람이나 한국사람이 마찬가지 문화를 향유하고 있으니 마찬가지라면서 하는 말이 미국은 기초가 없는 고층 건물과 같아서 언제 무너질지 모른다, 멀지 않아 중국의 도가 미국을 지배하게 될 것이라고 한다. 그는 70이 넘은 독신이고 독일계 캐나다 사람이었다.

뉴욕의 공항터미널에서 택시를 타고 병원으로 갔더니 금방 도착이 된다. 미터기를 보니 45센트이다. 얼마냐고 물으니 2달러인가 얼마라면서 미터를 싹 지워버린다. 괘씸하지만 달라는 대로 주었다.

여기서 한 달쯤 있어보니 우리와 많은 차이점을 발견할 수 있었다. 첫째 양심이 없어 보인다는 점이다. 환자가 다 죽어가도 의사와 간호사는 교대시간만 되면 가버린다. 규칙이 많다. 누구든지 규칙만 지키면 우리가 봐서는 도의적인 책임을 물을 수 있는 경우에도 따지는 사람도 없거니와 본인도 가책을 느끼지 않는다. 한국서 온 젊은 의사들이 호의로써 주말에 자청해 미국 의사의 숙직을 해주고 자기가 한국 의사의 모임에 나가기 위해서 대신 숙직해 달라면 거절을 당해서 분하게 생각한다는 말을 많이 들었다. 그 나라의 풍속은 자청한 것을 갚을 필요가 없기 때문이다.

나는 재빨리 이러한 풍속을 알았는데 도착한 지 두 달 만에 5년 동안 미국에 있다가 한국으로 떠나는 친구가 점심을 먹자고 연락이 왔다. 마침 그날은 일직 날이었다. 아침에 누워있으니 같이 일직하기로 되어 있는 미국 의사가 오전에 혼자 봐주면 오후에는 자기 혼자 보겠다는 전화가 와서 그러라 했다. 오전에는 별로 환자도 없고 두 시에서 네 시 사이가 가장 바쁜 시간이다.

나는 친구가 한국으로 떠나니 좀 일찍이 나간다고 하고 나와서 친구를 만나서 일직인데 어떻게 나왔느냐 하기에 여차여차해서 나왔다고 하니 그 친구가 웃으며 미국 온 지 두 달도 안 되는데 어느새 그렇게 적응했느냐고 놀란다.

몇 달 되지 않아 이상한 증상이 이 나라 환자에게 있다는 것을 발견했다. 어떤 중국인 환자가 아무리 신경안정제를 써도 고함을 지르는 것을 멈추지 않아 그 병실장이 나보고 진찰을 해 보라는 것이다. 이 병실은 내과병 환자로서 정신증상을 겸한 환자를 수용하는 곳이다. 문맹이고 광둥 출신이니 전혀 통할 리가 없다. 반신불수 환자이다. 눈치를 보니 정신병 환자는 아닌 것 같다. 나는 간호사에게 다음에 가족이 오거든 환자가 뭣이 필요한가 물어보라고 일러 주었다. 그 후에 이 환자는 아주 조용해졌다. 나중에 물어보니 걷지 못하니 변소에 데려다 달라, 물을 달라 그런 요구들이라고 한다. 말이 통하지 않고 간호사에게 환자의 기본적인 요구를 이해할 마음이 없으니 고함을 질러서 주의를 환기할 도리밖에 없었던 것이다.

그 후에 딴 곳에서도 같은 경우를 보고 나의 미국 생활을 끝마치고 유럽으로 떠날 무렵 미국 동료들의 주의를 환기하기 위하여 미국 정신의학협회 본부에 갔을 때 반응을 타진해 보기로 했다. 왜냐면 미국이란 나라의 특수한 성격으로 미국사람은 세계 어느 나라 사람보다 자기 나라나 자기 문화에 대한 비판을 견디기 어려운 국민이란 것을 알고 있기 때문에 잡지에 발표하기 전에 반응을 볼 필요가 있었기 때문이다. 본부에 가서 두 사람에게 그런 이야기를 하니 한 사람은 어느 나라에나 있을 것이라고 당황하고 한 사람은 안색이 새파래지기에 발표하기를 단념했다. 나의 결론은 미국 사람은 개인주의가 지나쳐서 남의 깊은 숨은 요구에 대해서 무감각하고 간호는 부적당하다는 것이었다. 그러나 미국 친구나 한국 의사나 나의 의견에 찬동한 사람은 아무도 없었다. 그러나 나 자신 여러모로 검토를 해보아도 내가 어떤 잘못 생각했다는 점은 발견할 수 없었다. 이 문제는 영국을 방문했을 때 더 이상 나 자신을 의심할 필요가 없게 되었다.

자기 동일성의 문제

런던 교외의 벨몬트 병원의 막스 웰 존스란 의사를 방문했을 때 일이다. 존스 씨는 물리화학적인 치료나 개인 정신치료로서는 전혀 효과를 볼 수 없는 깡패, 범죄적 인격 등 소위 인격장애자에 대한 가장 유효한 치료인 '치료적 공동사회'란 치료 방법을 제기한 것으로 세계적으로 유명한 사람이다.

지금은 미국에 가 있지만 당시에는 그곳에서 일하고 있었다. 세계 각처에서 1년에 수천 명의 방문객이 있어 그날도 나와 미국의 워싱턴에서 온 정신분석의, 또 한 사람 영국인이면서 미국으로 이주한 정신과 의사 세 사람이 같이 존스 씨를 만나게 되었다. 병원을 돌아본 후에 네 사람이 모여서 얘기를 시작하는데 미국의 정신분석의가 왜 이 병원에는 영국인을 쓰지 않고 스칸디나비아 여자를 사회치료자로 고용하고 있는가 하는 질문을 한다.

존스 씨는 나를 쳐다보면서 대뜸 하는 말이 "미국의 여성은 간호사로 가장 부적당하다. 영국 여성도 부적당하지만 미국 여성보다는 낫다. 어느 나라 여성이 제일 적당한가 하면 동양사람은 모르겠지만 서양에서는 북유럽 여성이 가장 적당하다. 그래서 북유럽 여성을 채용하고 있다."라는 것이다. 여기서 나는 처음으로 지기를 발견했다. 존스 씨도 젊었을 때 미국의 존 홉킨스 대학 정신과에서 3년간 근무했을 때 얻은 결론일 것이라 짐작했다. 내가 그곳에서 북유럽 여성이 어떤 점이 다른가를 관찰한 것은 우리 손님 셋이 카페테리아에 가서 주저하고 있으니 아무 말도 없이 내가 먹을 밥상을 가져다준다. 다음에 안내하는 여성은 인사도 않고 접촉을 하는데 털끝만큼도 경계나 마음의 장벽을 느낄 수 없었다. 간호란 타인에 대한 깊은 동정으로 본인이 모르고 있거나 호소하지 않는 아픔이나 괴로움을 짐작할 줄 알아야 하며 환자에 대한 깊은 관심이 기본이다. 특히 정신과에서 다루는 환자는 더욱더 그런 점이 필요하다. 우리나라에서 해방 후 미국식 간호를 모방하여 간호가 사무화함으로써 환자들에게 많은 괴로움을 주는 경우가 있을 뿐 아니라 죽지 않을 환자가 죽는 일이 있음은 유감스러운 일이다. 그래서 나는 미국 정신분석의더러 미국에서는 동양이나 유럽에서 개인의 재량(양심)에 맡겨져 있는 부분이 법률이나 규칙으로 외면화되어 있고 규칙만 지키면 그만이니 사람과 사람 사이의 깊은 소통이 이루어지기 어렵다고 했더니 그 미국 의사는 "아, 참 정말 이상하더라. 런던서 주차금지란 표지가 없어 주차를 했더니 순경이 와서 왜 이런 곳에 차를 세우느냐고 해서 이해할 수 없었다."란 말을 했다. 이탈리아 사람이 인정이 잘 통하는 편이지만 로마 역전 광장에 가면 교통신호도 없고 사람과 자동차가 뒤범벅이 되어서 내왕하고 있었다.

오스트리아 빈에서 열린 세계정신건강연합체(世界精神健康聯合體)의 제11차 연차 대회에 1958년 8월 참석했을 때 일이다. 그해의 회의 중심 제목은 피난과 이민에 관한 것이었으며 피난과 이민에 따르는 자기 동일성의 문제가 정신건강에 얼마나 중요한가를 강조하는 회의였다. 강연은 초청연사 몇 사람만 하고 대부분의 참가자만 12부문으로 나누어 집단토론을 하게 되어 나는 '가족의 별거와 재결합'이란 부문에 참가했다.

토론의 사회자는 미국의 모 의과대학의 정신의학 교수이며 정신분석의였다. 그 석상에서 뉴욕에 있는 푸에르토리코인이 왜 영어를 배우지 않으려고 하는지 모르겠다는 이야기가 나왔다. 스페인말만 쓰고 그러면 더욱 미국생활이 어렵게 되지 않느냐 알 수 없다고 하면서 그들을 비난하는 공기가 흐르고 있었다. 좌중에는 유럽서 미국으로 피난 이민 간 심리학자들도 있었는데, 특히 그런 사람들이 푸에르토리코인의 심리를 모르겠다고 하면서 아무도 이 문제에 대해서 해답을 제시하는 사람이 없었다. 나는 몹시 답답하기도 하고 어처구니가 없어 좌중을 돌아보니 사회자를 비롯하여 상당한 수의 유대인들이 있었다.

"당신네들 유대인이나 중국인들 같은 세계에서 가장 오랜 문화적 전통을 가지고 있는 민족은 미국사회에 있어 어느 민족보다도 재빨리 영어도 배우고 잘 적응을 해 나갈 수 있지만 그 반면에 유대인이나 중국인처럼 자기네 문화나 관습을 가정에서 끝끝내 고수하는 민족이 없을 것이다. 당신네들은 가정에서 고유의 문화를 고수함으로써 자기 동일성을 유지하기 때문에 쉽사리 다른 문화생활에 적응해 나갈 수 있지만 푸에르토리코인은 고수할 고유의 문화가 없기 때문에 언어로써밖에 자기 동일성을 유지할 수 없는 것이다. 백인들이 그들을 미국인과 똑같이 받아줄 것 같으면 어느 민족보다도 쉽게 미국에 동화할 것이요, 빨리 영어를 배울 것이다. 우리 이번 총회의 중심제목이 자기 동일성이란 것을 여러분은 잊었는가?"라고 나는 말했다. 장내에는 침묵이 흐르고 발언하는 사람이 없었다.

말이란 우리의 정신 건강을 유지하는 데 그렇게 중요한 것이다. 캐나다에서는 영국계 국민의 득세로 프랑스어를 금지하는 통에 프랑스계 국민이 총칼로 반항하여 많은 사람이 죽었다고 프랑스계 캐나다 친구가 말해준 적이 있다. 일제 때는 어학회사건이 이를 상징하고 있다. 언어란 한 민족의 최후의 저항선이다. 한민족 내부에서도 마찬가지다. 경상도에서 자란 사람이 경상도 사투리가 없을 정도로 서울말을 잘할 경우에는 그 사람은 퍽 믿기 어려운 인물이다. 그 반면 오랜 서울 생활을 하면서도 사투리가 남아 있는 사람의 말은 들어도 믿음직한 내용을 전달해 준다. 말과 더불어 우리의 삶과 사상, 인격의 뿌리가 왔다 갔다 한다. 우리가 국가 대표의 입장에 있을 때에 우리말을 사용하지 않으면 자주성을 상실할 우려가 많고 일본말은 우리의 쓰라린 굴욕적인 경험이 결부되어 있기 때문에 특히 일인(日人) 상대로는 일대일이 되기 전에는 사용하지 않는 것이 좋다는 이유가 여기에 있다. 깊은 사상과 정신을 견지하려면 아무리 외국어에 능통해도 외국어를 함부로 사용하지 않는 것이 좋을 것이다.

유럽을 돌아서 늦가을에 김포 비행장에 내려 구름 한 점 없는 맑은 하늘, 초가집 지붕 위에 붉은 고추, 감나무에 매 달린 감, 과연 우리 선조가 왜 금수강산이라고 했는지를 나는 처음으로 실감했다. 물론 동행한 사람은 그 반대의 감정에 사로잡혀 있기는 했지만, 귀국 후 처음으로 학회 총회에 나가서 어떤 회원이 자기 과의 외국인 과장만 특별 강연 초청을 못 받고 있다고 섭섭해 한다.

이런 학회가 있다 했더니 한국에 그런 학회가 있는 줄은 처음 알았다, 자기의 메시지를 전해 달라고 하더라고 한다. 장내에는 아무도 말이 없다. 그냥 넘어가려고 한다. 나는 또 하는 수 없이 일어섰다. "그 사람이 한국에 온 지 수년이 경과되었는데 한국에 그런 학회가 있다는 것을 몰랐다는 것은 마치 자기 병원에 앉아서 눈감고 아무것도 보이지 않는다는 것과 마찬가지다. 그것은 마치 남의 나라에 와서 그 나라 동료를 찾아보지도 않고 있다는 것은 주인 있는 남의 집에 와서 주인도 찾지 않고 주인이 없다는 것과 다름이 없다. 세계 어느 나라에 가도 그런 예법은 없다고 전하라."라고 했더니 모든 사람의 얼굴에 희색이 만면하고 그 회원은 꼭 전하겠노라 했다. 서울로 돌아오니 학교로 편지가 와 있었다. 하루바삐 찾아볼 터이며 원장에게 들으니 이 교수가 자기를 찾아왔었는데 곧 답례도 못해서 대단히 죄송하게 되었다는 것이다. 그 후 며칠 후에 그 외국인이 다녀갔다. 다른 방면은 잘 모르지만 의학계에서 외국인에게 대하는 자세가 그러하였기 때문에 그들은 한국에 와서는 예의를 망각하게 된다. 우리나라 지도층에 있는 사람들은 외국인을 대하는 태도가 과연 어떤지 묻고 싶다.

주체성과 자각

4·19 이후에 주체성이라는 것이 많이 논의되고 요사이는 민족주의니, 혁신이니, 체질개선이니, 근대화란 것이 많이 논의되고 있다. 주체성이란 자기가 누구냐, 무엇이냐는 자각 없이는 이루어질 수 없다. 자신을 있는 그대로 받아들임으로써 자각이 생기는 것이고 진정한 자존심이 우러난다. 노이로제란 주체성의 상실이라고도 말할 수 있다. 심한 경우에는 자신의 모든 사고, 감정, 의지, 일거수일투족이 자기의 것이 아니라는 지경에까지 이른다. 경한 경우에는 남의 손에 놀아나고 있으면서도 자신의 의사로 행동·사고하고 있다고 착각한다. 두 가지 경우가 다 주체성을 상실한 자각이 없는 상태다.

정신치료자는 주체성을 상실한 사람의 인격을 최대한도로 존중하고 그 사람이 가진 모든 좋은 점, 자신이나 남들이 좋지 않게 생각하는 부분을 다 같이 그 사람의 일부로서 받아준다. 그러는 동안에 환자는 자기의 결점을 다 같이 자기의 본연의 자태로서 받아들여 장점이 길러지기 시작하고 일그러진 부분인 결점을 포기하게 된다. 그것이 주체성의 회복이요, 자각이요, 체질개선이요, 자존심의 회복이다. 유럽을 여행하던 중 뮌헨 대학에 들렀을 때 미국에서 같이 있던 후배를 만났다. 그는 독일인은 몹시 불쾌하다, 한국에 다녀온 기자들이 먼지투성이고 어떻다고 나쁜 점만 선전하여 하루는 독일 학생들과 소풍을 갔더니 한 학생이 한국 사람의 눈이 작고 찢어진 것은 먼지가 많아서 그런 것이 아닌가 물어봤다는 것이다. 어떻게 대답했느냐니까 너희들 동물원에 가 보았나, 동물도 하등으로 갈수록 눈알이 크고 둥글고 털이 많다, 원숭이도 피부가 붉고, 너희들은 털이 많고 피부가 붉고 눈이 크고 한 것이 동물에 가까운 탓이다, 우리는 그 반대니 더 발달했기 때문이라고 했더니 대답도 못하고 그 뒤로는 만나도 인사도 않더라는 것이었다. 물론 그보다 나은 방법도 있음직하지만 모욕감을 참고 있느니보다 차라리 이런 대답은 정신 건강상 나은 방법이다.

개인에 있어서나 민족에 있어서나 주체성의 상실은 성장도상에 있어서 타율적으로 주체성을 침해당하는 데서 비롯한다. 우리 정신의는 개인을 치료할 경우에 그 사람의 일생에 있어서 어느 시점에서, 어떤 상황에서 개인의 주체성이 어떻게 침해되었는가를 자각케 하고 자기의 주체성을 길러가는 힘을 가로막고 있는 경험의 유독한 영향을 제거해 주고 그때부터 그것을 길러주는 것이다. 본인 자신이나 남의 비난이나 멸시나 질책(叱責)을 받을 만한 일에도 이러한 반응을 보이지 않고 그때는 그렇게 되는 수밖에 도리가 없을 것이라고 따뜻하게 받아준다. 그 반면에 그의 진정한 능력, 좋은 점을 예민하게 이해하고 지적해 준다. 길러준다고 했지만 타율적으로 하는 것은 아니고 필요한 도움을 직시에 베풀어줄 따름이고 시종일관 주체성을 존중한다. 이렇게 해서 자각에 도달하고 자존심을 회복하고 주체성을 회복한다.

민족의 주체성 문제도 원리상 개인의 경우와 조금도 다를 것이 없다. 우리는 동양인이자 한국인으로서 너무나 많은 주체성의 침해를 받아 왔기에 오늘날 주체성의 문제가 심각히 논의되고 있는 것이다. 따지고 보면 주체성의 침해를 당한 경험이 없는 민족은 없다. 현시점에서 보니 남은 부럽고 우리만 불행하게 느껴질 따름이다. 철학자, 사학자, 정치, 경제, 교육, 심리학, 정신분석, 사회학, 문학, 인류학, 고고학 등 모든 분야의 학도들이 힘을 합하여 우리의 주체성을 회복할 진단과 치료 방법이 하루속히 나타나기를 바란다. 그러기 위해서는 정치, 경제, 사회, 문화, 학술, 체육 모든 분야에 종사하고 있는 지도층의 주체성 회복이 선결문제이다. 그들의 주체성 유무의 정도는 그들 개인의 가정생활에서 주체성이 침해되었을 때 얼마나 반항·저항했느냐의 역사에 달려 있는 것이다.

일제 때 해방 후에 얼마나 부정·불의·주체성의 침해에 대해서 반항하고 저항했는가, 각자가 깊이 생각해 보면 자신의 주체성의 정도를 짐작할 수 있을 것이다.

일본인의 기질과 한국인

일본인이라고 하면 친한 친구들도 있지만 나는 별로 좋은 인상을 갖지 못한다. 일제하에서도 우리 한국사람들에게 이해 있는 태도로 대해준 사람들도 없지 않았지만 그들의 국민성 속에 흐르고 있는 것이 별로 달갑지 않을 뿐만 아니라 우리에게 너무나 배은망덕한 일이 많고 아직도 일본정부나 국민들의 반성이 거의 없기 때문이다. 그러면서 우리나라 사람들은 수십 년 일본에 살던 사람들조차도 일본인의 기질을 잘 모르는 경우가 많다.

도대체 나는 일본을, 일본인을 찬양하는 사람은 외국인이든 한국인이든 주체성(主體性)이 없는, 독립적인 판단을 할 줄 모르고 사물의 깊이를 볼 줄 모르는 사람으로 생각한다. 우리네 정신치료를 하는 사람들은 지금 나와 같은 말을 하면 일종의 일본인 콤플렉스, 일본인 노이로제에 걸려 있다고 얼핏 보면 말할 수 있을 것이다. 특히 일본이 한국보다 낫다는 의미가 내포되는 경우에는 나는 더욱 판단을 확고하게 하는 것이다. 내가 노이로제인가 아니면 그들이 노이로제인가는 곧 판명이 될 것이다.

일제시대로부터 해방 이후에까지 일본이나 일본인에 대해서 패배의식을 가지고 있다는 것을 나는 확실히 알 수 있었다.

일제시대에 그런 생각을 말했다는 것은 그럴 만도 했었다고 덮어두자. 내가 1954년에 서울로부터 뉴욕까지 동행한 우리나라의 목사가 동경의 호텔에 도착해서 방에 들어오자 "참, 일본 여자는 좋거든." 하면서 만면에 웃음을 띠우고 일본 여자를 예찬했다. 물론 그분의 심정은 충분히 이해할 만했다. 무뚝뚝하고 거세다고 이름난 한국 여성에 비하면 주체성이 없는 노리개 같은 고분고분하고 남편이 출퇴근할 때는 마룻바닥에 무릎을 꿇고 절을 하는 여자가 좋다는 뜻이겠지. 지금의 일본 여성은 한국 여성이 변하듯이 많이 달라져 가고 있지만 이 경우에 같이 일본인을 찬양하는 것은 곧 한국인을 비방하는 뜻이 내포되어 있다.

여기에서 일본인이 한국인을 어떻게 비방했고 비방해왔는가에 대한 얘기는 나열하지 않겠다. 일본인의 중요한 특징 중 한두 가지만 들겠다. 아마 6, 7년 전에든가, 지방에 갔더니 선배 한 분이 말하기를 그곳 대학에 27세 난 일본인 대학원 학생이 와 있는데 50대 기성세대와 다른 좋은 학생이니 만나 보라고 한다. 나는 그 선배와 친한 사이지만 그 말부터가 마음에 안 든다. 뭐 일본인 학생 하나가 그네들 기성세대와 같이 한국인을 대하지 않는다고 해서 특별한 것이 뭐냐? 다방으로 그 선배가 불러내서 내 제자 정신과 의사들 7~8명과 그곳에서 병원을 하고 있는 정신과 의사의 병원에서 일곱 시간 동안 술을 마시면서 대화를 했다. 그 선배 얘기로는 그 일본인 대학원생은 한국사를 전공하는데 7개 국어를 하고 한국사를 연구하는 목적은 한국의 대외관계를 알면 세계의 외교를 알 수 있기 때문이라는 묘한 냄새를 풍기는 그런 것이었다. 대화는 물론 영어로 했지만 나는 남이 보면 악취미라고 할 정도로 우리네 동포들이 일본인의 위선에 속거나 그들에게 아부하는 데 대해서 불쾌감을 금할 수 없어, 일본인이나 한국인의 반성을 촉구하기 위해서 그들과는 정반대의 행동을 일삼았다.

일곱 시간 동안 나는 그와 일본인을 모욕하는 말을 했지만 그는 안색 하나 변하지 않았다. 화가 나지 않느냐고 물어도 화나지 않는다고 대답한다. 이윽고 술자리가 끝나 방에서 나와 정원에 서 있을 때 그를 보니 얼굴이 벌겋게 달아오르는 것이 아닌가. 그의 상기된 안색이 평상으로 돌아간 한참 후에 조용히 물었다. 나 같으면 상당히 화가 나겠는데 너는 화를 안 내니 그 이유를 알 수 없다고. 그는 잠시 말이 없다가, 일본인은 이해관계가 아니면 절대로 화를 내는 법이 없다고 하지 않은가. 그 선배도 젊은 세대라고 해서 근본적으로 다르다고 생각할 수 없다는 나의 견해에 수긍이 가는지 그저 아무 말이 없었다. 그 후에 이 일본인 학생이 일본으로 돌아가서 어떤 활동을 하고 있는지 궁금하다.

이런 일이 있은 지 한 2년 후에 동경에서 동남아시아 국제회의가 있었다. 나와 당시 모 대학총장인 모 씨는 옵서버였고 정부관리 2명이 정식대표였다. 여기서 벌어진 일들만 적는다 해도 너무나 많다. 그중의 한두 가지만 적어보기로 한다.

동경에서 열리니 의장은 일본인 학자인 국립교육연구소장이다. 게다가 자문으로 미국의 모 대학장, 영국, 프랑스, 기타 유럽 남미인들이 있었고, 동남아 각국 대표들이 모였다. 일본 대표들은 옵서버를 합쳐서 20명 가까이 되는 듯하였다. 다른 나라 대표들은 골고루 발언권을 주고 일본대표에게는 발언권을 더욱 잘 주었는데 한국대표는 발언하려고 손을 들어도 좀처럼 발언권을 주지 않는 꼴이 아직도 대한민국은 일본의 속국인 것 같은 취급이었다. 그날 저녁에 중국대표 방을 노크했더니 반겨주어 위스키를 마시면서 일본인이 2차 대전 중이나 그 이전에 중국을 업신여기던 것을 상기했다.

다음날인 전체회의 석상에서 중국대표의 한 사람인 부의장이 흥분된 어조로 "이 회의는 국제회의다. 어느 나라든지 일대일이다. 어떤 나라의 대표는 발언권을 자주 주고 어떤 나라의 대표에게는 발언권을 주지 않는 이유가 무엇이냐. 이게 무슨 국제회의냐."라고 호통을 쳤다. 또 다른 분의장인 필리핀 대표도 동조했다. 일본인 대표는 그런 일이 없다고 변명했다. 이날인가 그 전날인가 대학 조교수 출신으로 정부고관에 있는 한국대표 한 사람이 일본말로 발언했다. 일본대표들은 좋아하는 표정이나 서양인과 다른 동남아 각국 대표들은 좀 이상한 표정들이다. 나는 우리나라 대표에게 초면에 실례지만 국제회의에서 한국대표가 일본말로 발언한다는 것은 다른 나라 사람들의 웃음거리가 되는 것이고 일본대표들은 역시 한국은 일본의 속국이라고 흐뭇해하면서 멸시할 것이니, 그러니 영어를 사용하라고 종용했더니 자기는 영어를 잘 못하니 별 수 없다고 한다. 그럼 써서 읽기라도 하라니까 한국대표로 모두가 나보고 직접 발언을 하라고 하였다. 나는 일어서서 여태까지 일본대표의 발언을 들으니 말은 많이 사용하는데 그 말에 상응하는 구체적 내용이 하나도 없으니 일본대표는 내용을 제시해 보라고 얘기를 했다. 그랬더니 일본대표를 빼놓고는 만장의 각국 대표 특히 서양인들이 폭소를 터트린다. 의장과 다른 일본인들 20명이 10분쯤 회의 끝에 동경대학 S 교수에게 답변을 시켰다. 한 10분 발언을 들어봐도 신통한 얘기가 없기에 "그만두라, 더 들을 것 없다."라고 했더니 만장의 폭소가 두 번째로 터진다.

다음날 이자들은 내게만 여러 책을 가져왔으나 역시 신통한 것이 없었다. 모 교수는 일본의 모 대신(장관) 초청연에 가는 학회 대절버스 속에서 나보고 말을 걸어오길래 예의 모욕을 느낄 얘기를 계속했더니 그의 이맛살이 자꾸만 깊이 찌푸려진다. 너 지금 기분이 나쁘지 않은가 하고 물으니 아니라는 대답이다. 또 계속하다가 화가 나지 물으니 노오! 노오! 한다. 그러면서 이맛살은 더 깊이 찌푸려진다. 화나지? 노오! 노오! 거짓말 마라, 네 이마가 이렇게 찌푸려져 있는데 화가 안 난다니 좀 솔직해라! 그렇게 솔직하지 못하면서 도

대체 어떻게 상담을 하나! 그는 학생상담 실장이었다. 이해관계가 아니니 화를 안 내는 모양이다.

일본정신과 교수와 독일 심리학자와 셋이서 이때 만나서 일본인의 성격 얘기가 나왔다. 일본 교수 말이 일본인은 둘이 모이면 서로 자기 뱃속에 있는 생각은 절대 드러내지 않고 서로 상대방 뱃속에 있는 것을 탐색한다고 하니 일본에 관한 저서가 당시 두 권이나 있던 독일 심리학자도 여태껏 몰랐다고 놀란다. 일본인 교수는 일본인들은 자기 마음을 드러내지 않고 반성을 하거나 생각을 못하는 국민이기 때문에 몇 천 명이나 되는 일본 정신과 의사들이 일본인은 정신분석 치료가 되지 않는다고 한다. 이러한 성격을 가진 일본인이 친절하다고만 생각하는 한국인은 일본인의 성격을 모른다고밖에 할 수 없다.

자살의
정신의학

현대와 자살

2차 대전의 전화(戰禍)의 경제적인 여독으로부터 회복된 서양제국, 다시 말하면 빈곤과 신체질병을 해결한 많은 나라에서는 정신건강이 보건 문제 중 으뜸가는 위치를 차지하고 있다.

정신병, 자살, 알코올중독, 마약중독, 깡패, 범죄, 소년범죄 등을 어떻게 예방하고 치료하느냐 하는 문제다. 덴마크, 스위스, 스웨덴, 핀란드, 미국, 프랑스 등 가장 유복하고 사회복지제도가 잘 되어 있는 나라가 자살, 살인, 알코올중독의 발생률이 가장 높다. 자살은 덴마크가 최고율로 성인인구 10만의 35명, 살인은 미국이 최고율로 8.5명, 알코올중독은 역시 미국이 으뜸으로 약 4천 명이 된다. 아일랜드는 서양 여러 나라 중에서 자살이나 살인이 최고율인 나라의 10분의 1밖에 되지 않는다. 일본은 청소년의 자살률이 세계 최고로 등장하고 있다. 인구 10만에 대해서 소년이 26명, 소녀가 19명 정도이다. 아일랜드는 0.6명, 1.1명 정도이고 미국은 소년이 4.6명, 소녀가

1.6명이다.

미국에서는 자살이 전 인구의 사인으로선 11위를 차지하고 전 남자 인구의 사인으로는 제8위를 점하고 있다. 45세와 54세 사이의 사인으로서는 제2위, 25세와 44세 사이의 사인으로서는 제5위, 15세와 24세 사이의 사인으로서는 제6위를 차지하고 있다.

자살에 관한 연구는 프랑스 사회학자 뒤르켐을 비롯하여 많은 연구가 진행되고 있으나 대부분 2차 대전 이후에 관심이 부쩍 늘어서 근래에는 세계 각국에서 자살연구가 진행되어 상호 비교하여 세계적인 규모로 연구하려는 기운이 농후하다.

사회학적인 연구와 정신의학적 연구, 특히 후자가 많고 자살의 원인, 심리적 과정, 예방책, 자살이나 자살기도 후에 본인이나 주위에 어떤 변동이 일어나는가를 연구하고 있다.

2차 대전 이후에 심각해진 자살문제는 살인, 정신병, 알코올중독과 함께 물질생활의 향상에 따르는 한가한 시간의 증가, 정신적 지주의 상실, 말하자면 20세기적인 전면적 불안과 정신적 공백, 전통적인 유대의 희박화로 인한 소외현상(疎外現象)의 결과로 보이기도 한다.

우리나라에서도 해방 이후에 정신병 자체의 증가는 단언할 수 없지만 살인과 자살이 증가하고 고혈압 특히 20대에 고혈압이 많다는 사실, 깡패의 증가 등은 해방 후 우리 사회에 충만한 풀리지 않는 적개심의 소산으로 보인다.

외국에서는 10대에 자살기도가 많고, 노년기에 자살이 많은 반면 우리나라는 주로 20대, 30대에 가장 많은 것도 특징이라고 볼 수 있다.

청년 사장의 자살 기도

20년 전 일이다. 모 의과대학 교수로 간 지 몇 달이 지나서였다. 특실에 입원해 있는 환자를 봐달라는 요청이 신경외과로부터 왔다. 2층에서 뛰어내려 죽으려 해서 겁이 난 신경외과 의사들이 정신과로 떠맡기고 싶어 정신과에 의뢰한 것이다. 이전에도 정신병환자나 정신과 환자를 입원시켜서 병이 낫지 않고 굶어 죽게 되기 직전에 정신과 진찰을 요청해 오는 일이 한두 번이 아니었다.

병실에 가서 환자를 보니 우울증 환자로 어떻게 하면 죽는가 그 생각만 하고 있었다. 몸은 단단하고 나이는 30대, 직업은 광업인데 부사장이란 직함을 가지고 있다. 1년 전부터 잠이 안 오고 의욕이 없고 불안하다, 자기는 아무 가치도 없고 죄가 많아 거리를 지나는 거지가 무한히 부럽다는 지경에 이르러서 죽는 것만 생각하고 말도 잘 하려고 하지 않는다. 처음에는 지방의 모 종합병원에 입원했다가 낫지 않아서 서울에 와서 신경외과의 모 교수가 유명하다고 신경외과에 입원해서 한 달 이상 치료를 받았지만 더욱 악화만 되고 자살기도에까지 이르자 신경외과 교수는 겁이 나서 정신과로 보내왔던 것이다.

당시에는 항우울제가 없을 때라 당장 전기경연요법을 세 번 하니 환자나 주위사람은 다 나은 것같이 생각한다. 통틀어서 여덟 번 하고 나서 정신치료를 하고 가벼운 신경안정제를 주면서 치료를 하고 두 달 만에 퇴원했으며 외래로 가끔 다니다가 그만두었다. 그 후 재발은 없었고 한 번 종합진찰을 받은 적이 있었다고 한다.

이 사람은 어려서 공부를 잘해서 초등학교를 졸업할 때에는 도

지사상을 받았으나 가정이 어려워 상급학교로 진학할 수 없어 일본인이 경양하는 사업장에 사환으로 취직을 했다. 독학을 해서 총독부 기사시험에 합격하여 그 회사의 기사로 근무하다가 해방이 되어 일본인들이 물러간 뒤로는 그 회사를 불하받아서 사업을 해왔고 당시는 아직 자유당 말기라 산업이 아직 발달이 되지 못한 때였으나 그래도 돈도 벌고 큰 기업체를 가지고 있기 때문에 친척이나 아는 사람들이 돈을 빌리러 오거나 얻으러 오는 경우가 잦아졌다. 이러한 사이에 돈을 빌려주거나 주었을 때는 마음에 부담이 없지만 때로는 그냥 돌려보내야 할 경우도 많았다. 이럴 때마다 그는 미안함과 죄책감을 어떻게 할 수가 없어서 점차로 의욕을 잃고 잠도 오지 않고 가슴이 답답하고 자기는 이 세상에 살 아무런 가치가 없다는 생각에까지 이르렀다.

여러 곳을 방황하다가 결국 정신과의 치료를 받고 회복이 되었다. 회복이 되자 이 환자는 자기는 어려서 돈이 없어 공부를 못했기 때문에 돈을 벌면 꼭 학교를 하나 세워서 사회에 기부하겠다는 생각을 하였는데 노이로제로 고생을 해보니 노이로제병원이 얼마나 중요하다는 것을 알았다고 병원을 세우고 싶다며 선생님이 병원을 하시면 자기가 자금을 대겠다고 여러 번 되풀이했다. 물론 나는 이 사람의 권유와 관계없이 병원을 지었는데 전혀 아무런 원조는 없었으나 그 후 여러 해가 지난, 지금으로부터 아마 십여 년 전에 2억 원 가까이 되는 돈을 기증해서 학교를 하나 세워 달라고 해서 신문에 보도된 일이 있었다.

이 사람과 같이 돈 빌리거나 얻으러 오는 사람에게 화를 낼 수 없는 성격이었기 때문에 적개심이 속으로 들어가서 죄책감이 생기고 우울증이 되는 사람도 있고 사랑하는 사람, 의지하고 있는 사람이나 사물을 상실함으로써 우울증에 빠진다. 젖먹이가 어머니로부터 떨어져도 우울증이 생기고 아우를 봐서 어머니의 관심이 동생에게 쏠리고 자기에게 오는 것이 갑자기 줄어도 우울증에 걸린다. 연애의 실패, 입학시험에 떨어져서, 사업의 실패 등 우울증의 분류는 근래에는 여러 가지가 있으나 종전에는 심인성 우울증과 내인성 우울증의 구분이 있고 정도에 따라서 신경증적 우울증과 정신병적 우울증, 그리고 갱년기 우울증이 있다. 이것은 여자면 40대, 남자면 50대 이후에 여러 가지 심리적·사회적 변동에 대한 반동으로 나타난다. 물론 여기도 젊었을 때 성격이 토대가 되는 것은 말할 것도 없다.

그 후에 항우울제가 개발되어 전기치료와 더불어 우울증 치료의 신기원을 이룩했다고 볼 수 있다. 자살의 위험이 극히 심하면 우선 전기치료를 해서 위기를 모면하고 약물치료와 정신치료 작업치료 등을 하면 이상적이다. 심하지 않은 경우는 약물 요법과 정신치료로도 충분하다. 전기치료로 금방 재발하는 사람은 정신치료를 꼭 하지 않으면 안 된다.

우울증 중에 우울한 증세는 표면에 나타나지 않고 피로하다, 기운이 없다 등의 신체증상만이 표면에 나타나서 내과병으로 오인되어 바른 치료를 받지 못하고 고생하거나 자살하게 되는 환자들이 많다.

자살의 심리

자살에 관한 연구를 종합해 보면 성공한 자살은 남자가 더 많고, 여자와의 비율이 3대 1이고 자살기도는 남녀비율이 반대로 1대 3이다. 우리나라에서도 성공한 자살은 남자가 역시 그 정도로 많고 자살기도는 여자가 훨씬 많다.

연령은 남자에 있어 25세, 29세 사이가 제일 많고 여자에 있어서는 20세부터 24세 사이가 제일 많다. 남유럽인보다 북유럽인이 훨씬 많고 흑인은 자살이 제일 적은 반면 살인이 많다. 천주교 신자보다 기독교 신자가 자살기도가 많다. 결혼한 사람은 혼자 있는 사람보다 적은 경향이 있고 가족 수가 많을수록 자살 수가 적다. 북반구에 있어서는 5월, 6월에 자살기도가 많아지고, 남반구에서는 1월, 2월에 많아진다. 아침에는 자살이 드물고 오후나 밤에 많다. 전시는 감소되고 평화 시에는 증가한다. 독물이 자살방법으로는 수위를 차지하고 다음에는 가스다. 우리나라에서도 수면제, 농약 등 독물이 으뜸가는 것 같고 구공탄 가스 등이 다음가는 것 같다. 그 다음이 칼, 총, 목 매기, 투신, 익사 등이고 분신(焚身)은 베트남 승려로 인해 클로즈업됐지만 원래 드문 자살방법이다. 신병이나 불우한 성인의 신경정신병 환자보다는 자살자에 있어서는 불우한 가정이 많은 것이 특징이다. 10세 이하의 자살은 극히 드물다.

자살을 심리적으로 보면 자살하는 사람은 누구나 그 순간에 있어서는 정신이 정상인 상태가 아니라고 본다. 그러므로 성인에 있어서는 조울증(躁鬱症)의 울증(鬱症)이나 다른 정신병이라도 우울증(憂鬱症)의 증세가 있는 환자가 제일 많은 수를 차지한다.

작년에 자살한 무용가 김 모 여사의 경우가 이런 우울증으로 인한 자살로 생각된다. 10여 년간 걸친 위장병이란 것이 만성신경증의 증상일 가능성이 많고 여러 가지 실의가 겹쳐 자살한 것으로 보인다고 보도되었다. 예정보다 1년이나 앞서 외국에서 돌아와서 신병으로 무용연구소에는 일주일에 한 번밖에 나갈 수 없는 상태가 계속되고 있었다는 것으로 미루어 점차로 우울증이 심해져서 견디기 어렵게 되어 자살하게 되지 않았나 생각된다.

해방 직후의 일이지만 어떤 중년의 경찰서장은 차차 우울해져서 잠도 못 자고 밥맛도 잃고 모든 의욕을 잃고 심한 죄책감에 사로잡혀 있었다. 그는 해방 후에 좌우 싸움이 심하고 군정이 좌익을 탄압하기 시작할 무렵 노상에서 좌익학생을 사살한 일에 대한 심한 죄책감에 사로잡혀 있다가 하루는 간호사의 감시가 없는 틈을 타서 병원 뒷산에 가서 목을 매어 자살해 버렸다.

이러한 우울증 환자는 아무리 가벼운 환자라도 언제 자살할지 모른다는 것이 경험 있는 정신의나 정신과 간호사 외에는 믿기 어려울 것이다. 1분 동안 감시를 등한히 해서 침대에 목을 매어 자살한 환자도 있었다. 더구나 우울증의 초기에는 입맛이 없다느니 가슴이 답답하다느니 피곤하다느니 신체증상을 호소하는 경우가 많기 때문에 의사를 찾는다면 이 단계에 있어서는 정신과 의사를 찾지 않고 내과나 일반 의사를 찾게 되므로 일반 의사에게 우울증의 초기 증상을 주지시켜 재빨리 전문의에게 연락하도록 하려는 노력을 자살 예방책의 하나로 강구하고 있다. 미국의 모 씨의 연구에 의하면 자살의 이유로서는 적개심이 압도적으로 많고 사랑하는 가족이나 애인의 상실, 주위 사람을 견제하기 위한 것, 불치병, 알코올중독, 금전관계, 고독, 동성애 대상의 상실, 입원에 대한 두려움, 중독자가 마약이 떨어져서 투옥, 실직, 환각, 피해망상, 염세 등의 순서로 들고 있고 이유 불명도 상당히 많다.

자살의 정신분석학적 해석은 주로 자살이 우울증에 기인한다고 보고 의존적인 양가감정(兩價感情), 즉 부모나 배우자 등에게 기대고 싶으면서 사랑하고 동시에 미워하는 감정, 죄책감, 적개심이 자신을 향하는 것으로 설명하고 있다. 그러나 어떤 이는 자살을 우울증만으로 다 설명하기는 어렵고 어떤 정신질환이든 자살이 있을 수 있다고 주장하고 있다. 그리고 사춘기 이전에 한쪽 부모에 몹시 정서적인 유대가 강하고 부모의 성적 자극이 심한 경우, 이 부모가 사춘기 이전에 사망했을 경우, 자살에 대한 소지가 마련된다고 시사를 던지고 있다.

어떤 정신분석의는 자살 충동의 세 가지 요소로 남을 죽이고 싶은 욕망, 피살당하고 싶은 욕망, 죽고 싶은 욕망으로 구성하고 있다. 대체로 자살은 남을 죽이고 싶은 충동이 자기 자신으로 향한 것이라고 보는 경향이 많다. 그러므로 자살이 많으면 살인이 적고, 살인이 많은 사회는 자살이 적은 것으로 봐서 자살과 살인이 동등한 기반인 적개심을 토대로 하고 있다는 것을 짐작할 수 있다.

병명으로 본다면 우울증이 자살의 수위를 점하고 있으며 가장 집요하게, 가장 계획적으로 하는 자살인 셈이다. 다음으로는 정신분열증이다. 이 병은 우울증의 경향이 많을수록 우울증의 자살과 가까워지지만 우울증같이 계획적이고 집요하지는 않다.

피해적인 내용의 죽인다는 등 헛소리 또는 자기를 죽이러 온다는 망상으로 오는 공포 때문에 이로부터 벗어나기 위해 자살을 초래하는 수도 많다.

자살의 제스처는 인격이 미숙한 사람, 히스테리적 성격에 많고 여자가 남자의 3배 이상이며, 미국에서는 사춘기 여성에게 압도적으로 많아 미국 사회에 어떤 문화적 특징이 이러한 현상을 빚어내는가 검토를 할 문제가 되었다. 외국에서나 우리나라에서 군대에서 자살기도가 많은데, 성공하지 못한 자살기도자는 20대로서 인격이 미숙하고 충동적인 성격의 소유자인 것이 특징이다.

이러한 종류는 20대의 성우가 외상값에 졸려 투신했으나 자살미수에 그친 경우라든지, 사병이 장교의 봉급을 써버리고서 갚을 길이 없어 자살하는 등의 충동적인 자살이다. 피해망상으로 하는 자살은 여러 번 일간 신문지에 보도된 바와 같이 아내를 의심해서 아내를 찔러 죽이고 자기도 자살한 경우가 좋은 예다.

우리나라에서는 드물지만 외국에서는 알코올중독자가 많기 때문에 흔히 볼 수 있는 경우도 있다. 중독자가 술을 끊고 의식이 혼탁해져서 여러 가지 착각·환각을 일으켜 병실에서 나는 단순한 소리가 총소리로 들리고 자기를 잡으러 오는 순경의 수갑소리로 들려 극도의 공포에 사로잡혀 도망가려고 병실에서 뛰어내려 죽는 경우다. 성인에 있어서 우울증이 자살의 수위를 차지하고 있지만 사춘기에 있어선 성공한 자살은 정신분열병이 수위를 차지하고 있는 것이 특색이다. 우리나라 청소년에 있어서도 자살을 생각하는 수가 늘어나고 있다는 징조가 엿보이고 있어 20대에 고혈압이 많다는 사실과 더불어 우리의 젊은이들이 병리적인 사회에서 얼마나 많은 중압에 시달리고 있나를 짐작할 수 있게 한다.

자살은 자기 손으로 자기 목숨을 끊는 것이지만 자살기도자의 일부는 전혀 죽을 의사가 없어 먹은 약의 분량이 너무나 적거나 상처가 치명상이 되지 못하는 경우가 많다.

자살행위의 결과가 치명적일 때에는 주위 사람은 무조건 죄책감에 사로잡히고 때로는 자살자에게 분노를 느낀다. 좀 더 사랑과 관심을 기울였던들 죽지 않았을 것이라고 느끼기 때문에 다른 원인으로 사망한 것보다 더 심한 죄책감에 사로잡힌다. 어떤 부모는 아들의 자살에 직면하여 거금을 들여 비를 세워 죄책감을 보상하려고도 한다. 만약에 자살이 일찍 발견되어 소생하게 되면 자살기도자에게 가까운 사람은 죄책감을 느끼고 보상의 노력을 아끼지 않는다. 이러한 심리적 반응은 개인뿐만 아니라 사회 전체에 미쳐 동정과 도움의 손이 뻗치게도 된다. 이러한 반응의 전형적인 예가 시교위(市教委) 인사행정을 비판하여 궁지에 빠져 자살을 기도한 교사의 경우다. 그러나 장충단 공원에서 분신 자살한 예비역 대령의 경우는 사회에 경종을 울리기에는 어느 정도 성공했을지 모르지만 본인의 목숨은 영영 가버린 것이다. K 교사의 경우는 다행한 경우에 속한다. 실로 자살은 이렇게 자신의 생명을 걸고 하는 도박이다.

자살의 이러한 면을 '호소하는' 기능이라고도 하고 결과가 하나님의 판단이나 섭리로 받아지는 시련의 성격을 지니고 있다. 그러나 자살자가 어느 정도 의식적·무의식적으로 주위에 대해서 어떻게 해주기를 바라 자살을 기도하느냐는 자살기도자에 따라서 다를 것이고 알기 어려운 일이 많다. 그러나 많은 자살자는 사전에 그러한 의사를 간접적으로 표명하지만 주위 사람들은 무시해 버리기 일쑤다. 자살의 호소적인 성격은 자살자가 자살에 실패한 뒤 당장에 자살을 기도하지 않는 것으로 일부는 설명된다. 또다시 반복하느냐 않느냐는 자살기도가 본인의 생활이나 정신상태에 변동을 가져왔느냐에 달려 있다.

또 한 가지는 자살기도가 자신이나 타인을 향한 공격이 풀리어 얼마나 사하적(瀉下的)인 효과를 가져왔느냐의 문제다. 쉽게 말하자면 자신이나 타인에 대한 분노나 화가 자살 소동으로 얼마나 풀렸나 하는 문제다. 자살 소동으로 나를 궁지에 몰아넣어 압력을 가한 자에게 분풀이가 충분히 됐을 경우에는 또다시 반복할 위험성이 있다 하는 문제다. 그러므로 자살은 죽음과 삶에 동시에 향하고 있다고 볼 수 있다. 삶으로 향하고 있는 마음은 본인이 전혀 의식 못 하는 경우도 많다.

우리나라의 자살자나 자살기도자는 정확한 숫자를 알 길이 없다. 미국 로스앤젤레스 연구그룹의 조사에 의하면 자살기도자는 자살자의 7~8배가 된다고 보고 있다. 시골은 더 적겠지만 우리나라에서는 가까운 의사가 왕진 가서 집안 식구만 알거나 식구 중에도 일부만 알고 넘어가는 일이 많으리라 추측된다. 근래에는 적어졌지만 자유당, 민주당 시대에 특히 정권 변동 시에 부녀자들이 하는 거액의 계가 터져서 정신병적 자살을 초래한 경우가 많았던 것은 우리 사회의 특이한 현상으로 볼 수 있을 것이다. 베트남 승려의 본을 떠서 분신자살이 몇 번 있었지만 이러한 자살기도는 호소적인, 경종적인 색채가 강한 방법이라 볼 수 있을 것이다.

자살의 예방

실제로 자살에 성공하는 사람은 사춘기가 끝나기 전에 가까운 사람 특히 부모의 한쪽 또는 양쪽과의 비극적인 사별 또는 이별을 경험한 예가 59%나 된다는 보고가 있고 근친 중에 자살자가 있는 경우가 25%라는 보고가 있다. 이러한 경향은 정확한 통계가 없는 경우에도 경험상 인식되고 있는 사실이다.

이러한 일을 예방하기란 쉬운 일이 아니다. 부모된 사람들 자신의 심신의 건강을 도모하는 길밖에 없는 것이다. 자살의 제스처라 할지라도 그 제스처 자체가 본인으로서는 다른 말이나 방법으로 표시할 수 없는 형편, 즉 말로는 받아 주지 않는다는, 자기 힘으로는 다른 해결 방법을 택할 능력이 없어 자살의 제스처로써 관심을 끌어 자기의 심정을 전달하려는 것이기 때문에 전혀 주위에서 관심을 갖지 않는 경우 처음에는 죽을 생각이 적었던 사람도 정말 자살을 결행하게 되는 경우가 많으므로 반드시 정신과 의사의 도움이 필요하다.

　자살기도로써 주위의 관심을 모아 자기의 위치를 개선하고 환경에 본인이 원하는 변동을 가져왔을 때에는 자살은 반복되지 않을 것이나 정신 장애의 정도가 심하면 단순히 주위 사람의 열성만으로는 자살을 막을 길이 없으므로 전문병원에 일단 입원하는 것이 상책이다. 우울증의 경우는 입원이 절대적인 여건이다. 정말 자살을 결행할 의도를 가진 환자는 90% 또다시 결행을 하려고 한다. 이 시기는 환자의 정신상태가 호전되어 그 속에서 병이 시작한 환경과 다시 접촉했을 때다. 이때에 주의 사람의 태도나 환경의 변동에 가망이 없으면 자살을 반복할 위험성이 많다. 적절한 보호, 불안과 절망을 풀어주고, 대인관계를 만족스러운 방향으로 회복시키고, 입원을 시켜 여러 가지 짐을 덜어주게 하고 입원 중에는 간호사는 감시원의 역할뿐만 아니라 말동무가 되어 샅샅이 또 부단히 관찰을 해야 한다. 우울증의 경우는 전기쇼크요법이 대단히 유효하다. 어떤 병원에서는 전기쇼크요법이 나온 뒤 자살 예가 10분의 1로 줄었다는 보고를 하고 있다.

일견 정신상태가 호전되어 이제는 집에 가도 좋다고 주장할 때가 가장 위험하다. 5분의 4는 하룻밤 귀가한 동안에 재발했다는 보고가 있다. 가족이나 직장의 동료나 상사가 의사의 지시를 잘 따르고 이 회복기의 고비를 잘 넘기는 데 협력을 하지 못하면 실패를 보는 것이 상례이다. 의사는 환자 개인의 마음과 처지를 잘 이해하고 환자와의 좋은 관계를 유지할 뿐만 아니라 환자의 가족·친구·직장 관계자와도 능동적인 치료적 관계를 유지하여 자살의 원인을 제거해 주어야 한다.

　시어머니와 사이가 나빠서 같이 살기가 어려운 경우에는 가능한 한 별거를 마련해 준다든지 남편의 외도가 심한 경우에는 가능한 한 외도를 삼가고 본인과 남편의 사이가 호전될 소지(素地)를 마련해 주어야 한다. 구속과 간섭이 심한 부모가 원인일 때에는 이러한 부모로부터 해방을 시켜주어야 할 것이고 계모나 서모와 동거하기 때문일 것 같으면 본인과 친한 다른 친척 집에다 별거를 시켜 아버지로서 자식에게 납득이 갈 수 있는 성의를 보여 주어야 할 것이다. 물론 자식이 아버지 집에서 쫓겨났다는 마음이 있어서는 안 될 것이다. 그런 경우에는 계모나 서모에 대한 아버지로서의 정당한 태도를 보여줌으로써 본인의 마음이 풀리게 하는 그러한 항구적인 대책이 필요한 것이다.

　물론 이런 모든 것들이 불가능한 처지에 있는 사람도 많은 것이 우리나라의 현실이고 인생의 현실이므로 의사나 모든 관계자는 최선을 다해 노력할 뿐이다. 그리고 우울증 초기 환자나 자살기도자를 발견한 일반 의사나 교사, 목사, 신부, 가족, 친구 등 모든 관계자는 정신의와 상의하는 것을 잊어서는 안 될 것이다.

비트닉스와
깡패

비트닉스와 깡패

현대 청년이라면 얼핏 로큰롤, 재즈를 연상하고 미국서 말하는 비트
닉을 연상하며 깡패를 연상하게 되는 것은 매스컴을 통해서 우리가
받은 인상 때문이다. 물론 이러한 청년들은 현대 청년의 일부에 지
나지 않고 대부분은 비교적 순조로운 사춘기를 지나서 성인이 되어
남의 배우자, 부모, 사회의 독립된 성원이 될 준비를 갖추고 있는 것
이 사실이다. 상기와 같은 현상이 병리적이고 일부분에 지나지 않지
만 동시에 모든 현대 청년들이 겪고 있는 공통적 수난의 희화화(戲畵
化)된 형태의 표현인 것도 사실이다.

현대의 성인이 의지할 절대적으로 적용되는 가치체계나 행동방
식이 확실치 않다. 그러니 말로 떠드는 내용과 실제 행동이 모순되어
있는 부패와 기만, 중상, 모략, 위선, 매수와 농락, 위협과 적의가 가
득 차고 성행하는 성인사회, 학교 혹은 가정, 기타의 사회 속에서 자
라서 청년기를 맞이하고 성인기를 바라보는 현대 청년의 심리가 어

떻게 움직이겠는가. 사춘기를 잘 지낸 사람은 후에 여하한 일이 있더라도 대처할 수 있는 자존심을 갖게 된다. 반면 유아기, 소년기를 잘 못 지낸 사람은 이 시기에 최후로 과거의 상처를 회복할 수 있게 된다. 또한 사춘기 이전을 잘 지낸 사람이라도 사춘기의 특수한 심리, 즉 이성과 정을 나누게 되고 그에 대한 확실한 내적 통제의 표준이 결여되고 있으므로 생물학적 충동의 사회적 의미를 배워야 한다.

한없는 꿈과 이상과 적개심과 사랑의 도가니 속에서 모든 이러한 내분비계의 변동과 성장으로 일어나는 감정과 충동의 무정부상태(無政府狀態) 속에서 질서를 수립해야 할 중대 과업에 성공 혹은 실패할 수 있는 것이 또한 청년기이며, 최후로 부모·친우·동료·상사·스승 기타 인물들로부터 받은 상처를 이성·친우·동료·가족·사회지도자를 통해서 회복할 수 있는 것도 이 청년기다. 모든 준비를 갖추어 현실사회에 뛰어 들어가서 자기의 뜻을 세우고 이루려는 고비이기도 하다.

그러나 이러한 건전한 성인이 될 조건이 얼마나 존재하는지 매우 의문이다. 개인주의가 지나쳐서 서로가 멀어지게 되고 자기 자신조차 상실케 되어 모든 인간관계가 희박하게 되고 부자(父子), 모자(母子), 사제, 지도자와의 관계가 희박하고 지도가 결여되어 공동사회의 성격이 줄어드는 서양문화가 홍수처럼 쇄도하고 있는 마당에서 갈피를 잡을 수 없는 것이 현대 청년의 수난이라면 우리나라 현대 청년의 특수한 문제는 무엇이 될 것인가. 돈이 없어도 공부를 해야 한다(아르바이트), 좋은 학교에 들어가야 한다, 외국유학을 가야 한다, 고등고시에 합격해야 한다, 군대에 가면 손해다 등이 중요한 것인 듯하다. 이런 문제를 풀지 못하고 매일같이 우리들의 진찰실을 찾는 청년들의 수를 볼 때 하나의 사회문제임을 부정할 수 없다. 다음에 대표적인 실례 몇 가지를 들어서 문제의 중요성을 보기로 하겠다.

어떤 청년은 이북에서 막내아들로 귀하게 자라다가 해방이 되어 장형과 함께 살게 되었다. 연령이 부자간의 차이가 있어 형제끼리 이야기하는 수도 없고 형을 두려워하는데다가 형수와의 관계가 나빠지고 경제가 여의치 않아 가정교사도 해보았으나 영영 형 집을 떠날 수도 없었다. 형수의 냉대와 모욕을 참아 누르고 형수가 옳다고 자신에게 이르는 등에 시달리던 끝에 취직, 결혼한 후 얼마 되지 않아 피해망상에 걸려 낫기 힘든 정신병을 일으키고 말았다.

또 어떤 학생은 아버지를 어릴 때 여의고 4남으로 태어나서 학비도 문제라 군인이 되어 출세를 해 보겠다고 육사에 입학했으나 기합을 도저히 견딜 수 없어 6개월 후 퇴학하고 다른 대학에 입학해서 형 집에 있게 되었다. 형은 동생이 육사를 그만두었다고 몹시 꾸짖고 "내 처자도 감당 못하는데 동생까지 돌볼 여유가 없으니 독립해서 집을 나가라."라고 했다. 학생은 아버지가 없으니 아버지 있는 자식보다 형에게 의지하는 마음이 더 강한지라 분하고 억울하여 형과 싸우고 형 집을 나와 사촌 집에서 가정교사로 아이를 지도하는데 아무리 열심히 가르쳐도 성과가 없어 낙담하고 실망, 잠이 안 오기 시작해서 얻은 신경증으로 학교는 낙제하고 3년째 공부를 못하고 있다.

어떤 청년은 대학에 다니다가 군에 입대, 일선에 있다가 미군부대에 배치되어 후방에 오게 되었다. 부대가 주둔하고 있는 곳에는 유흥시설이 많아 그곳 직업여성과 친해져 성관계까지 하게 되었다. 여자는 청년보다 나이가 많은데 퍽 미인으로 청년을 매우 의지하였다. 이 청년은 그 아름다운 여인과의 성적 향락을 포기하기도 싫고 그 여자와 결혼하기도 싫고 하는 갈등 속에서 두통을 얻어 진찰실을 찾아오게 되었다.

어떤 학생은 시골 가난한 농가의 아들로 태어나 자기 기억으로는 부모의 따뜻한 애정을 느껴 본 일이 없었다고 했다. 그는 초등학교를 졸업하고 부모와 작별하여 대망을 품고 상경, 낮에는 우편배달, 밤에는 학교를 다니며 즐거운 일도 없는 날을 보내던 중 하루는 버스에서 내리는데 차장으로부터 발길로 등을 걷어차인 후 아무리 병원에 다니면서 검사하고 치료해도 신체적 이상이 없어 정신과로 조회되었다. 이 학생의 요통(腰痛)은 겨우겨우 견디고 자신을 끌고 나가는 그의 인생을 상징·호소하는 것이고 공부가 잘 안 되는 핑계도 된다.

어떤 학생은 공부도 잘하고 미국 기관에 밤에 취직, 밤잠을 못 자고 일하면서 공부하는 것을 1년 이상 하다가 기대하던 미국유학이 좌절되자 두통·불면·집중곤란을 얻어 몇 해를 이러한 상태로 계속하고 있다.

어떤 젊은 의사는 사변 중 징병기피로 외출도 마음대로 못하고 처자를 데리고 부모에게 완전히 의존하고 있었다. 평소부터 부친되는 의사는 자식들을 보고 너희들은 부모가 모든 것을 다해주는데 공부하는 것이 시원치 않다고 아들을 모욕하기 일쑤였다. 실제로 아들은 우수한 학생이었으므로 억울한 반감을 처리 못 하고 기가 죽어 결국은 아버지를 쏘아 죽인다고 외치며 정신병이 되고 말았다. 이것은 부친이 가난한 집에 태어나서 모의전(某醫專)에 입학, 재학 시에는 누구보다도 우수한 학생이었으나 가정형편으로 대학연구실에 들어가지 못하고 곧 개업을 하여 일제 때는 부자로 살았으나 해방이 되니 부유한 부모를 갖고 재학 때는 자기보다 못했던 동급생이 대학연구실에 있었던 관계로 학장, 교수, 박사니 해서 명예로나 수입으로나 자기보다 나은 것을 보고 그 분한 감정을 부유한 아버지를 가진 자기 자식에게 엉뚱하게 풀었던 것이다.

어떤 청년은 대학 다닐 때 강박신경증의 증상이 있었으나 대학을 졸업, 모 고교 교사로 취직하고 있으면서 징병을 기피하던 중이었다. 완전벽을 가진 아버지 밑에 자라나서 병적인 양심을 가졌기 때문에 자기 제자들이 입대하는 것을 보고 양심의 가책을 이기지 못하여 집에 들어앉아 순경이 자기를 잡으러 온다는 피해망상이 생겨 정신병자가 되어 버렸다. 어떤 청년은 사변 중 징병을 기피하여 언제 적발될지 모르고 마음대로 활동할 수 없는 불안한 상태를 잊기 위하여 술을 마시는 습관이 붙은 끝에 매춘부를 찾은 후는 국부에 이상한 감각이 생겨 성병에 걸리지 않았나 하는 불안 공포로 한없는 병원 순회 끝에 대학병원 비뇨기과에서 신체적으로 이상이 없으니 정신의를 찾아가 보라 해서 찾아오게 되었다.

현대 청년의 문제가 현대 인류가 겪고 있는 시대적 인간조건의 반영이기도 하고 한국의 현대 청년의 문제가 이러한 세계적 문제뿐만 아니라 국토 분단, 급격한 사회 변동, 전 세대와의 연결의 결여, 전통적인 대인 관계의 붕괴가 중요하지만 우리가 매일같이 진찰실에서 반복해서 보게 되는 문제 중에서 신경증 정신병의 결정적인 원인이 되는 구체적인 문제를 들어 보았다. 물론 상기 이외의 원인도 관계되는 것도 사실이나 동생은 전통적 관습에 따라 대우받으려하고 형수는 개인주의적 신문화의 척도로서 대우하려는 데서 발생하는 갈등은 무수히 볼 수 있고 소위 아르바이트의 수면 부족이 장기간 계속되어 신경증을 일으키는 예도 많으며 징병기피로 언제 잡혀갈지 모르는 고립상태를 장기 지속한 끝에 피해망상을 일으켜 정신병이 되는 예가 무수히 많다. 이성과의 접촉을 순조롭게 갖지 못한 결과 신경증이 되는 것도 많은 것으로 추측된다. 병원에는 찾아오지 않고 상실된 자기를 기이한 복장, 기이한 행동 등으로 회복하려는 명동 다방의 주민이 보여주는 '비트닉'적 현상과 깡패 현상도 중요한 문제의 하나일 것이다.

깡패의 정신 구조

깡패란 비단 우리나라나, 오늘에만 볼 수 있는 것이 아니라 어느 사회, 어느 시대에서나 정도의 차이는 있을지언정 존재하는 보편적인 현상이지만 깡패 발생과 지속의 원인이 가정이나 사회의 병리에 있는 것은 틀림없다. 그리고 '패'라는 말이 가리켜 주듯이 하나의 조직체이며 사회이므로 이 깡패 사회내부에 권력관계가 존재하는데 어느 사회를 막론하고 외부사회의 권력·금력과 결부되어 있으므로 깡패 조직의 상부권력층은 언제나 단속의 대상에서 빠지고 만다.

그리하여 현실적으론 이번 검거에 포착된 것 같은 송사리 떼가 중심이 된다. 그렇다고 이러한 세칭 우범소년이나 불량학생이 장차 깡패와 깡패 두목의 온상이며 정신의학적으로는 대체로 동일계의 인격군에 속하므로 송사리 떼 대책이 무의미한 것이 아니다.

그러나 이들 미성년 깡패 내지 성인 깡패는 정신의학적으로는 가벼운 정신병이 있기는 하나 대체로 그 중심군은 신경증이나 정신병이 아니라 인격장애의 범주로 들어가게 된다. 그 중에도 사회병적 인격장애의 부사회적 반응(不社會的反應)에 속하는 사람이 많으며 때로는 반사회적 반응도 있다. 이들의 특징을 말하면 다른 정신장애는 마음의 갈등을 정신적 혹은 신체적 증상을 획득함으로써 해결하려고 하며 누구보다도 본인의 고통과 피해가 심하지만 깡패가 되는 사람은 심적 갈등을 행동화(폭력사용)하며 의식되는 불안이 거의 없고 정신적이고 신체적인 증상이 없으므로 본인의 고통은 적고 행동(폭력 기타)의 대상이 되는 다른 사람이나 사회가 피해를 보는 것이다.

　인격구조와 행동형식(行動型式)이 병들어 있는 셈이다. 부사회적(不社會的)이라 함은 비정상적인 도덕 환경 속에 자라났기 때문에 외부 사회의 도덕이나 법률과 충돌은 하나 자기 집단(깡패)에 대한 충성은 비상하게 강한 수가 많다. 반사회적이라 함은 늘 도덕 법률과 충돌하여 어느 집단에도 충성심이 없는 것을 말한다. 사회병적이라 함은 주로 현행 사회의 도덕 법률에 순종하지 못한다는 뜻이다. 그럼 어떻게 해서 이러한 인물들이 배양되느냐 하면 이런 사람들은 정상적 인격 발달에 어떤 고장이 있었다는 것을 우리는 알 수 있다. 정상 인격이 발달하려면 비교적 정상적인 인격을 가진 따뜻한 부모 밑에서 친척이나 이웃, 부모가 속하고 있는 사회가 비교적 건전해야 하며 부모의 행동(시범)과 금지를 통해서 도덕적 규범이 섭취내면화(攝取內面化)되어 후일에 자율적(自律的)으로 자기 행동을 구속·금지·통제하는 인격의 구성 요소인 양심이 길러져야 한다.

　그러나 깡패가 되는 사람들은 양심의 배양기관인 부모 내지 부모 대리자가 없었거나 있어도 본인과의 관계가 순조롭지 못해서 설사 부모 자신은 양심적이라 하더라도 부모의 본을 받는 관계가 성립되는 동일시의 현상이 일어나지 않거나(양심의 결여를 초래) 부모 내지 부모대리자와의 관계는 좋고 동일시가 성립되어 있어도 부모가 속해 있는 사회의 도덕적 규범이나 부모의 양심의 내용이 현행 도덕규범과 다를 때(양심의 내용의 異常) 발생하는 것이다. 물론 이것은 간단하게 말한 이야기고 실지에는 대부분의 깡패가 부모와의 관계가 나쁘고 일찍이 정상적 양심이 성립되지 않고 깡패 세계의 양심을 받아들이는 일이 많으며 부모 특히 우리 사회에서는 가정 내의 최고권력자인 아버지(예외도 있지만)에 대한 증오 반감과 동시에 아버지인 시인(是認)과 사랑을 획득하려는 무의식적 경향도 흔히 볼 수 있다.

실은 깡패에서 얻어맞은 사람은 깡패의 아버지 내지 대리자(사회일 수도 있다)가 맞아야 할 매를 대신 맞고 있는 셈이고 깡패의 매질은 (너희들은 왜 나를 너희들의 일원으로서 대우해 주지 않고 받아주지 않고, 사랑해 주고 존경해 주지 않느냐 하는) 숨은 뜻이 깃들어 있는 것이다. 깡패의 집단형성은 집단외부로부터의 영향도 있겠지만 깡패의 잠재(潛在)해 있는 건전한 건설적인 힘의 발로이기도 하며 이 안에서는 가정이나 외부 사회에서 맛볼 수 없는 시인, 용납, 존경, 사랑, 소속감을 만족시켜주며 인간다운 대우를 다소라도 받을 수 있게 된다. 깡패의 충성심은 자기 가정의 권위자인 아버지에 대한 무의식적 충성심의 발현이기도 하고 자기를 애호 인정해 주는 집단에 대한 충성심이기도 하고 자기 자신에 대한 충성심이기도 하다.

우리나라 깡패는 가정이나 사회, 학교의 도덕적 수준이 저하되고 지도층, 부모, 이웃, 교사들의 도덕수준이 저하된 데 영향을 입은 것이다. 또 우리 내부에 있는 양심이 점차로 마비되고, 양심의 힘이 미치지 못하는 이웃의 눈이 두렵지 않고, 우리를 타율적으로 통제하는 법을 시행하는 기관을 관할하는 관료의 부패와 태만의 정도가 심한 결과 타율적 통제가 해이해져 성인층의 행동이 부도덕적이고 범죄적인 것이 허용 내지 찬양되고, 인격 발달 도상에 있는 아동, 청소년의 양심이 옳게 발달되지 않고 있어 이러한 부도덕적, 범죄적, 불법적 행위에 대한 불법적인 제재로서 깡패가 불법적으로 이용되는 수도 많은 것 같다. 근래에는 정신의, 이해 있는 법관, 심리학자, 사회사업자 등의 노력으로 깡패를 하나의 치료할 수 있는 병자로 보게되어 영국에서는 깡패를 포함한 인격장애자들을 재판소, 사회에서받아들여 그들이 어릴 때 경험하지 못한 건전한 집단생활을 경험케하여 집단과의 동일시(同一視), 자기 행동이 집단성원 내지 집단에 주는 결과를 인식케 하며, 성취감, 소속감(所屬感), 시인(是認), 존경(尊敬), 사랑을 경험케 하고 자존심을 획득시켜 결여 혹은 왜곡(歪曲)되어 있던 양심을 육성 내지 교정(矯正)하여 정상적인 사회에 들어가서 생업에 종사하고 정상적인 시민이 될 수 있게 하는(치료적 공동사회라는) 치료 방법을 사용해서 효과를 보고 있다.

　이 방법은 깡패에 대한 유일한 치료로서 그 외의 물리화학적, 심리적 요법의 치료는 전연 효과가 없다. 물론 깡패 성격이 고정되기전의(전 깡패) 단계에서는 치료가 가능하며 깡패가 되는 것을 예방할수 있고 건전한 부모, 가정사회가 궁극적 해결이며 상기 치료는 '송사리 떼'에 주로 적용되는 것이다. 깡패 사회의 권력층에 대해서는의료적 해결이란 있을 수 없다.

정신건강과
인간실존

현대인은 어디로 가는가

지금으로부터 10년 전만 해도 기자들이나 외국의 전문가들의 정신질환자가 늘어나지 않느냐는 질문에 우리는 언제든지 '노'라는 답변을 해왔으나 과거 수년간은 '예스'라고 답을 하지 않을 수 없게 되었다는 것을 실감하게 된다.

2차 대전 직후만 해도 세계 각국의 정신병원의 입원환자는 8할 가량이 정신분열병이고 나머지가 다른 종류의 정신장애자들이었다. 그중 1할이 매독으로 오는 정신병이었고 10대나 그 이하의 환자는 드물고 노년기의 환자도 적었다.

그러나 소위 선진국—나는 이것을 경제적 선진국이라고 부른다.—즉 국민소득이 높은 소위 복지국가에서는 우리나라 같으면 가정에서 보살피고 있는 노인들이 정신병원 입원환자의 반수를 점하고 최근에는 미국 같은 나라에서는 10대 이하의 환자들이 정신병원 입원 환자의 3분의 1 이상으로 늘어나고 있다.

소위 복지 사회인 미국·스위스·덴마크·스웨덴 등은 자살, 살인, 알코올중독 등이 월등하게 많다. 덴마크에서는 정부기관으로 자살을 포기할 수 없는 사람들에게는 자살을 지켜주는 시설까지 생겼다는 기사가 우리나라 일간지에도 보도된 바 있다.

이렇게 보면 물질문명이 발달할수록 인간의 정신건강은 나빠진다는 결론이 나온다. 최근에는 우리나라에서도 소위 근대화에 따르는 물질적·정신적 공해가 운위되고 있으나 많은 사람들은 이런 일에 무관심하다. 어떤 과학자들은 이대로 가서는 인류는 50년 내에 자멸한다는 경고를 내리고 있다. 그런데 우리나라에서는 일본의 공해산업을 우리나라로 옮겨오려는 계획이 있다는 보도가 있다.

오래전부터 서양의 몰락을 서양의 식자들이 경고해 왔지만 오늘날의 현실은 서양의 기술문명이 서양 이외의 사람들까지 끌어들여서 인류 전체를 자멸시키는 길을 달리고 있는 것이다.

이것을 촉진하고 있는 것이 우리나라의 근대화다.

서양에서는 이러한 물질과 기구를 우러러보는 반면 인간이 왜소화되는 경향을 지적하고 이에 반발하고 나선 것이 니체, 키르케고르를 필두로 한 서양의 실존주의자들, 정신분석자, 그리고 동양사상 특히 선(禪)이나 노장사상(老莊思想)에 대한 관심이요, 미국의 히피운동이다.

주체성과 근대화

(1) 주체성은 정신 건강이다

한때 주체성과 근대화란 말이 요란스럽게 들려오더니 요사이는 잠잠해지고 있다. 말은 대단히 좋으나 우리나라에서는 이것이 잘못되어서 반대방향으로 가는 경향이 없지 않다. 우리가 정신병이나 노이로제 환자를 보면—물론 모든 인간이 누구나 노이로제의 요소를 지니고 있지만—환자들 스스로의 깨달음으로써 노이로제는 욕심이 무진장 많다, 2중 장부를 하고 있다, 자기기만이다, 공짜를 바란다, 남의 눈치를 보고 남을 위해서 살고 자기 속은 텅텅 비어 있다고들 말한다. 이상의 표현들로 주체성이 없다는 것을 나타내고 있다는 것을 알 수 있을 것이다.

자기 속을 채우고 자기를 위한 것이 주체성이고 정신건강이라고 하면 자기 이기심을 만족시키고 타인이나 타민족을 해치는 것으로 잘못 생각할지 모르나 이것은 정반대이다. 사람은 자기 걱정이 없이 만족하고 있으면 누구하고도 친해지고 남을 돕는 마음이 생긴다. 자기가 충족되지 못한 사람은 남을 위하려고 해도 결국은 자기의 이기심을 만족시키는 결과가 된다.

(2) 진정한 근대화는 바로 주체성 즉 인간화다

우리나라의 근대화는 내가 보기에는 물질에 굶주린 나머지 물질 생산이 가장 존귀한 것처럼 착각하고 마구 빛을 내서 겉은 번지르르하나 속은 텅텅 빈 말하자면 주체성이 없는 근대화라고 볼 수밖에 없다. 주체성이 부족하기 때문에 외국을 모방할 수밖에 없게 된다. 주체성이란 것은 미국사람은 미국사람이 되고 한국사람은 한국사람이 되는 것을 말한다.

말하자면 남을 닮을 필요 없이, 어폐가 없지 않으나 제멋대로 사는 것이 주체성이요, 정신건강이다. 더구나 우리가 닮으려는 외국은 그 외국이 장차 되려고 하는 외국이 아니라 그들이 버리려고 하는 외국이고 그들은 오히려 우리의 조상들이 가고 우리에게 가르쳐 준 길을 따라가려고 모색하고 있다. 우리는 이 귀중한 것을 버리고 외국에서는 그 길이 자멸의 길이라는 것을 깨닫고 버리려는 길을 향해 달음질치고 있다. 우리가 공장을 차리고 물건을 만든다 해도 인간을 위해서 공장이 있지 공장을 위해서 인간이 있을 수 없는 것이다.

주체성 상실의 여러 가지

우리나라에서 주체성 상실의 실례는 근대화뿐만이 아니다. 서양인이 원래 인간의 복지를 향상시키는 도구였던 조직과 기계의 노예가 되어 주체성 즉 인간성을 회복하자는 움직임이 일어나고 있어 이러한 운동을 우리나라에 수입해서 작년 가을에 모처에서 4일간 우리나라의 각계의 최고 지성인들이 50~60명 모여서 토론한 일이 있다. 그런데 모두들 서양이나 외국 사람들이 말하는 것, 그것도 전부가 아닌 일부분만을 가지고 떠들고 있지 않은가? 동양이나 우리의 전통이 바로 최고 경지의 인간화라는 것을 모를 뿐만 아니라 우리의 전통을 모르니 앞으로 연구를 해야겠다는 결론을 낼 수 있었던 것만으로도 성공으로 생각해야 될 형편이었다. 이것이 바로 우리가 자기를 멸시하고 자기를 망각한 즉, 주체성을 잃고 있다고 내가 주장하는 증거다. 옛날부터 '인방 군자지국 동방예의지국' 그리고 '홍익인간'이란 말에서 볼 수 있듯이 우리의 전통은 멀리 공자 이전부터 인간화의 나라요, 오늘날도 한국에 귀화한 또는 한국이 좋다고 머물러 있는 서양사람들이 입을 모으고 있는 것은 가장 인간적인 나라며 사람이란 것이다. 이것은 허무맹랑한 얘기가 아니라 많은 증거로써 내려진 결론이다. 나는 한국인의 자기 멸시와 자기 망각을 한국인의 '민족 노이로제'라고 부른다.

개인의 경우를 보면 우리의 전통적인 생활 방식이 파괴되지 않고 외국의 물이 많이 들어오기 전에는 없었던 병들이 늘어나고 있다. 혈압이 오르고 어린아이나 10대 소년들의 정신병, 소년범죄나 비행이 격증하고 있는 현상이다.

외국을 다녀온 사람들은 흔히들 한국 사람은 에티켓이 없다, 남의 프라이버시를 침범한다고 비난한다. 사실 남의 일에 좋지 않은 방향으로 간섭하는 것은 바람직하지 않다. 에티켓이란 우리의 예의하고는 질이 다르다. 예의를 버리고 에티켓을 택한다는 것은 아주 어리석은 것이다. 에티켓이란 교통규칙을 이해하는 것과 같이 우리가 서로 관계없이 남남으로 서로의 편리를 위해서 하는 것에 불과하지만 우리의 예의란 처음에 만나는 낯선 사람이라도 상대방의 인격을 존중하고 관계를 맺는 데 있다. 서양 문화를 개인주의 문화고 비인정적 소외 문화라 하면 우리의 전통적인 문화는 가족 문화요 관계 문화고 인정 문화라고 할 수 있다.

서양의 정신분석, 정신의학이나 심리학이 밝혀낸 것은 인간의 정신건강을 위해서는 개인주의가 아니라 대가족제도 관계문화가 보다 바람직하다는 것이다. 간단히 말해서 정신병이나 노이로제는 관계의 단절 즉 소외, 고립 또는 대화의 단절에서 생긴다. 누구든지 고립을 시킴으로써 정신이상을 만들 수가 있다. 우주여행의 준비로서 한 실험에 이런 것이 있다. 피험자를 깜깜한 방에 온도는 적당하고 소리도 들리지 않게 장치를 해서 몸도 마음대로 움직이지 못하게 한다(물론 그렇게 하지 않는 경우도 있다). 이렇게 외부와의 대화—대화란 말로서 사람과 하는 것뿐만이 아니다—를 차단해 버리면 누구나 2~3일 이상 지나면 환각 망상이 생기며 일시적 정신이상이 된다. 원래 소질이 있는 사람은 그때부터 잠재해 있던 정신병이 발병한다.

내가 정신과 의사로서 우리나라 동포에게 말하고자 하는 것은 우리의 전통문화가 서양이나 어느 외국의 문화보다 앞서고 정신건강과 인간의 행복을 실현하는 데 가장 유리한 문화이기 때문에 근대화란 미명아래 외국의 좋지 않은, 그 사람들조차도 버리려고 하는 것을 금과옥조로 삼고 외국인을 부러워하고 모방하고자 원하며 우리의 전통문화를 버릴 것이 아니라 잘 가꾸어 오히려 외국 사람에게 가르쳐 주어야 한다는 점이다.

정신 건강이란 앞서 말한 바와 같이 주체성이고 자기를 충실히 하는 것이다. 다시 말하면 감정이 살아 있는 것이 주체성이고 정신건강이다.

한국 이름도 가진 어떤 미국인 목사가 세계 각국 수도를 돌아보고 서울에 다시 오니 서울에서는 다정한 사람을 느낄 수 있다고 신문에 쓴 글을 읽은 적이 있다. 어떤 프랑스 교수가 한국에 와서 느낀 인상이 한국에서 비로소 인간을 발견했다고 하는 기사가 있었다. 아이젠하워가 한국에 와서 한국 사람의 명랑한 표정을 보고 기적이라고 했다. 오랫동안 외국에 가 있어 『순교자』란 소설을 영어로 써서 유명해진 한국인도 서울의 거리에서 노는 아이들이 활발하고 명랑한 데 놀랐다고 한다. 작년인가 모 부인잡지에 한국의 모 작가가 일본에 2주간 체류해서 특히 동경과 서울을 비교한 인상기를 읽은 적이 있다. 동경에서는 사람들의 감정이 죽어 있는데 서울에서는 살아 있다고 했다.

유럽에서 오래 있다가 돌아온 한국의 정신과 의사도 서구사람들은 무감정 상태에 빠져 있는데 한국 사람은 감정이 살아 있다고 한국의 인상을 내게 말해 준 적이 있다. 이러한 증언은 얼마든지 있다. 그러나 우리나라에도 외국의 물이 들어옴에 따라서 감정이 사라지는 경향이 없지 않다. 미국 사람의 만들어낸 웃음이나 몸짓을 모방하는 층이 불어나고 모든 대인관계를 감정의 개입 없이 기계적으로 하려는 경향이 늘어나고 있다.

젖먹이에겐 어머니가 자신의 젖을 먹이는 것이 어린이의 성장에 제일 좋다는 것은 서양의 정신분석적인 연구로서 판명되어 서양 여성들도 이제는 솔선해서 자기 젖을 먹으려고 하는데 우리나라 일부 여성은 그것이 마치 미개하고 비문명적인 것으로 착각하고 서양사람이 버리려는 것을 주워 금과옥조로 삼으려는 사람들이 있다. 서양 사람을 본떠서 어린이(젖먹이)용 침대를 만들어 사용하는 사람도 있다. 자녀들이 너무 커서까지 부모에 의존하게끔 조장하는 것은 정신건강에 좋지 않지만 서양사람들처럼 너무 몰인정해서는 더욱 곤란하다.

2년 전에 미국 위스콘신 대학교 정신과 주임교수이고 정신분석의인 밀러와 장시간 한·미 양국의 생활문화를 비교해 본 적이 있다. 그가 말하기를 이번 여행에 자기 부인과 열네 살짜리 딸을 데리고 왔는데 한국 의사가 자기 딸을 이곳저곳 구경을 시켜 주면서 한국학교 교실에 한 번 가보겠느냐고 물었더니 자기 딸이 한참 있다가 글쎄 생각을 좀 해봐야겠다고 했는데 이것이 미국의 병이라고 했다.

이것이 무슨 말인고 하면 미국에서는 어린이들이 아직 독립적으로 판단하고 처리할 수 없는 연령인데도 마치 그런 능력이 있는 것처럼 길러져서 오히려 발달되지 않는다는 것이다. 서양 사람이 피아노, 바이올린 연주를 배울 때는 대단히 엄격한 지도를 받아야만 된다. 그런데 인생을 사는 기술로는 인생을 사는 높은 경지에 있는 사람으로부터 지도를 받아야 자기도 그 경지에 도달할 수 있는 것이다.

우리나라 부모들이 자기네들이 자랄 때 너무 엄격히 자란 사람들은 거기에 대한 반발로 자녀들을 엄격히 지도하지 않고 기르는 경향이 많은데 이것은 큰 잘못이다. 자녀들이 할 수 있는 것은 간섭을 하지 말고 본인이 단독으로 하기에는 힘이 겨운 일은 부모나 스승이나 윗사람과 상의해서 지도를 받아가면서 자라야만 보다 더 높은 성숙도를 가진 인간이 될 수가 있는 것이다.

나는 오늘날의 한국 현실에 교육부재란 말을 한 적이 있다. 이것은 무슨 뜻이냐고 하면 지금은 사회나 가정, 학교에서 교육이 거의 없어졌다는 뜻이다. 교육이란 물론 인간을 만든다는 뜻이다. 해방 직후만 해도 정거장에서나 기차 속에서나 사람이 가는 곳마다 교육이 있었다. 한국은 동양 삼국 중에서도 특징이 가족문화라고 호암(湖岩) 문일평이 일찍이 지적한 바 있다.

군신지관계(君臣之關係)도 부자지관계(父子之關係)요, 동포 이웃도 다 자기 부모 형제와 같이 생각했다는 점이다. 남의 부모도 내 부모 형제와 같이 생각했다는 점이다. 남의 자식도 내 자식과 같이 생각했다는 점이다. 길에서 모르는 사람을 만나도 나이가 많으면 부모와 같이 대하고 어리면 조카나 자녀 또는 동생과 같이 대했다. 그러기 때문에 도처에서 조심하고 사랑받고 도움받고 존경받고 꾸지람을 받을 수 있었다. 지금은 남의 일에 관심을 갖는 것은 좋지 않다는 서양식의 좋지 않은 물이 들어서 사라져 버린 셈이다. 이것이 내가 말하는 교육이 없어졌다는 뜻이다.

우리가 해야 할 일

나는 과거 7년간 딴 동지들과 더불어 불교, 유교 등 동양사상을 공부하는 동안 많은 발견을 하고 논문으로도 발표했다. 서양의 정신분석은 겨우 19세기 말 20세기 초에 시작이 됐지만 불교, 유교, 노장사상은 그보다 2천 5백 년 전에 보다 더 정밀하고 발달된 형태로 이미 존재했다는 사실이다.

지금 서양 사람들은 우리의 전통적인 생활방식이 건전하고 더 나은 생활이었다는 것은 우리가 옛날 사람과 꼭 같은 생활을 하는 것이 좋다는 뜻은 아니고 생활의 밑바닥에 있는 근본정신이 그렇다는 것이다.

서양의 정신분석이 밝혀낸 것은 노이로제나 정신병 즉 정신의 불건강은 인격의 미숙이고 어려서 성장기에 부모형제나 그 대리자와의 감정 소통 즉 대화가 잘되지 않아 관계가 잘못되어 있기 때문에 무의식중에 모든 인간과의 관계가 어려서 잘못된 부모형제와의 관계와 똑같게 느껴져서 대인관계가 원활히 되지 못해서 갈등이 생기고 노이로제 증상이 나타난다는 것이다.

그래서 정신분석 치료는 치료하는 의사가 본인이 여태까지 억울하게 부모형제들에게 당하고 표현하지 못 하거나 이해받지 못했던 감정을 받아주고 이해를 하면 환자도 어려서 부모 형제에게 느꼈던 감정을 의사에게 부당하게 느끼게 된다. 이러한 부당한 의사와의 관계를 이해하고 자기가 왜 그런 착각을 갖게 되었나를 깨닫고 현실적인 의사를 보게 되면 마음속에 있는 부모 형제와의 관계도 현실화되고 모든 대인관계가 현실화됨으로써 노이로제로부터 해방이 이루어진다.

그런데 요사이 내가 발견한 것은 유교에서는 이미 수천 년 전부터 이러한 사실을 알고 있었다는 사실이다. 유교의 근본정신을 여러 가지로 말할 수 있으나 공자가 신봉하고 적술한 유교는 요순(堯舜)의 효제(孝悌)를 바로 함으로써 부모 형제가 아닌 사람에게까지 자기 부모 형제와 같은 관계를 맺는다는 데 있는 것이다. 그러므로 서양의 정신분석은 이미 잘못된 것을 치료 교정하는 것이고 우리의 유교는 미리부터 예방을 하는 것이라고 볼 수 있는 것이다. 정신분석이나 유교가 공통적으로 우리의 정신건강, 개인의 행복이나 국가와 세계의 평화가 가족관계에서 출발한다는 것을 밝히고 있다고 볼 수 있다. 이러한 점에서 우리는 전통적인 우리의 사상이나 문화 생활양식의 정신을 연구하고, 이해하고, 현대적인 환경에서 어떻게 구현하고 살려나가느냐를 깊이 반성할 필요가 있다.

어린이와 교사의
정신건강

어린이와 교사의 정신건강

요즘 교육의 이념이 문제가 되고 도의교육이 부르짖어지고 사도가 땅에 떨어졌다. 치맛바람이 세다, 초등학교의 교실부족, 교원의 봉급인상, 일류병, 과외공부의 과중으로 인한 아동의 체위저하 등 우리나라의 교육은 문제투성이인 인상을 준다.

물론 교원의 생활보장 없이 충분한 교육을 사회가 기대하는 것은 부당하다고 볼 수 있으나 박봉에 시달림을 받으면서 훌륭한 교육자의 임무를 다하고도 남은 숨은 교육자가 있는 것은 우리나라 교육의 장래를 위해 마음 든든하게 해 준다.

재래의 교육은 지·덕·체를 개발하는 것을 교육의 목표로 삼고, 현재도 교육내용은 그렇게 되어 있지만, 근래에 사회여론은 체(體)와 덕(德)을 소홀히 하고 지(知)에만 치중하고 지성을 개발하느니보다 어떤 지식을 강제적으로 주입시키는 경향으로 흐르고 있다는 것을 지적하고 있다. 도덕을 중시하는 교육자 중에도 덕을 강제적으로 주입시키려는 소위 정신 교육적인 경향이 없지 않으니 이것 또한 교육의 목적을 달성키 어려운 것이다. 왜냐면 주입교육은 지나 덕이 자기 자신의 것이 되지 못하기 때문에 강압에서 벗어나면 교육의 성과가 곧 없어지기 쉽기 때문이다.

현대에 있어서는 체육은 물론 지육에 해당하는 지식의 전달과 지성의 개발 및 도덕에 해당하는 인격의 도야 내지 성숙이 교육의 목적으로 되어 있다. 그리고 또한 지식의 전달보다는 인격의 성숙을 교육의 지상목표로 삼고 있는 경향이 농후하다. 인격의 성숙이란 말을 바꾸어 말하면 정신건강이란 말로 대치된다. 그러므로 정신건강 즉 인격의 순조로운 성숙을 도모하는 정신의 불건강 내지 인격의 미숙을 예방하는 것이 교육의 지상목표라고 할 수 있다. 그러기 때문에 교육자를 양성하는 각급 학교의 교과 과정으로 정신위생이란 것이 새로운 생긴 까닭도 여기에 있는 것이다.

사람은 타고난 유전적 소질을 토대로 해서 환경과의 상호작용 즉 경험에 좌우되는 정도가 가장 심하다. 이것은 어느 동물보다도 대뇌피질이 발달된 데 연유하는 것이고 따라서 성숙기간이 수명에 비해 가장 오랜 세월을 요하게 된다. 이 기간의 환경을 조절해 주는 존재가 사회나 부모, 교사인 것이다. 사회도 주로 부모나 교사를 통해서 영향을 주게 되므로 개인의 장래는 부모와 교사에 달려 있다고 해도 과언이 아니다. 그러기 때문에 예부터 군사부일체란 말도 나오게 된 것으로 본다. 운이 좋은 사람은 부모에게 또는 가정에서 받은 인격의 성숙을 좌절시키는 경험을 교사를 통해서 교정을 받아 정신건강을 달성하는 예를 허다히 볼 수 있다.

그러나 한편으로는 가정에서는 순조롭게 인격의 성숙의 길을 밟아 오다가 학교에 입학해서 교사나 학우의 잘못으로 정신건강이 저해되는 경우도 허다하게 볼 수 있다. 그러므로 교사는 건강한 아이를 순조롭게 이끌어 가는 임무가 부여되어 있을 뿐만 아니라, 이미 가정에서 인격발달의 저해를 받고 있는 아이를 재빨리 발견하여 부모에게 알리고 부모의 협조를 구하고 교사의 힘만으로는 벅찬 경우에는 정신의나 카운슬러 등 전문가의 힘을 빌려야 될 경우도 많다.

내가 과거 2년 동안 서울대학교 신입생 전체를 조사한 결과 신입생의 적어도 30%가 정신의의 치료를 요하는 정신병 내지 노이로제 환자라는 것이 밝혀졌고, 그 후에 중앙교육연구소가 일부 대학, 학교에서 조사한 바도 대동소이하고, 미국 스탠퍼드 대학 정신의학 교수가 동 대학 신입생 전체를 조사한 결과 신입생의 약 30%가 정신의의 치료가 필요한 노이로제 환자이고, 9명 중 1명은 정신병자이고, 20%는 카운슬러의 전문적 지도를 받아야 될 학생이란 사실을 발표하고 있다. 그러니 50% 이상이 전문가의 도움을 받아야 된다는 것이다. 이 숫자는 우리나라의 경우와 별 차이가 없는 것이다. 단지 초등학교, 중학교에 대해서는 아직 조사를 해보지 못했지만, 고등학교나 대학의 학생들보다 숫자는 적어질 가능성이 있지만 상당수의 임상적 환자 즉 의사의 치료를 필요로 하는 학생들이 많을 것으로 추측된다.

학교에 가기 싫어하는 아이, 다른 아이들과 잘 어울리지 못하는 아이, 너무 조용한 아이, 너무 까부는 아이, 남의 공부를 방해한다거나 수업분위기를 어지럽게 하는 아이, 수업을 잘 까먹는 아이, 물건을 훔치는 아이, 지능은 좋은데 공부를 잘 못하는 아이, 성적이 좋다가 떨어지는 아이 등등 교육에 있어서 일어나는 문제들은 한없이 많다.

첫째로 초등학교에 입학한다는 것이 아이에 따라 의미가 다르다. 어떤 아이들에게는 싫은 가정으로부터의 해방을 의미할 것이고 어떤 아이에게는 구속이 될 수 있다. 흔히 문제가 되는 경우는 입학 전에는 부모가 자녀를 너무 위한 나머지 병이 옮을까 봐 또는 나쁜 아이들에게 물이 들까 봐, 밖에 내보내지 않고 집 안에서만 길러서 소위 과보호를 한 결과 갑자기 많은 낯선 아이들과 선생님 속에 던져져서 어쩔지를 몰라 불안·공포에 사로잡혀 공부는 잘하되 장차 노이로제나 정신병의 씨를 심게 되는 경우도 많다. 여기에서 교사의 역할이 이 아이의 일생을 좌우하게 될 수 있다. 이러한 사태를 재빨리 인식해서 부모와 연락을 취하고 조금씩 부축을 해가면서 낯선 세계에 참여를 시키는 데 성공할 수 있으면, 그 아이의 장래를 교사가 결정하게 되는 셈이다. 같은 신경질적인 부모 밑에서 자랐음에도 불구하고 어떤 아이는 노이로제나 정신병이 되고 어떤 아이는 건강한 인격을 발달시키는 경우를 보는데, 알고 보면 병이 되는 아이는 부모 이외의 가까운 접촉이 없고 건강하게 자란 아이는 친척이나 교사와의 친밀한 관계를 유지함으로 해서 부모로부터 오는 유해한 영향을 중화시키고 있다는 것을 발견할 수 있다.

교사는 부모와 아이와의 사이의 교량의 역할을 할 수 있고 부모에게서 받은 좋지 못한 영향을 중화시킬 수 있는 역할을 할 수 있는 것이다. 가정이 싫은 아이가 학교를 유일한 삶의 보람처럼 느낄 때에도 교사의 역할이 그 아이의 정신적인 생명의 줄을 쥐고 있는 셈이 된다. 선생님의 사소한 언동이나 태도가 매우 큰 영향을 주게 된다.

타교로부터 전학해 온 아이도 당분간은 유의해서 관찰을 해서 학교나 친구들, 선생님과 융화가 될 때까지는 세심한 배려가 필요하다. 소도시의 유지의 자녀로서 관심의 초점이 되어 오다가 갑자기 대도시 학교로 옮겨 오니 자기의 존재가 갑자기 상실됨을 느끼고, 기가 죽어서 이러한 사정을 부모나 교사가 모르고 있을 경우에는 노이로제나 정신병의 시발이 되는 경우를 허다하게 본다.

이상에서 본 바와 같이 교사는 부모와 아동과의 교량의 구실을 할 뿐만 아니라 부모의 결함을 보충해 주어야 할 중대한 책임을 지니고 있고 불행한 아이의 일생을 좌우하는 존재인 것이다. 그러나 교사가 이러한 역할을 할 수 있으려면 교사 자신의 인격이나 전문적인 소양이 문제가 된다.

교사가 따뜻하면서도 엄하고 남을, 특히 제자를 무조건 받아 주는 인격을 가진 경우 제자의 장래에 대한 깊은 관심이 결부될 때 이상적인 교사의 역할을 할 수 있다. 이러한 교사 밑에서는 기가 죽은 아이도 기를 펼 수 있는 것이고, 사나운 아이도 온순해질 수 있을 것이다. 만약에 교사의 태도나 인격이 이와 반대인 경우, 정도가 심하면 기가 죽은 아이는 더욱 기가 죽을 것이고 사나운 아이는 더욱 사나워질 것이다. 그러기 때문에 모든 지도자, 교육자, 의사는 기술이나 지식도 문제가 되지만 인격이 가장 좋아야 한다. 학술이나 지식의 전달도 사제의 관계를 통해서 깊은 것이 전달될 수 있는 것이지 스승과 제자와의 정서적 교류가 없을 때 올바른 교육은 불가능한 것이다. 어느 학교에서나 있는 일이고 어느 학급에서나 있는 일이지만, 얌전한 아이가 공부를 잘한다고 시기와 증오심을 밖으로 뿜는 아이에게 시달림을 당하고 선생님이나 부모에게 말은 할 수 없어 혼자

고민하다가 극복을 못 하고 노이로제에 걸리게 되는 경우는 우리들 진료실에서 늘 볼 수 있는 일이다. 교사는 일찍이 이런 일을 발견해서 이러한 아이들이 빠져나올 수 없는 구렁텅이에 깊이 빠지기 전에 구출해 주어야 한다. 지식의 교육이나 인격의 성숙이나 간에 교사의 인격이 핵심이고 사제관계가 핵심이다. 다음으로 구체적인 실례를 들어가면서 풀이해 보기로 하겠다.

빨고 나면 토하는 젖먹이

몇 해 전에 미국 의학협회지에 이런 예가 보고된 일이 있다. 어떤 젖먹이 아이가 어머니 젖을 빨고 나면 젖을 토하기 때문에 소아과 의사의 진찰을 받았으나 원인을 알 수가 없었고 입원을 시켜서 한 달 동안 여러 가지 검사를 해봐도 신체적인 병을 발견할 수 없었다. 정신과 의사에게 진찰을 의뢰한 결과 이 젖먹이 아이는 정신과로 입원을 하게 되었다. 정신과 의사가 진단한 바 그 어린아이의 어머니가 그 아이를 원치 않았다는 것이 밝혀져 어머니와 어린아이와의 관계의 장애가 원인이라는 것이 밝혀졌다. 정신과 의사는 간호사 중에서 모성의 역할을 하는 데 적합한 사람을 골라서 어린아이를 잘 안고 우유를 먹이게 했더니 그 증세가 없어져서 젖을 토하지 않게 되었다. 다음에 어머니로 하여금 간호사가 그 어린아이의 젖을 먹이는 것을 견학시키고 나서 젖을 먹이게 했더니 여전히 젖을 토한다. 이러한 짓을 되풀이하고 어머니의 아이에 대한 배척하는 감정을 자각케 하고 어린아이를 안는 방법을 배워서 어머니가 젖을 먹여도 토하지 않게 된 후에 퇴원을 하게 되었다.

이와 같은 예는 젖먹이의 노이로제 증상이다. 어머니가 그 아이의 임신·탄생을 달갑게 생각하고 있지 않기 때문에 자연 아이에 대한 태도나 자세가 어린이에게 불안전한 감정을 전달, 유발하기 때문에 아이는 젖을 게우게 된 것이다. 우리나라에서도 게운다든지 설사를 하는 아이들 중에 소아과 의사가 아무리 신체적인 원인을 찾아보아도 찾아낼 수 없는 경우 어머니가 신경질이라는 것을 발견한다고 한다. 그러기 때문에 소아의 노이로제나 정신병, 정신신체장애(정신적 원인으로 내장의 장애를 일으키는 병), 행동장애의 진단에는 항상 친자관계 특히 모자관계를 진단하는 것이고 치료도 친자관계를 교정하면 어린아이는 치료를 하지 않더라도 저절로 치료가 된다. 물론 더 나아가서는 부모들 사이가 어떤가, 형제간 조부모 기타 식구가 있으면 그 사람들과의 대인관계를 진단, 치료해야 한다. 종국적으로 가정 전체를 진단하여 치료하는 것이 이상적이다.

급우를 찌르고 시험지 찢던 1학년 꼬마

얼마 전에 친분이 두터운 내과의사로부터 전화가 왔다. 초등학교 1학년인데 도저히 수업을 바로 받을 수 없으니 본인과 아버지를 보낼 터이니 시간 약속을 해달라는 것이다. 그 뒤 약속시간에 아버지되는 60대의 신사와 8살 난 여아가 나타났다. 아버지는 실업에 종사하고 있는 유순한 신사, 여아는 눈초리가 날카롭고 몹시 눈치를 살핀다.

아버지 말로는 3월에 초등학교에 입학한 뒤로 아이들과 싸우고 아이들을 연필로 찌르고 전날은 남의 아이 시험지를 찢고 해서 학교에서 여간 문제가 아니라고 한다. 아이는 또록또록하고 지능은 보통 이상으로 보인다. 셈도 잘한다. 학교에서 이런 문제를 일으키기 때문에 3월부터 집에서 때리기 시작했다고 한다. 학교에 입학하기 전에는 어땠느냐고 물어보니, 이 아이는 원래 아버지가 이북에서 가족을 두고 내려와서 이남에서 20여 세 나이 아래인 현재 부인과 결혼을 해서 어린애라고는 이 여식 하나뿐이라 멋대로 자랐다고 한다.

출산 시에는 순산이고 발육도 순조로웠고 별다른 병을 앓은 일도 없다. 집에서는 가정부만 보면 화를 낸다고 한다. 나는 이런 말을 듣고 분명히 이 아이는 가정에서 풀지 못하는 적개심을 가정부나 급우들에게 풀고 있는 것이다. 그러면 누구에게서 생긴 적개심일 것인가? 여아의 어머니는 어떤 분입니까? 아버지의 말로는 성질이 굉장하고 화가 나면 물불을 가리지 않고 아이를 죽으라고 때린다. 그렇지 않을 때는 아이를 몹시 귀여워한다는 얘기다. 여기서 나는 이 아이가 왜 가정부에게 화를 내고 학교에 가서 아이들과 싸우고 연필로 찌르고 남의 시험지를 찢는가 그 이유를 이해할 수 있었다.

물론 본인에게 부모에 대한 감정을 물었을 때 나의 눈치를 한 번 보고는 말이 없다가 재차 물으면 좋다고만 한다. 화가 나지 않느냐 해도 부인한다. 이러한 반응은 보통 어떤 아이들이나 하는 상투적인 반응이다. 그래서 나는 아버지에게 아마 이 아이가 어머니로부터 부당한 일을 당해서 생기는 분함을 어머니에게 부릴 수 없고, 아버지도 합세해서 자기를 때려 주니 보복의 두려움이 적은 가정부나 급우들에게 풀고 있는 것인즉 어머니를 만나봐야겠다고 했더니 아버지는 전적으로 이해가 가는 눈치다.

어머니가 태도를 바꾸지 못하면 어머니가 정신 치료를 받아야 되고 필요에 따라서는 부모와 아이 셋의 가족 치료도 필요할지 모르겠다. 좌우간 어머니를 한 번 같이 오게 하라고 일러두었다. 그 후에 이 아이는 다시 돌아오지 않았다. 몇 달 후에 소개한 의사에게 알아본즉 그까짓 것이 무슨 치료인가 하고 안 갔다고 하면서 학교도 보내지 않는다는 소식이다.

이 여아의 경우와 같이 원인은 명백히 나타나더라도 치료한다는 것이 대단히 어렵다. 어머니가 그렇다 하더라도 아버지가 잘 이해를 하고 어머니로부터 오는 유독한 영향을 중화시켜 줄 수 있거나 교사와의 좋은 관계가 성립이 되어 어머니에 대한 관심이 줄어들면 모르지만 입학하자마자 그렇게 되면 교사로서도 매우 곤란한 일이다. 그리고 정신치료란 것이 대단히 이해하기가 곤란하기 때문에 모든 다른 방법을 다 써보고도 낫지 않고 그래도 고쳐야겠다는 경우가 아니면 치료를 받게 되는 예가 적다. 이런 경우에는 교사가 정신치료에 대한 이해가 다소라도 있으면 부모를 설득시키는 것 이외는 역할하기가 어려울 것이다.

부모가 지능과 지식수준이 높아도 또는 부모가 교육자, 의사, 정신과 의사, 심리학자일 경우에도 부모 자신의 정서가 성숙되지 못한 경우는 부모 자신이 자녀의 정신장애의 원인이 되고 있다는 것은 자각하기가 매우 어렵다.

목욕만 하던 교장선생님의 아들

6·25 당시 지방에 가 있을 때 일이다. 내가 정신의라고 해서 어떤 사람이 의논을 하러 온 적이 있었다. 문제는 뭣이냐 하면 아버지는

초등학교 교장이요, 어머니는 공직에 있는 말하자면 지식인 부모를 가진 사춘기에 있는 아들이 하루에 몇 번씩이나 목욕을 하고 몸을 어떻게 심하게 문질렀는지 껍데기가 벗겨질 정도고 공부도 통 못한다는 것이다.

문제의 발단은 무엇이냐 하면 이 소년이 공부를 잘하지 못해서 아버지인 교장은 내 아들이 머리가 나쁠 턱이 없다고 무리하게 공부를 시킨 결과 이 아이는 아버지에 대한 적개심을 풀지 못해 그 적개심이 속으로 기어들어가서 죄책감을 씻기 위해서 하루에 몇 번이나 목욕을 하고 껍질이 벗겨질 정도가 된 것이었다.

그러나 누구도 이 아이가 아버지의 그러한 잘못된 태도가 원인이 되어서 이러한 중대한 병을 얻게 되었다는 것을 알 도리가 없는 것이다. 이 소년도 치료 받게 되지는 않았다.

웃지 않는 자녀와 명랑한 의사 부부

수년전 일이다. 미국에서 젊은 우리나라 의사들과 남미에서 온 의사들과 링컨 묘에 놀러간 적이 있었다. 그 중의 한 젊은 남미 의사 부부는 대여섯 살 되는 아들을 동반하고 있었다.

이 두 아이는 몹시 불안해 보이고 사람을 두려워하고 웃음이 없다. 아버지인 의사나 젊은 어머니는 명랑한 축이고 아버지가 약간 불안한 정도이지만 임상적인 환자라고는 볼 수 없다. 나는 그 어린 두 아이와 부모들이 정서상태의 차이가 너무나 현저하고 부모들이 양순해 보이기 때문에 이 아이들이 왜 이럴까 퍽 불쌍한 생각이 들었다. 그래서 아버지가 되는 초면인 그 의사에게 아이들은 어떻게 키우는가 물어보았다. 이 부부는 아파트 생활을 하고 있기 때문에 부부가 영화 구경이나 놀러 갈 때는 아파트를 잠가 두고 나간다는 것이다. 원인은 여기서 있다는 것이 명백하다. 그러나 부모는 이것이 장차 중대한 정신병의 시초가 시작되고 있는지를 모르고 있다.

그렇다고 초면에 남의 일에 지나친 간섭을 할 수도 없는 일이니 아이들이 얼마나 무서워하겠는가 정도의 시사(示唆) 이외의 것을 해 줄 수는 없었다.

항상 머리가 아프고 집중이 안 된다는 고교생

얼마 전에 모 일류고등학교 2학년에 다니는 학생이 누이와 같이 찾아온 적이 있었다. 내게 찾아오기 3개월 전부터 머리가 아프고 공부에 집중되지 않아 모 정신과 병원에 가서 약을 먹어도 낫지 않아 마침 내가 모 월간지에 연재한 글을 읽고 찾아왔다는 것이었다.

입학시험 준비에 시간이 바빠서 1주일에 한 번씩 정신치료를 5회 정도 받고 머리 아픈 것이 없어져서 오지 않은 예다. 물론 증상은 또다시 재발할 가능성이 충분히 있는 것이다. 이 학생은 막내아들로서 어려서부터 부모형제의 사랑을 독차지하고 있었다. 나이보다 퍽 어려 보이는 이 학생은 다섯 살까지는 비교적 순조롭게 자라다가 다섯 살, 여섯 살, 일곱 살, 3년 동안 아버지가 다른 여자와 관계를 맺고 있어 아버지와 어머니 사이에 심한 갈등이 있었다.

아버지가 퇴근하는 길에 남편도 있는 요릿집 여주인에게 가서 저녁도 먹고 자기도 했다. 어머니는 자기의 힘으로서는 남편을 집으로 불러올 수 없으니 남편이 제일 사랑하는 아이가 이 막내아들

이고 이 막내아들밖에는 누구의 말에도 응하지 않기 때문에 저녁이
돼 아버지가 돌아오지 않으면 이 아이를 시켜서 아버지를 불러오라
고 시켰던 것이다. 다른 사람이 갈 수 없으니 할 수 없이 가기는 하
지만 아버지를 찾을 때에는 몹시 불안했었다.

　이러한 심부름을 다섯 살부터 일곱 살까지 무수히 했다는 것이
학생과 그 누이의 얘기다. 학생은 중학교까지는 공부도 잘했으나 고
등학교 입시 때 부모를 오지 말라고 했는데 뜻밖에도 어머니가 나
타났기 때문에 당황해지고 얼굴이 화끈화끈 달아올라서 수학시험
에 실패해 합격을 하지 못하고 이류고교에 입학을 한 다음 해에 다
시 일류고교에 시험을 치러 입학을 했다.

　입학 후에는 중학 때에 같은 반에 있던 친구를 만나면 열등감이
생겨 인사를 안 하게 되고 점점 고립되었다. 2학년 여름부터는 대학
입시의 책임감이 느껴져서 공상이 많아지기 시작해 밤 2시까지도 잠
을 이루지 못하고 동시에 두통이 나타나기 시작했던 것이다. 이러한
경우에 이 학생의 병이 직접적으로는 고등학교 입학이 1년 늦었다든
지 대학입시의 압력 때문에 생긴 병이라고 간단하게 보아 넘기기 쉬
우나, 이 학생의 뿌리 깊은 근본문제는 아버지와 어머니의 불화로 인
해서 어머니로부터 받은 불안, 적개심인 것이다.

　이미 부모는 7년간의 불화 끝에 화목하게 되기는 했다지만 어려
서 본인의 가슴속에 박힌 감정은 그대로 살아 있으면서 속에서 자
라나 이러한 감정이 해소되지 않고 다른 중화적인 대인관계가 성립
되지 않는 한 장차 중대한 정신병의 발병을 예측케 한다. 어머니가
나타남으로써 심한 불안을 일으켜 입시에 실패하는 결과를 초래한
것을 보아 능히 짐작할 수 있는 것이다. 친자관계의 잘못이 병의 근

본원인이요 병이 나으려면 말하자면 친자관계가 호전되어야 한다.

우울증의 교장과 아들

어떤 50세 전후의 교장은 심한 불안, 공포, 불면에 사로잡혀 우울하다고 했다. 이 교장은 교육계에서 명망도 높고 많은 명예직도 갖고 있었다. 나는 치료하는 도중에 어떻게 이 교장의 엄살이 심하든지 부인에게 평소에 감기가 들면 어떤가 물어보니 부인은 반가운 표정을 하면서 말도 말라는 것이었다. 조금만 아파도 부인이나 집안 식구뿐만 아니라 온 동네 사람이 문병을 오게 될 정도이고 집에 오면 잠시라도 부인이 옆을 떠나면 어디를 가 있느냐고 불러댄다고 한다.

아버지가 안방에 있으면 아이들의 들어오지 않고 아버지가 집에 있으면 아이들이 웃음소리가 없다. 이러하기 때문에 부인은 아이들을 돌보기 위해서 아이들 방에 가 있으면 어딜 갔느냐고 당장 불러댄다.

그런데 이 교장선생은 둘째 아들이 고등학교에 다니는데 전에는 성적이 우수했는데 근래는 머리가 아프다 하고 성적이 떨어진다고 걱정을 한다. 그래서 나는 교장이 아들에게 어떻게 대하는가를 물어보았다. 시험 때가 되면 언제나 공부를 잘하라고 압력을 가했던 것이다. 그러기 때문에 시험 때만 되면 골이 아프고 토한다는 것이다. 나는 부모가 불필요한 부담을 주게 되면 아이들이 공부를 못하게 된다, 아마 이것이 원인일 것이라고 했더니 교장선생과 부인은 서로 얼굴을 쳐다본다. 그래서 나는 부인이 혼자 있을 때 가정생활을 물어본 즉 부인 말로는 나는 참 이상하다, 남편이 6개월이나 출장을 가도 아무렇지도 않고 마음이 편안하다, 남편이 집에 있으면 골치가 아프다, 나는 다른 여자들의 심리를 모르겠다는 얘기다.

이렇게 해서 교장은 어렴풋이 자기가 부인의 두통과 아들의 두통의 원인이란 것을 깨닫고 부인도 아들이 왜 시험 때면 골이 아프고 토하고 성적이 떨어지는가를 알게 되었다. 몇 주 후에 부인이 집에 돌아가서 시외전화를 걸어 알린 소식으로는 아이들을 처음으로 절에 데리고 가서 놀았더니 아이들이 자주 그런 일이 있으면 좋겠다고 했으며, 아들과 부인은 두통이 없어지고 아들의 성적이 쑥 올라갔다는 것이다. 교장은 이 전화를 받고 내게 말하기를 참 무서운 일이다, 마누라의 병도 낫고 아들 병도 낫고 성적이 쑥 올라갔답니다, 하고 자기가 그 원인이란 것을 깊이 생각하는 눈치였다.

이상 본 바와 같이 노이로제나 아이들의 행동장애, 정신병의 원인이 대인관계 특히 친자관계, 부부관계, 또는 사제관계가 잘못된 데 있다는 것을 알 수 있다.

정신건강의 원리

우리나라의 전통적인 가치에 있어서는 군사부일체(君師父一體)라 해서 부모보다도 스승을 더 중히 여겨왔다. 이것은 스승이 제자의 일생에 얼마나 큰 영향을 줄 수 있는가를 인식하고 있었기 때문이라고 생각된다.

어린이가 정신적, 신체적으로 지능이 순조롭게 발달이 되려면 어린이의 영양과 신체위생 외에도 건전한 정서적 경험, 즉 부모의 사랑이 제일 중요하다. 문명된 사회에서는 영양이나 신체적 위생에는 별로 부족한 점이 없기 때문에 주위, 특히 부모, 그중에서도 어머니로부터 오는 정서적 영향이 어린이 일생의 운명을 결정한다고 해도 과언이 아니다.

이러한 사실은 노이로제나 정신병환자의 정신분석치료의 경험에서뿐 아니라 고아의 연구, 동물실험에서도 증명된 사실이다. 세계 여러 나라의 고아원에 수용되어 있는 고아들을 연구한 결과 어린이는 따뜻한 어머니의 변함없는 사랑 즉 마더링(mothering)이 없이는 아무리 충분한 영양과 신체적인 위생이 완비되어 있어도 신체발육이 제대로 안 될 뿐더러 기능 발달도 저해가 되고 병에 걸리기 쉽고, 심신의 저항력이 약해서 병에 걸려도 잘 죽는다는 것이 판명되었다. 고아뿐만 아니라 초등학교에 가기 전 아이들이 무슨 병이 있거나 수술을 받기 위해서 입원을 했을 때, 어머니로부터 떨어짐으로 해서 입은 충격 때문에 평생 이지러진 성격의 소유자가 된다는 것이 증명이 되어 영국에서는 수년 전부터 다섯 살 전 아이가 병원에 입원할 때에는 어머니도 같이 입원한다는 것이 법률로 제정된 바 있다.

우리나라 일간지에도 보도된 바 있지만 침팬지의 실험에서도 철사로 만든 어머니에게서는 젖이 나오고 폭신폭신한 털로 된 어머니에게서는 먹을 것이 나오지 않는데도 새끼 침팬지는 먹을 것이 나오지 않는 폭신폭신한 어머니를 더 좋아한다는 것이 증명된 바 있다. 폭신폭신한 어머니는 신체감각을 통한 따뜻한 어머니를 의미한다.

사람이나 동물이나 심신이 건전하게 길러지려면 어머니의 역할을 하는 존재와의 변함없이 받아주고, 이해해 주고, 감싸주고, 사랑하는 관계에서만 가능한 것이다. 그러나 사랑이란 사랑을 하는 어머니나 아버지, 교사, 기타의 주위에 있는 어른들의 주관적인 사랑하고는 다르다. 흔히 있는 일은 부모가 많이 사랑하는 아들이나 딸이 정신병이 되고 부모가 무관심한 아이들이 오히려 건전하게 자라는 경우를 많이 본다. 늘 일등을 하고 공부를 잘한다고 학교에서나 가정에서나 이웃에서 칭찬을 받고 방송에도 나가고 부모가 가장 자랑거리로 생각하던 중학생이 입원한 일이 있었다.

이 중학생은 병이 나고부터 어머니가 하라는 것은 무엇이든 반대하고 어머니가 우리 병원을 택했다고 해서 며칠을 있지 않고 아버지가 본인의 의사를 굽힐 수가 없어 데리고 간 일이 있었다. 아버지의 얘기를 들어보니 어머니가 신경질이 있는데다가 어머니와 아버지가 이 아들만을 몹시 관심을 기울이고 길러왔는데, 이런 결과를 빚었다고 한탄하고 있었다. 부모가 별로 관심을 두지 않았던 딸들은 건전하게 자라고 아무런 문제가 없다고 했다.

그러나 이러한 부모의 사랑은 아들의 성장을 위하고 아들이 부모와 독립된 인격이 되기를 원하는 건전한 사랑이 아니고, 부모 자신의 욕망을 만족시키기 위한 사랑이고 아들은 부모가 채우지 못했던 욕망의 도구가 되었기 때문에 부모는 사랑으로 생각한 것이 본인에게는 자기의 의사를 무시한, 인격을 무시하는, 아들의 성장을 가로막는 독립을 방해하고, 부모의 노리개로 삼고 아들을 구속하고 부모의 소유물, 예속물로 만드는 사랑이었기 때문이다.

초등학교 때까지는 자기가 약하기 때문에 부모에 대한 반항을 못하다가 중학교에 들고부터는 남의 집 부모가 하는 것을 보고, 보다 더 넓은 사회를 알게 되어 부모를 좀 더 객관적으로 볼 수 있게 되고, 자기의 힘이 생기니까 눌려있던 부모에 대한 적개심, 반항심이 폭발한 것이 병이 되고 독립을 외치나 독립할 힘이 없어 병이 되는 것이다.

그러므로 진정한 사랑은 타인의 부모형제이건 자녀이건 누구이건 타인의 인격을 존중하고 자기의 소유물 또는 자기 욕망을 충족시키는 도구로 삼지 않는, 오로지 타인의 독립 성장을 도와주는 사랑일 것이다.

어린이의 인격발달이나 정신건강에 미치는 영향은 부모 다음에 교사의 역할이 가장 크다. 내가 외국에 있을 때 일이다. 귀국하는 길에 프랑스의 모 정신의학자가 있는 병원에 몇 달 간 있으면서 프랑스 회화를 개인교수 받은 적이 있다. 내게 불어를 가르쳐 주던 젊은 프랑스계 스위스 부인이 내가 정신과 의사라는 것을 안 뒤에는 자꾸만 정신의학에 관한 얘기를 물어보는 것이다. 자기는 남동생이 단 하나인 남매로서 남동생이 노이로제로 정신과 의사의 정신치료를 받고 있는데, 잘 낫지 않는다고 했다. 어머니도 정신치료를 받고 있다고 하면서 자기는 어떠냐고 묻는 것이었다. 나는 그녀가 내게 대하는 태도와 어린아이를 다루는 것을 보아서 건전한 인격의 소유자로 보았다.

그래서 "당신은 건전한 편에 속해 보인다."라고 했더니 같은 부모 밑에 자란 자기와 남동생, 한 사람은 병이 되고 자기는 왜 병이 안 되는가 묻는 것이었다. 그래서 나는 정신건강은 건전한 대인관계의 경험으로서 이루어지기 때문에 부모와의 대인관계가 불건전하더라도 부모 이외의 교사나 친척, 아주머니, 아저씨 등과의 건전한 대인관계가 있으면 불건전한 부모로부터 오는 해로운 영향을 중화시킬 수 있으며 그럴 때는 병이 되지 않을 수 있다고 대답해 주었다. 그랬더니 그녀는 자기는 학교 선생님과 퍽 가까워져서 늘 선생님 집에 놀러가고 부모에게는 별로 관심을 두지 않았다는 것이었다. 그래서 나는 동생은 부모 이외에 교사나 친척 기타의 사람과의 대인관계가 있었느냐고 물어 보았다. 그녀의 대답이 동생은 친구도 없고 아무하고도 대인관계가 없었다는 것이었다.

그녀에게 나는 당신은 가정 밖에서 선생님이 당신을 이해해 주고 받아주기 때문에 집에 돌아와서 부모에 대한 관심이 적어서 동생이면 고통을 받을 부모의 언동이 별로 심각하게 들어오지 않기 때문에 부모의 해로운 영향을 받지 않을 수 있었지만, 동생은 부모만 바라보고 있으니 부모의 좋지 않은 영향이 확대되고 고스란히 마음속으로 받아들여질 수밖에 없으니 병이 된 것이라고 했더니 그녀는 만족스런 표정을 짓는 것이었다.

몇 해 전에 어떤 교사를 치료해 준 일이 있었다. 그 교사가 건강을 회복하고 나서 자기 제자 일 때문에 옛날에 모시고 있던 교장과 같이 와서 경험담을 들려준 일이 있다. 자기가 존경하는 선배의 자제가 있었는데 그 선배가 상처를 하고 후처를 얻었기 때문에 그 자제가 성적이 떨어지고 여러 가지 문제가 생기게 되었다는 것이다. 내가 치료한 그 교사도 그 선배의 자제가 어머니를 여의고 쓸쓸하고 허전한 마음에서 생긴 문제인 것으로 이해하고 꾸준히 따뜻하게 받아주고, 같이 놀러도 다니고, 대화의 상대가 되어 주고, 위로도 해주면서 따뜻한 관심을 베풀어 줌으로써 그 학생은 위기를 극복하고 독립된 사회인이 되었다는 얘기였다.

교사는 위의 두 가지 예로 보아서 제자의 일생을 좌우하는 결정적인 역할을 할 수 있다는 것을 알 수 있을 것이다. 교사는 제자가 가정에서 받은 마음의 상처, 해로운 영향을 중화시키고 교정해 주는 중대한 영향력을 미칠 수 있는 귀중한 존재임을 자각해야 한다. 이러한 스승이야말로 부모 이상으로 섬기지 않을 수 없는 스승인 것이다.

삼국지를 보면 이런 말이 있다. 제갈공명이 조조를 무찔러 한실(漢室)을 다시 일으키기 위해서 싸웠으나 성공을 못 하고 다시 조조를 치기 위해 나라를 부강하게 하고 힘을 길러야 했다. 나라를 부강하게 하기 위해서는 교육이 근본이고, 교육의 근본은 사제의 관계가 근본이라고 했다. 이 관계라는 것은 사람을 다루는 모든 사람에게 요청되는 핵심이다. 나라를 다스리는 위정자는 국민과의 관계가 서로 믿고 존중하는 관계없이는 바른 정치가 이루어질 수 없고 환자를 치료하는 의사도 그렇고, 교육을 담당하는 교사도 그렇고, 목사나 신부 승려도 마찬가지고, 가정의 부모 직장의 상사도 마찬가지다. 인생만사가 건전한 대인관계 없이는 올바르게 진행될 수 없다.

오늘날 우리 사회에서는 교육이 나라의 근본인데도 불구하고 콩나물 교실에다가 교사들의 대우는 일부 사립학교나 소위 일류공립학교 교사의 일부 외는 생활의 어려움에서 헤매고 하는 상황에서는, 훌륭한 스승이 되어 달라는 말이 나오질 않는다.

아이들은 선생님, 특히 초등학교 선생님을 부모 이상으로 존중하는 경우가 많다. 특히 교사와의 관계가 좋고 부모와의 관계가 좋지 못할 때에는 더욱 그렇다. 어릴 때는 선생님이 제일 훌륭한 줄 알고 교사가 되겠다고 생각했다는 사람을 흔히 볼 수 있다. 이렇게 어린이들이 교사에 대한 기대가 크기 때문에 교사의 좋지 않은 인격이나 태도가 어린이에게 미치는 나쁜 영향도 그만큼 크다는 것을 우리는 간과할 수 없다. 노이로제가 심해서 가정에서 외부 사람과 접촉을 시키지 않던 아이가 낯선 사람이 많은 학교에 가기를 두려워하는 아이도 있지만 가정에 불만이 있는 아이는 학교에 가기를 고대하는 경우가 많다. 가정으로부터 탈출해서 선생님이나 아이들과 새로운 대인관계를 맺어보려는 건전한 힘의 발동이라고 볼 수 있다.

어떤 여학생은 계모 밑에서 자라는데 담임선생님이 가정방문을 와서 살림살이의 정도를 보고 간 뒤에는 태도가 달라져 그런 집이 아닌데? 하고 불만을 표시한 것이 계기가 되어 담임선생을 보면 불안해지고 노이로제 증상을 일으킨 경우도 있다. 생활수준으로 봐서는 응당 담임교사에게 물질적인 사례를 할 만한데 안 한다고 제자에게 불만의 태도를 표시하는 교사로서의 자질이 부족한 교사가 있다. 훌륭한 교사가 많은 반면에 이렇게 교사의 생각에 따라서 자모로부터 물질적인 증여가 없다고 해서 어린이들을 무관심 내지 냉대하거나 미워하는 경우가 적지 않다고 한다.

이러한 경우에는 사제의 관계가 파괴될 뿐만 아니라 가정에 있어서 어린이에 대한 강한 뒷받침이 없을 때에는 어린이에게 심히 해로운 영향을 미치게 된다. 부유한 자모들로부터 물질적인, 금전적인 증여를 받은 것은 교사의 생활이 보장되지 않는 한 어느 정도 정당한 보수를 받는 것으로 생각이 될 수 있는 일이지만 차별대우를 한다는 것은 교사의 역할을 망각했다고밖에 볼 수 없다. 어린이의 필요에 따라 그냥 두어도 잘 자라고 공부를 잘하는 아이도 있는 반면, 교사의 관심이 많이 가야만 되는 어린이도 있는 것이다. 어린이를 잘 이해하고 규율보다도 어린이의 성장을 위주로 하는 담임선생 밑에 있다가 딱딱하고 교실에서는 어린이들이 꼼짝도 못하게 만들어야만 안심이 되는 인간미가 부족한 담임선생으로 바뀜으로 해서 어린이가 잘하던 공부를 하기 싫어하고 신경질을 부리고 학교에 가기 싫어하는 경우도 있다.

이럴 때에는 다행히 부모가 학교에서 일어난 변화를 일찍이 발견하고 가정에서 특별한 관심을 베풀어 주고 담임의 태도에 대한 주의를 환기시켜서 고쳐 주지 못하면, 다시 말하면, 부모도 모르고 담임도 모르게 지나게 되면 어린이의 장래에 지대한 악영향을 끼치게 된다.

요는 부모의 정신이 건강하지 못하면 직업이 목사나 정신과 의사, 심리학자라 하더라도 자녀 교육이 건전하게 이루어질 수 없는 것과 마찬가지로 교사가 아무리 관념적으로 정신건강의 원리를 이론적으로만 알고서는 어린이에 대한 교육이 충분히 이루어질 수 없다. 정신건강의 이론을 몸에 익히고 자기 문제가 있으면 자기 문제를 해결하는 노력을 게을리하지 않고 자신의 정신건강을 도모하고 어린이에 대한 이해하는, 사랑하는 마음가짐을 갖는 것이 중요하다.

노이로제의 정복

질병과 불안

'강녕(康寧)'은 몸이 건강하고 마음이 편안한 것으로 옛날부터 오복(五福)의 하나였다. 요샛말로 한다면 심신이 건강한 것을 의미한다. 참으로 많은 사람들이 심신의 건강을 바라고 있다. 아마도 정신이 불건전해도 심한 사람이 아니면 심신의 건강을 바라지 않는 사람이 없을 것이다. 아무리 천재적인 머리를 갖고 부귀를 누린다고 할지라도 심신의 건강 없이는 복된 인생이라고는 볼 수 없을 것이다. 어떻게 보면 오복 중에도 으뜸가는 것으로 확대 해석할 수 있는 것이 '강녕'이 아닌가 한다.

서양 사람들은 정신과 신체를 따로 떼어서 '건강한 정신은 건강한 신체에 있다'는 말이 내려오다가 요사이는 오히려 건강한 정신에 건강한 신체가 있을 수 있다는 다른 면을 강조하고 있다.

마음에서 생기는 몸의 고장을 알게 되었기 때문이다. 마음이 편치 않으면 몸도 편할 수 없다. 이것은 주로 20세기에 들어서서 정신분석학이 발달한 결과이다.

그래서 이러한 마음에서 생기는 병을 정신신체질환(精神身體疾患)이라고 한다. 동양에서는 수천 년 전부터 마음에서 병이 생기는 것을 알고 '화병'이라고 했다.

소위 선진국에 있어서는 가난함과 몸의 병이 거의 해결되고 보니 국민보건 문제에서 가장 으뜸가는 것이 정신보건 문제로 되어 있고 예산도 가장 많다. 미국 같은 나라는 정신병 치료비는 고사하고 정신병연구에 사용되는 예산만해도 우리나라 정부예산 전체보다도 더 많을 정도다. 우리나라는 빈곤을 벗어나지 못하고 있기 때문에 나병, 결핵, 기생충, 기타의 신체병이 해결을 보지 못하고 있다. 병이 나도 치료나 진찰도 받지 못하는 사람들이 대부분이라고도 볼 수 있다. 그러나 마음의 평안, 정신 건강의 문제는 빈곤과 신체병이 해결을 볼수록 더욱 큰 문제로 확대된다.

미국, 스위스, 덴마크 등 국민소득이 높은 나라일수록 자살, 살인, 알코올중독의 수가 많다. 그러므로 정신건강의 문제는 20세기 인간이 부딪치고 있는 최대의 문제라고도 할 수 있다. 20세기는 정신의 불건강이 전면화된 세기라고 볼 수 있다. 그런데 현대를 특징짓는 말들에 여러 가지가 있다. 불안의 세기, 공포의 세기, 세기(世紀)의 병, 인간의 자동기계화, 비인간화, 권태, 자기상실, 이러한 말들로써 많은 사람들이 현대에 살고 있는 우리들의 상황을 표현하고 있다.

이것은 서구문명의 모순을 드러내는 증상을 말하는 것이다. 이것은 개인의 노이로제를 말하는 것이 아니라 소위 정상적인 사람들까지 걸려 있는 사회 노이로제를 말하는 것이다.

고대에도 불안이 없었던 것은 아니다. 그러나 그 당시는 오늘날과 같은 전면적인 불안은 아니었다. 현대는 이데올로기의 대립과 과학과 생산의 발달로 인한 급격한 사회변동에 따르는 전면적인 불안이요, 고도로 발달된 무기로 인한, 언제 전 인류가 없어질지 모르는 그러한 종류의 불안이다. 고대인은 주로 자연의 위협에 직면하여 불안을 해소시키는 두 가지 길을 발전시켰다.

도(道)와 신

한 갈래는 주문(呪文)을 외운다든지 기도를 드리는 내 마음을 조작함으로써 불안의 근원에 눈을 가리는 길이었다. 이 길은 종교의 길이요, 즉 주술(呪術) 또는 마술(魔術)이다. 이것이 신학(神學)으로 발전하여 서양의 전통적인 철학으로 발전하였다. 이 같은 현실을 변경시켜서 불안을 없애는 것이 아니고 불안이 일으키는 현실은 그대로 두고 머릿속의 관념을 조작하는 방법이다.

다음 한 갈래는 현실을 변경시켜서 불안의 원인을 해결하는 방법이다. 이것은 배가 고프면 사냥을 하든지 농사를 지어 배를 불리는 방법이다. 즉 기술(技術)이다. 이 기술에서 과학이 탄생하고, 현대 서양문명을 이룩한 것이다. 서양문명은 주술의 후예(後裔)인 신학이나 철학, 다시 말하면 신과 과학의 두 가지 기둥 위에 서 있다.

그러나 키르케고르나 니체로부터 시작된 신의 상실로부터 서양사회의 불안은 전면화하기 시작하였다. 서양사람은 르네상스로부터 시작해서 절대 군주나 신의 질곡(桎梏)을 벗어나기 시작하여 타인과의 경쟁, 타민족의 정복, 자연의 정복에 골몰해 왔다. 그러한 결과는 오늘날 그들이 부르짖는 인간의 자기 자신으로부터 소외(疎外),

타인으로부터 소외, 자연으로부터 소외되는 그들이 말한 불안의 세기, 세기의 병을 낳게 된 것이다. 이러한 병은 이미 르네상스에서 통제 없는 본능의 해방으로부터 본연의 자기와 대립하고 타인과 자연과 대립한 필연적인 결과라고 하겠다.

이러한 위태로운 정신적 상황을 의식하기 시작한 서양사람들은 실존사상(實存思想)과 정신분석이나 실존분석이란 정신치료를 창조했다. 이러한 실존사상이나 정신치료를 깊이 추구한 결과, 이 두 가지는 다 미흡(未洽)한 서양사상이란 것을 일부에서는 깨닫고, 서양사상에서 부족한 점을 보충하려는 경향이 나타나고 있다.

한편으로 우리 동양 사람들은 서양 사람보다 앞선 기술이나 과학이 있었지만 문제는 자신이나 타인, 자연과의 대립에서 해결되는 것이 아니라 나 자신을 정복하고, 나 자신이 내부와 타인과 자연과의 조화를 이루자는 데 골몰하고 기술을 경시하였다. 이 동(東)과 서(西)의 병폐는 동에서는 기술을 얕보고 도에 치중한 결과이고 서에서는 도를 모르고 기술에 치중한 결과다. 동양의 도는 서양의 신에 의지하는 것과 정신적인 점에서 공통되지만 전혀 성질이 다르다.

도에는 신이 없고, 공상이나 망상을 허용치 않고, 현실에 투철하고 철저한 자각(自覺)이 목표다. 서양의 신은 어린아이가 아버지를 대하듯 나를 보호해 주고 의존하는 대상이다. 도에서는 이러한 존재를 허용치 않는다.

그러므로 의지할 아버지가 없는 것을 깨달은 서양 사람의 자기 구제에 남은 길은 일찍이 동양 사람이 수천 년 닦아 온 도밖에 갈 곳이 없지 않나 생각이 된다.

원인의 검토

보통 우리가 늘 말하는 병원에 가서 치료를 받아야 할 노이로제는 대략 어느 나라나 전 인구의 1할 내지 3할로 추정한다. 노이로제는 남녀, 노소, 빈부, 유식, 무식을 가리지 않고 젖먹이에도 있다.

우리나라 중·고등학교, 대학생의 경우 적어도 3할이 노이로제나 정신병 환자라는 것이 조사에 드러나고 있다. 가정주부인 경우는 그보다도 훨씬 많다. 우리나라에 노이로제 환자는 300만 내지 1000만 명으로 추정되고 정신병 환자는 60만 명으로 추정된다.

그러나 현재 우리나라의 국·공·사립 정신병원의 수용능력은 천명 정도밖에 안 된다(1992년에는 1만 6107명). 그러면 대부분의 환자는 무엇을 하고 있나. 대부분은 가정에서, 직장에서 병인 줄을 모르고 있다. 어떤 이는 다방, 당구장, 영화관, 술집을 방황하고 절에 가서 수양을 하거나, 교회나 유사종교에서 구원을 받으려고 하고 등산, 낚시질로써 고통을 면해 보려고도 한다.

약방에 가서 신경안정제를 사 먹거나 무슨 드링크니 하는 등속을 복용, 각종의 좋다는 약, 한약·보약을 먹기도 한다. 조금 병에 대한 자각이 있는 환자는 내과나 신경외과에 입원을 하거나 다닌다. 그러나 신경외과는 수술을 하는 병을 다루는 곳이지 노이로제나 정신병은 전연 전문 밖의 일이다.

큰 도시의 유명한 내과의 환자의 7, 8할 이상이 내과병이 없는 노이로제 환자이고 어떤 개인 내과 병원에서 사용하는 어떤 종류의 신경안정제의 수량이, 큰 종합병원 전체에서 사용하는 양보다 더 많다는 것을 보면 가히 짐작이 될 것이다.

근래에는 중·고등학교에 교도교사가 생기고 대학에서 카운슬러가 생겨서 많은 학생들이 상담에 응하고 어려운 환자는 전문의사에 의뢰하게 되었다. 그러면 이러한 사회 노이로제로부터의 해방은 첫머리에서 말한 바와 같이 도를 바탕으로 기술을 섭취하여 건전한 사회를 건설함으로써 이루어질 수 있다.

이러한 건전한 사회가 건설이 되고 직장, 학교, 각 가정 내의 인간관계가 원활히 돌아간다면 개인 노이로제도 없어질 수 있다. 그러나 인간 사회가 그러한 유토피아가 되기란 불가능하다. 우리는 그러한 사회를 목표로 무한히 접근하려고 노력할 따름이다. 그러한 개인이나 가정에 따라서는 노이로제 발생을 미리 예방하고 극복도 할 수 있다. 그것은 노이로제나 정신병의 원인을 검토하면 어떻게 해야 된다는 것을 알 수가 있다.

친자관계

모든 노이로제 정신병의 근저에는 친자관계의 장애가 있다. 친자관계의 잘못을 바탕으로 하는 노이로제적 성격이 토대가 된다. 무능하거나 폭군적인 아버지가 원인의 일부가 되는 경우가 있지만 이러한 아버지로부터 자녀를 보호하지 못한 무력한 어머니, 전 가족을 뒤흔드는 어머니, 어머니와 자녀와의 관계가 가장 중요하다.

그러기 때문에 정신분열병을 일으키는 어머니라는 말이 정신의학에서 사용된다. 말로는 무엇을 하라고 하면서 표정은 그것을 원치 않는 그런 어머니를 정신분열증 환자의 어머니에서 본다. 이러한 어머니 밑에서 자라는 자녀는 눈치를 따라야 할지, 말을 따라야 좋을

지 모르기 때문에 정신이 분열된다. 사람이 서로 마음속에 있는 것을 자유롭게 표현하고 받아주고 이해를 하는 경우에는 노이로제나 정신병은 있을 수 없다.

단지 세상은 그런 사람이 드물기 때문에 그러한 세상에서 살아갈 수 있는 저항력을 기르기 위해서 자녀가 감당할 수 있는 심리적인 스트레스를 가함으로써 '심리적인 예방주사'를 놓는 것을 잊어서는 안 된다. 무턱대고 아이들이 하자는 대로만 해도 안 되고 너무 간섭을 해도 안 된다. 부모의 정서와 인격이 성숙되고 부모들 자신이 자랄 때 문제가 없는 경우에는 자녀들은 저절로 건전하게 자란다.

그렇지 못할 경우에는 아무리 노력을 해도 노력을 할수록 더욱 더 해독을 끼친다. 그러한 경우에는 차라리 좀 무관심하게 되는 것이 낫다. 어떨 때는 지나치게 사랑하고, 어떨 때는 미워하는 태도가 가장 좋지 않다. 아버지는 아내를 사랑하지 않기 때문에 자녀를 위하고 어머니는 남편에 대한 불만 때문에 자녀들에게 신경질을 부리는 경우에도 자녀들은 노이로제가 된다.

부부간의 불화의 심적 부담, 가정 내의 긴장도 자녀의 노이로제의 원인이 된다. 아버지의 편을 들 수도 없고 어머니의 편도 들 수 없는 심적 부담이 성장한 뒤에 노이로제나 정신병으로 터져 나온다.

사춘기에 이르러 반항기에 노이로제로부터 해방될 기회를 가진다. 이때에 자기를 내부로부터 압박·구속하는 내 마음속에 들어있는 부모로부터 해방이 되려고 하는 것이 반항이다. 이때에 왜 그런 행동을 하는가 원인을 캐서 이해를 해주고 정당한 반항을 받아줄 것 같으면 그전에 받았던 마음의 상처를 회복하고 건전한 사회인으로 성장할 새로운 출발을 할 수 있게 된다.

그러나 대부분의 경우는 불행하게도 이전에 자녀의 심정을 이해 못하는 부모이고 보니 그렇게 되질 않는다. 여태까지는 얌전하고 문제가 없던 아이가 나빠졌으니 버릇을 고친다고 무조건 더욱 압력을 가하고 구타까지 하게 된다.

이 싸움에서 져서 다시 수그러지면 다년간의 심부정신치료(深部精神治療)를 받아야만 될 노이로제 정신병이 여러 해 후 또는 곧이어 발병한다. 학교의 선생님도 마찬가지 반응을 일으키는 일이 많다. 그러나 때때로 훌륭한 선생님이나 교도 교사가 있어 이러한 학생의 반항의 원인을 밝혀 본인의 심정을 이해해 주고 부모들에게 본인의 심정을 이해시키는 데 성공할 경우에는 큰 도움이 된다.

부부가 서로 사랑하고 있으면서도 남편의 성격이 무뚝뚝해서 아내에게 사랑의 표현을 하는 기술이 습득되어 있지 않거나 남편의 직업이 경관, 선원, 실업가, 정치가, 은행가, 신문기자, 학자 등 부인과의 접촉, 다시 말하면 부부간의 대화가 잘 이루어지지 않을 경우에 일어나는 불면, 두통, 우울, 식욕이 없어지고 모든 것이 귀찮아지는 증상은 정신치료를 하는 정신과 의사를 찾아서 부부 치료를 받게 되면 쉽게 해결되는 경우를 많이 경험한다.

노이로제의 임상치료

대부분의 노이로제가 어릴 때부터의 친자관계의 장애로 인한 노이로제적인 성격이 밑바닥에 있기 때문에 일단 발병하면 어릴 때 받은 마음의 상처의 깊이에 따라 다르지만 일주일에 몇 번씩 수년간의 정신 분석적인 정신치료를 받아야 한다. 우리나라나 외국에서나 정신과 의사의 대부분은 물리적인 치료나 약물치료를 하고 정신치료, 특히 심부정신치료를 하는 의사는 수가 적고 특별한 훈련을 더 받고 환자를 치료하기 전에 자기 자신부터 먼저 치료를 받아야 한다. 한 의사가 죽을 때까지 하는 정신분석치료는 백 명을 넘지 못한다는 것이 문제다. 그러나 현재 있는 치료 중에서는 정신분석이 가장 좋은 완치요법이라는 것이 일반적으로 인식되고 있다. 너무나 비대중적인 치료라고 볼 수 있다. 그러기에 미국 같은 나라에서는 부유한 영화배우들, 실업가들이 정신치료를 받는 이가 많고 중산계급 이상이 정신치료를 받고 중산계급 이하는 물리적인 치료와 약물치료밖에 받지 못하는 것이 실정이다.

우리나라에서는 부인 환자들은 정신치료가 성공이 되려면 남편이나 가족의 협력이 없이는 거의 불가능하다. 대부분은 어떻게 간단하게 약이나 주사로써 고쳐주기를 원한다. 환자는 가만있고 의사가 고쳐 주기를 바란다. 그러나 정신치료는 본인이 자기 스스로 병을 고치겠다는 굳은 신념이 있기 전에는 아무리 훌륭한 의사일지라도 고칠 수가 없다. 그런 경우에는 가족의 협력으로 의사에게 데리고 오면 의사와 만나는 동안에 자기 자신에 대한 책임을 각성시키는 것이 치료의 첫 목표다.

그러나 심부정신치료에 있어서는 설득이나 지시가 없다. 이것이 처음엔 환자에게는 대단한 불만이다. 환자가 의사일 경우에도 마찬가지다. 왜 설교나 지시를 하지 않는가 하면 그것은 아무런 효과를 발생하지 않을 뿐만 아니라 치료를 방해하기 때문이다.

그러면 환자 자신이 한다면 의사가 무슨 필요가 있는가 하는 반문이 나올 것이다. 그러나 환자 혼자서는 되지 않기 때문에 병이 생긴 것이다. 의사는 환자가 자기 자신과의 대화를 할 수 있는 분위기를 마련해 주고 본인이 현재까지 감추어 두고 모르고 있었던 자기 자신조차 의식하지 못하는 자신을 자유롭게 표현을 시켜주고 본인이 모르고 있는 말이나 행동, 생각, 꿈의 의미를 밝혀주는 것이 치료하는 의사의 역할이다. 단기간의 치료로써 증상이 없어진 환자들은 정신치료로써 회복된 것을 모르고 자기의 마음을 고쳐먹어서 나았다고 한다. 바로 이러한 환자 스스로가 마음을 달리 먹게 하는데 도움을 주는 것이 정신치료의사의 임무다. 노이로제나 정신병의 원인이 항상 가정에 있기 때문에 가족이 협력을 할 경우에는 부부 치료, 또는 전 가족을 모아 놓고 하는 가족 치료도 한다.

노이로제는 건전한 사회, 가정을 건설함으로써 예방하는 것이 제일 중요하고 일단 걸리게 되면 정신치료를 받는 것이 최상의 길이고, 그것이 불가능할 때는 정신치료를 받는 것이 최상의 길이요, 그것이 불가능할 때는 약물치료나 기타 방법을 택할 수밖에 없다. 강녕이 달성되려면 좋은 체질을 타고 나서 부모의 따뜻한 사랑과 보살핌, 적당한 심신의 단련이 필요하다. 어린이의 심신의 발육은 영양만 구비되면 순전히 어머니와의 정서적 관계 여하에 좌우된다.

좋은 어머니, 아버지를 가진 사람은 복된 사람이다. 그렇지 못할 경우에는 그것을 달리 보충해야 한다. 자기 몸을 피로케 해서 병을 얻거나 정서적인 이유로 사고를 일으킨다든지 병에 걸려도 섭생을 하지 않는 것이 다 정신 건강의 문제다. 자기 몸을 건강하게 하려고 섭생을 하고 단련을 한다는 것은 정신건강의 문제이기 때문에 노이로제에서 해방된 사람은 신체적으로도 보다 더 건강해진다.

제2장

결혼,
그 안팎의
심리

독일의 철학자 쇼펜하우어는 부부관계를 두 마리의 고슴도치가 추워서 서로 몸을 가깝게 대려고 하니 침에 찔려서 떨어지는 것에 비긴 바 있다.

서로 기대고 의지하고 인정받고 사랑받고 싶어 하면서도 자기 배우자의 요구를 만족시켜 줄 책임은 잊고 상대편에게 바라는 것만 강하면 충돌이 생기고 적개심이 일어난다. 대부분 연애결혼의 실패는 이러한 지나친 기대, 상대편에 대한 일방적인 요구에서 빚어진다.

여자들의 버릇과
그 심리

바가지는 욕구불만의 증세

여자들의 버릇이 남자들의 버릇과 공통되는 점이 많고 남녀의 구별
이 뚜렷한 것이 아니라 남성적인 여성이 있고 여성적인 남성이 있
다. 여성적인 요소가 많은 것이 여성이고 남성적인 요소가 많은 것
이 남성이다.

　고쳐야 될 버릇이니 곧 나쁜 버릇을 말하는 것으로 해석해야 될
것 같다. 남자들에게 여자의 나쁜 버릇이 뭐냐고 물으니 남성들은
'바가지 긁는 것'이라고 한다. 요사이 남편들은 여자는 돈만 주면 좋
아한다는 말도 한다. 또 바가지는 전혀 긁지 않아도 남편은 불만을
느낀다. 바가지는 뭔가 남편에게 불만이 있어 긁는다. 남편이 나를
소홀히 한다. 사랑을 주지 않는다. 좋은 옷을 사주지 않는다. 친정식
구를 소홀히 한다. 돈을 많이 벌어들이지 않는다. 출세를 못 한다 등
등 요즘 흔히 말하는 욕구 불만에서 오는 것임에 틀림없다. 이것은
바가지의 원인을 남편이 알아서 해결을 해주면 없어지는 것이고 알

수가 없으면 물어보거나 물어서 알 수가 없으면 연구를 해야 하고 연구를 해도 알 수 없으면 정신과의사의 진찰을 받아야 한다.

여자 편으로 본다면 바가지를 긁는 이유를 남편에게 알려서 해결을 촉구해야 할 것이고 해결이 불가능한 현실이라면 단념을 해야만 하는 것이다. 바가지를 긁는 동안에는 남편에게 희망을 걸고 있는 것이 분명하여서 바가지를 전혀 긁지 않는 것이 좋지 않다는 이유가 바로 여기에 있다. 즉 전혀 바가지를 긁지 않는 것은 부부간의 대화가 단절된 상태, 말하자면 희망을 걸지 않은 것이고 부부간의 관계가 더욱 악화된 상태는 무관심한 상태이다. 그래서 마누라에게 애정을 가진 남편은 다소의 바가지는 싫어하지 않는다.

여자들은 남자보다 요구가 남자보다 많다. 여자는 남자보다 자라날 때 책임을 지우지 않기 때문에 의존심이 많고 스스로가 자기 운명을 개척하려는 것보다 남이 해주기를 바라고 일이 안 되고 욕구충족이 안 되면 남을 원망하는 경향이 많다. 이것은 남녀를 막론하고 미숙한 사람의 공통적인 특징이지만 여자에게 그런 경향이 많을 따름이다. 이것은 여성교육의 과정에서 자기 책임은 자기가 지고 여성이라고 너무 보호를 하는 경향을 없이 하고 여자 스스로가 할 수 있는 책임을 확대해 나감으로써 고쳐질 수 있는 것이고 그러한 노력으로 개선되는 바 없으면 정신치료를 받아야 하는 것이다.

거짓말로 체면유지

여자의 거의 천성적인 버릇의 하나는 거짓말이다. 이것은 순진한 남자 특히 이성교제를 처음 시작하는 청년들을 괴롭히는 버릇이다. 여자의 거짓말은 보통 남자들이 생각하는 거짓말과 좀 성질이 다르다. 여자의 거짓말은 큰 악의가 있다기보다 체면을 유지하기 위한, 거의 본능적인 거짓말이다. 남자가 영화구경이나 놀러 가자면 일단은 거절을 해본다. 특히 아직 둘 사이가 그렇게 깊게 되기 전에는 그렇다. 속으로는 가고 싶지만 겉으로는 거절을 해본다. 남자의 관심의 깊이를 테스트하면서 자신의 체면을 유지하고 가치를 높이자는 것이다. 이러한 여자들의 거짓말을 말 그대로 받아들이고 말 뒤에 숨어 있는 마음을 진단하지 못하면 남자들은 어찌할 바를 모른다. 이런 버릇은 약한 여자의 자기보호를 위해서는 퍽 효과적이지만 순진한 남자에게는 말할 수 없는 고통을 주는 버릇이다.

소극적인 방법의 엄살

여자에게 많은 버릇의 하나는 엄살이다. 엄살은 약한 사람이 남의 힘을 빌리기 위한 하나의 수단이다. 엄살은 바가지보다도 소극적인 방법이다. 바가지는 공격을 하고 요구를 표시하고 있는 것이 뚜렷하지만 엄살은 요구의 표시가 뚜렷하지 않다. 이것은 상대방의 주목을 끌어 사랑을 받아서 요구를 표시할 힘이 없거나 그런 처지가 되지 못할 때 이러한 버릇이 발동한다.

우리나라 여자들이 일이 마음대로 되지 않으면 바가지가 아니면 이 엄살로써 문제를 해결하려는 경향이 많다. 그래서 옛날 노인들은 엄살병이란 말을 흔히 썼다. 뜻대로 되지 않으면 골이 아프다. 어지러워 일어나지 못하겠다, 입맛이 없다, 가슴이 답답하다 등등의 증세를 호소하지만 내과의사에게 가서 진찰을 해도 뚜렷한 증세는 보이지 않는다. 이러한 병은 자기 마음을 알아달라는 호소의 뜻을 가지고 있기 때문이다. 웬만한 엄살은 그 마음을 알아서 이해해주고 문제를 해결해 주면 낫지만 엄살의 근원이 어린 시절부터의 뿌리 깊은 문제에 연유할 때에는 정신치료를 받지 않고서는 해결이 불가능하다.

잘 토라지는 여자

또 하나 여자에게 많은 버릇은 토라지는 것이다. 토라지는 것도 엄살과 유사한 점이 있다. 마음에 맞지 않으면 토라진다. 자기는 아무것도 하지 않고 충분한 의견 교환을 않고서 상대방이 어떻게 해주는 것을 강력히 요구하는 마음이다. 의견교환을 하게 되면 상대방 입장도 이해를 해야 하나 내게 불리하기 때문에 대화를 단절해 버린다. 이러한 버릇도 어린 시절에 길러진 버릇으로서 주위 사람을 괴롭히고 자기 자신을 고통 속에 몰아넣는다. 남자의 경우에도 볼 수 있는 일이지만 여자에게는 대단히 빈번한 현상이다. 요는 약한 자의 최후 수단의 하나다. 토라지는 일이 많은 사람은 어린 시절에 가정에서, 특히 부모로부터 은근히 배척을 받은 경험에서 생기는 버릇이다. 뿌리가 깊지 않으면 주위 사람이 잘 이해를 해주고 본인이 자기 버릇을 잘 인식하고, 마음의 여유와 자신이 생기면 고쳐질 수 있지만 뿌리가 깊은 경우에는 정신치료를 받기 전에는 고치기 어렵다.

지나친 질투심

남자에게도 질투심이 많은 사람이 있지만 여자는 질투심이 많은 사람이 예부터 많은 것으로 되어 있다. 샘이 많은 사람이 옆에 있으면 아주 귀찮아진다. 남이 자기가 갖고 있지 않은 것을 가지고 있으면 샘이 나서 가져야 할 텐데 그렇게는 안 되고 못 가지면 배가 아프고 무슨 짓을 해서라도 손에 넣어야 한다. 친구나 누가 다른 사람과 가깝게 지내는 것을 봐도 배가 아프다. 이런 사람은 옆에 있는 사람에게 귀찮은 존재일 뿐만 아니라 매사에 배가 아프니 본인의 고통이란 말할 수 없는 것이다.

이러한 버릇은 대체로 뿌리가 깊고 본인은 나쁜 버릇으로 생각하지 못한다. 나쁜 버릇으로 생각할 정도로 증세가 약한 경우에는 본인의 노력으로 조금씩 고쳐갈 수 있겠지만 대개의 경우에는 샘에 사로잡혀 자기를 객관적으로 돌아볼 마음의 여유가 없다. 이러한 버릇은 부모가 자녀들에게 경쟁적인 상황을 만들어 부모의 사랑을 쟁탈하는 형제간의 갈등을 일으키는 경우에 싹튼다.

부모의 사랑을 골고루 분배를 못 하고 자녀들이 샘을 내게 만든데서 생기는 버릇이다. 역시 뿌리 깊은 샘은 정신치료가 아니면 고쳐지기 어렵다.

남성을 적대시하는 버릇

여자가 남자를 너무 좋아한다든지, 너무 적대시하는 버릇도 문제다. 남자를 너무 좋아하는 여자는 어릴 때 너무 일찍이 성적자극을 심하게 받은 경우가 많다. 남자를 적대시하는 여자는 어머니로부터 남성에 대한 좋지 않은 인상을 주입 당했거나 남자와의 경험이 대단히 좋지 못한 데서 유래한다. 전자는 어머니가 남성과의 접촉에서 좋지 못한 인상을 받은 것이 딸에게로 옮겨지는 것이고 후자는 남자들이 나를 거들떠보지 않는다, 내게 관심이나 사랑의 표시가 없다, 또는 남성에게 배반당한 감정이 청산되지 못했다 등등 이유로 생긴다.

이러한 여성은 결혼생활이 불행하게 되기 쉽다. 매력이 없어서 아무도 내게 관심의 표시도 없고 구혼하는 남자도 없고, 그래서 나는 무한히 남성의 손을 기다리고 있는 상태가 오래 지속이 되면 남성에 대한 갈구가 점차로 증오의 감정으로 전환된다. 이런 상태가 오래된 뒤에 결혼생활에 들어가서 이 감정이 풀리지 않으면 행복한 결혼생활은 있을 수 없고 이혼을 하거나 불행한 나날을 보내야만 한다.

여성은 남의 일을 지나치게 돌봐주려는 버릇도 있다. 이것도 따지고 보면 남을 위한다는 것보다 남의 사랑을 받기 위해 미리 남에게 혜택을 입히는 의존심의 발로다. 보답이 없으면 원망과 적대시가 뒤따른다.

불안에서 오는 버릇들

말이 많은 버릇도 있다. 이것은 말을 하지 않고 있으면 불안해서 못 견디기 때문이다. 가만히 있으면 못난 것 같이 느끼거나 타인으로부터 소외되고 고립된 느낌을 참을 수가 없어 한없이 얘기를 늘어놓는다.

그 내용은 번번이 자기를 과시하자는 내용이 아니면 남의 결점을 꼬집는 얘기다. 이러한 여성은 열등감을 극복하고 고독으로부터 벗어나야만 버릇이 고쳐진다.

신경질적으로 머리를 만지는 여자, 혀를 날름거리는 여자 등, 이 모든 버릇이 마음의 여유가 없고 불안해서 생기는 버릇이고 남의 주의를 끌어 보자는 의도가 작용한다. 모든 좋지 않은 버릇은 불안해서 오는 것이고 노이로제의 증상이고 뿌리가 깊은 경우에는 정신 치료를 받지 않고는 고치기가 어렵다.

중성화되어 가는 시대

다음으로 오늘날 우리나라 현대여성에 생긴 새로운 버릇들에 대해서 생각해 보고자 한다. 근래 우리나라에서 흔히 듣는 얘기는 여자는 남성적으로 되고 남자는 여성적으로 되어간다는 것이다. 교수들이 학생들을 데리고 해인사나 속리산 법주사 같은 데 수학여행을 가면 남학생들은 비교적 조용한데 여학생들은 밤늦게까지 춤을 추고 떠들어 다른 손님들도 잠을 자지 못할 지경이라고 한다. 지금까지도 그런 경향이 있지만 학교를 나와도 남자들은 직장을 구하기가 어렵지만 여자들은 취직이 쉽게 되었다. 남편보다 아내의 수입이 더 많은 경우도 있다. 옛날에는 양가의 딸은 직장을 가지는 것이 좋지 않은 것으로 되어 있었지만 지금은 그렇지가 않다.

매일같이 신문에는 여자들의 계가 깨어져 농성을 하거나 자살을 하는 등 소동이 보도되고 있다. 양가의 자녀들의 깡패, 불량소녀, 노이로제나 정신병, 가출소동이 벌어지고 있다. 이러한 현상은 개인의 명예에 관한 문제이기 때문에 보도되는 일이 없어 일반은 잘 모르지만 학교나 경찰이나 이런 청소년들을 다루는 전문가들에게는 알려져 있는 사실이다. 이러한 모든 현상은 경제적   사회적 혼란이 원인이고 외래사조를 바로 소화하지 못하는데 연유된다.

이러한 문제는 우리나라에 두드러지게 나타나고 있지만 세계 공통적이기도 하다. 미국 같은 나라에서는 여성들 자신의 비판으로 나타나고 있다. 미국에서는 가정에서 어머니가 휘두르기 때문에 남자아이는 이때 생긴 여성에 대한 공포 때문에 어른이 되어도 25%는 동성애의 경향을 나타내고 있다고 한다.

어느 나라 여자를 막론하고 여자는 정서적으로 남자에게 기댐으로써 만족이 오는 법인데 남자에게 기대지 못하니 여자의 불행이라는 비판이 여성들 자신에 의해서 제기됐다. 사회진출과 남녀평등운동은 여자를 불행하게 만들고 가정생활의 불행을 가져왔다는 결론이다.

우리나라의 경우는 남녀평등이 아니라 여자는 여자이니까 노력을, 일을 덜 하거나 잘못해도 비난을 받을 수 없다. 그 대신 남자가 누리는 권리는 다 가져야 한다는 식의 발전이다.

우리나라 여자들이 이러한 사고방식으로 미국으로 가서 그러한 사고방식이 통용되지 않기 때문에 몹시 고초를 겪는다. 심한 경우에는 남편이나 자녀에 대한 책임이 마치 여자의 자유를 구속하는 것으로밖에 느끼지 않는다. 여성해방이 남편과 자녀에 대한 의무로부터 해방되는 것으로 착각하고 있는 듯이 보이는 여성들이 불어나고 있다. 전통적인 재래의 것은 그릇된 것이고 제대로 소화도 안 된 새로운 것은 무조건 좋다는 태도다. 그러면서 재래의 제도나 관습에서 여자에게 이로운 것은 될 수 있는 대로 보유하려고 한다.

옛날에는 삼종지도(三從之道)라고 여자에게는 항상 어른이 있었지만 지금은 많은 여성 중에는 안하무인격인, 부모도 없고, 남편도 없고, 자식도 없는 이러한 모든 존재에 군림하자는 여성들이 나타나고 있다. 이것은 주어진 자유를 누릴 준비가 되어 있지 못하기 때문에 여성의 역할에 대한 전통적인 것을 포기하고 새로운 역할을 자각하지 못하는 데서 초래된다.

에너지 과잉의 증세들

교육문제를 예를 들어 본다면 우리나라 교육이 자녀들을 유치원부터 대학까지 소위 일류교에 보내려는 데 혈안이 되어 일대 혼란을 일으키고 있다. 소위 교육에 있어서의 치맛바람이 문제다. 문교부의 고위당국자들은 교육의 정상화를 정책적으로 결정하고 명령을 각급 학교에 시달하지만 그들의 가정에서는 여자들의 의사를 꺾을 수가 없어 자기네들이 시달한 명령을 스스로 어기지 않을 수밖에 없게 된다.

식모를 여럿 두고 빨래도 밥도 할 필요가 없는 여자들은 어떻게 하면 다른 여성들과의 경쟁에서 이겨볼까 하는 데 혈안이 된다. 학교에 가서 치맛바람을 일으키거나 각종의 모임에 다닌다, 동창회를 한다, 계를 한다, 화투놀이를 한다, 심한 경우는 도박을 하고 춤까지 추러 다닌다. 이것은 생활의 중심을 상실한 공백을 이러한 활동으로써 메우자는 것이다.

지식의 정도가 높고 사회적으로 지도적인 위치에 있는 여성들 중에 자녀교육에 있어 남녀평등을 실천한다고 남녀구별을 하지 않고 기르는 사람이 있다. 이것은 본인이 처녀시절 자라날 때에 여자라고 해서 부모나 조부모로부터 사람대우를 못 받고 집안의 다른 사내아이들만 대우를 받는 것을 경험해서 생긴 모욕감 때문이거나 아니면, 남자형제가 없어 특히 아버지가 딸을 남자아이들 같은 기대를 걸고 키웠을 때는 남성적인 역할이 몸에 배고 남자에게 지지 않을 뿐 아니라 남자 이상이다, 이런 관념이 뿌리깊이 박힌 여성에게 이러한 현상이 나타난다.

가정주부가 집안에 들어앉아 가득 찬 불만을 가슴에 안고 남편이나 식모, 자녀들에게 신경질을 부리는 것도 좋지 않은 버릇이지만 가정을 등한히 하고 자주 외출을 해서 남편이나 자녀들을 기다리게 할 때 여러 가지 문제가 생긴다. 남편의 바람이 여기에서 생기고 자녀들은 항상 집에 돌아오면 엄마를 찾는다.

"엄마 있어? 엄마 어디 갔어? 엄마 언제 와?" 하는 것이 그들의 첫 관심사다.

엄마보고 반드시 무엇을 해달라는 것도 아니다. 그저 엄마의 얼굴을 보는 것으로 만족을 느낀다. 엄마가 집에 있다는 것으로서 그들은 놀든지 공부를 하든지 한다. 엄마가 없는 날이 장기간 지속이 되면 마음의 허전함을 메울 길이 없어 학교에서 일찍 돌아와도 밖으로 나간다. 또는 집에 돌아오기 싫어 바로 집으로 돌아오지 않는다. 여기서부터 학교성적이 떨어지기 시작하고 여러 가지 문제들이 생긴다. 일단 문제가 나타난 뒤에는 좀처럼 바로잡기가 힘들게 된다. 남편의 경우도 마찬가지다. 가정에 취미가 없거나 집에 와도 바가지가 기다리고 있으면 통행금지 직전까지는 당구장을 돌아다니든지 대폿집을 다니다가 집에 와서는 잠만 자고 아침만 먹으면 출근해 버린다.

그러한 상태에서는 누구에게도 이득이 없을 뿐만 아니라 멀지 않은 장래에 가정생활에 해결하기 어려운 갖가지 문제가 발생할 것이고 일단 발생한 뒤에는 좀처럼 해결하기가 어렵게 된다.

주어진 자유를 적당하게

오늘날 우리나라의 여성들은 주어진 자유를 자신과 가족을 위해서 정당하게 행사하는 것을 배우지 않으면 안 될 시점에 도달하고 있다. 남녀평등이란 여자와 남자가 같이 되는 것을 의미하는 것은 아니다. 여성에게는 남성이 할 수 없는 일들이 많다. 자녀를 잉태하고 보호하고 가정을 돌보고 자녀를 보살피고 남편을 내조하고 이 사업 자체만도 무거운 짐이다. 이 사업을 대신해 줄 사람은 없는 것이다. 여성은 이러한 본래의 사업을 깊이 자각하고 이러한 여성의 역할에 대해서 자부심을 가져야 한다.

가정을 소홀히 하는 여성은 여성의 역할을 멸시하고 자신이 여성이라는 데 대해서 뿌리 깊은 모욕감·열등감을 가지고 있는 사람들이다. 앞으로의 사회는 여성이 여성이라는 데 자부심을 느끼고 여성은 남성이 할 수 없는 중대한 사업을 담당하고 있는 느낌을 가짐으로써 여성의 정당한 위치와 역할을 되찾을 수 있는 것이고 이렇게 함으로써 자손들의 장래와 미래의 사회가 밝아질 수 있는 것이다. 이러기 위해서는 여자아이들 교육에 있어 어릴 때부터 여자라는 데 대한 열등감을 주입시켜서는 안 될 것이며 여성의 역할을 명백히 인식시키고 여성의 역할에 대한 자부심을 갖게 해야 할 것이다.

결혼,
그 안팎의 심리

올바른 사랑의 자세에서

부모로부터 결혼이 저주스럽다는 그릇된 관념이나, 결혼에 대한 공
포심을 주입당한 사람이 아닌 이상 누구나 미혼의 젊은 남녀들은
결혼에 모든 희망을 걸어본다. 연애에 실패한 사람이 하나의 의무로
결혼에 임할 때에는 결혼에 대한 기대는 없다. 누렇게 활기를 잃은
처녀가 결혼을 한 뒤에는 혈색도 좋아지는 현상은 옛날부터 잘 알
려져 있는 사실이다. 이것은 결혼생활의 심리적이고 생리적인 자극
의 결과로 추측이 된다.

여학생을 가르쳐본 사람이면 누구나 경험하는 일이지만, 학생들
이 졸업을 하면 아름다워지고 결혼을 하면 더욱 아름다워진다. 그다
음에는 결혼생활의 행·불행과 경제력 여하에 따라 더욱 아름다워지
기도 하고 그 반대로 되기도 한다.

사춘기나 청년기의 남녀들은 장래에 대한 포부도 중요한 문제로
느껴지지만 이성에 대한 문제가 심각하게 마음속 깊이 자리를 잡고

도사리게 된다. 고독한 경우에는 더욱 이성의 사랑을 동경한다. 그 것은 번번이 사랑을 주고 싶은 것보다는 사랑을 받으려는 데 집념이 된다. 그렇기 때문에 자신이 먼저 누구를 사랑한다는 것을 부끄럽게 생각하고 누가 나를 사랑한다는 것을 자랑으로 생각한다. 사랑을 받고 싶어서, 애인이 보고 싶어 하는 것을 열렬히 애인을 사랑하고 있다고 착각한다.

이러한 사랑의 자세가 결혼 전이나 결혼 후에 바로 잡히지 못하면 환멸의 비애를 느끼게 된다. 연애결혼의 파탄은 이러한 서로 상대방의 사랑을 받기만 원하고 주려는 마음이 적기 때문에 일어나는 것이다.

어린 시절을 비교적 건전한 분위기 속에서 자란 남녀일 경우에는 점차로 사랑을 주고받는 것이 상호적이고 자연스럽게 될 수 있지만 사랑의 결핍이나 기타 여러 가지 결핍을 느끼던 사람은 이 결핍을 지나치게 추구하는 결과 무리를 하게 된다.

돈 때문에 너무 고생한 사람은 돈에 너무 집착하게 되거나 반대로 돈을 무시하는 척 보이기 위해서 돈을 생기는 대로 마구 쓰려고 든다. 교육의 결핍을 뼈저리게 느끼는 사람은 자녀의 성적에 지나친 관심을 집중시켜서 자녀들을 못살게 군다. 어릴 때 좋은 옷을 못 입어서 한이 된 사람은 자녀에게 좋은 옷을 입히지 못하면 우울해진다.

특히 여성의 경우는 더욱 결혼에 대해서 과거에 충족되지 못한 욕망을 죄다 만족시켜 보려는 경향을 나타낸다. 이런 점에 있어서는 변모라기보다도 본색을 드러내는 데 불과하다.

부모와 어린 시절의 유아적인 유대를 벗어나지 못한 남녀는 남자이면 어머니같이 자기를 보호해주는 여자를 구하게 되고 여자는 아버지 같은 존재를 구하게 된다. 결혼을 한 뒤에 피차에 이러한 관계에 만족하고 있는 한 아무런 갈등이 있을 수 없지만, 다른 한편으로는 동등한 관계를 요구하는 마음이 생기기 때문에 마찰이 일어난다. 이러한 문제가 해결이 되지 않으면 가정에 분란이 일어나고 남이 보기에 사람이 달라졌다고 보일 수 있다.

이해하여 정상적인 변화를

중매결혼의 경우에 정서적이고 명랑하고 개방적인 가정에 자라난 여자가 성실하나 봉건적인 가정에 자라났기 때문에 정서적인 면이 결핍된 남편을 만나 시부모의 구속을 벗어나지 못하는 것을 많이 볼 수 있다. 이럴 때 그 여자는 처녀 때의 화려하고 명랑한 성격이 명랑성을 잃고 우울해지며 신경질을 부리거나 세상을 귀찮아한다. 친구들을 만나면 "너 왜 그리 사람이 달라졌나." 하는 질문을 받게 되고 오래간만에 만난 친구면 깜짝 놀라거나 얼른 알아보기 힘들 정도에까지 이른다.

이러한 경우에는 시부모가 외출을 싫어한다든지, 젊은 부부가 가까이하는 것을 막고 부부동반해서 영화 구경이나 식사를 하려 나가는 것을 막아버리고 모든 정서의 배출구를 막는 데서 일어난다.

반면에 처녀나 총각시절에 외롭고 불만족스런 인생을 보낸 사람이 결혼생활에서 고독을 벗어나서 만족을 느낄 수 있는 생활이 영위될 경우에는 우울했던 사람이 명랑해지고 삶의 보람을 느끼게 된다. 이런 경우에는 배우자의 사랑과 인정, 시부모나 장인 장모의 성숙된 사랑, 경제적 호전, 자녀를 가져서 자녀의 양육에 만족을 느낄 수 있는 경우다.

가정에 불만을 느끼는 청춘남녀가 군대를 지원해 간다든지, 하루라도 빨리 결혼을 하려는 경향을 보인다. 이러한 남녀가 결혼을 해서 만족스러운 생활을 영위할 수 있으려면 노이로제적 성격이 심하지 않아야 한다. 노이로제가 심하면 첫째 배우자 선택이 잘못되어 더욱더 불행 속에 빠지는 경우도 적지 않다.

결혼에 대한 지나치게 낭만적인 생각을 오랫동안 버리지 못하면 불행이 온다. 연애시절에는 남편 될 사람이 돈과 마음을 아끼지 않고 대접을 하고 받들어 주던 것이 결혼한 뒤에는 남편 행세를 하려 들고 연애시절과 같이 아내를 위해서 돈을 쓰지도 않고 심한 경우에는 욕설을 퍼붓고 구타까지 하게 된다. 남녀 간에 일단 배우자로서 맞아들인 이상, 결혼 전에 했던 사랑의 자세를 버리고 서로 존경하고 대등한 자세로 돌아가지 못하면 은연중에 사랑이 복수의 형태로 바뀌기 쉽다.

중년기 이후의 결혼생활의 파탄은 이러한 사랑의 자세의 정상화가 이루어지지 못한 데서 연유되는 것이다.

그러므로 현명한 남녀는 어느 쪽이 저자세로 대했건 일단 결혼한 후에는 동등한 자세로 돌아가게 된다. 연애에 실패하고 이성에 대한 사랑의 기대를 무덤 속에 파묻어 버린 후에 남자이면 '밥이나 하고 아이나 낳아주면 된다'고 사진도 보지 않고 결혼 생활에 들어가는 경우도 적지 않다. 이런 경우에는 여자가 이성교제의 경험도 없고 모든 아름다운 꿈을 결혼에 걸고 있는 경우에는 결혼생활에 환멸을 느낄 수밖에 없다. 남편에게 잔소리가 심하고 남편이 출근한 뒤에는 아이들에게 신경질을 부리게 된다. 아름다운 꿈은 산산이 깨어지고 결혼은 하나의 지옥으로 화해 버린다.

상대방이 싫다고 하는 것을 따라다니면서 억지로 결혼한 경우에는 결혼한 뒤에 배우자가 결혼 전의 자세를 고치지 않을 때 여러 가지 형태의 복수로 나타난다. 이러한 복수의 결과 상대편은 갖은 고통을 겪어야만 하고 노이로제나 정신병이 되고 심한 가정불화가 꼬리를 물고, 이유 여하를 말로 하지 않고 본인들도 원인을 의식하지 못하기 때문에 전문가의 도움 없이 해결이 어렵게 된다.

앞서야 할 정신적 독립

결혼은 부모형제로부터 해방 독립되는 최종 과정이기 때문에 이 과정에서 정신적인 독립을 성취 못 하면 만년 어린이로 평생을 보내게 될 우려가 많다. 그러므로 행복한 결혼과 인생은 이러한 독립을 성취하는 데 있다. 부모나 주위 사람들은 이러한 과정을 도와주어야 한다. 그러나 주위 사람들이 자기의 목적을 위해서 이용하려는 의식적, 무의식적 동기가 있을 때에는 이 과정이 순조롭게 될 수가 없다. 결혼한 제자, 특히 이성의 제자를 학생 때와 같이 대하는 미숙한 사람도 있지만, 시집이나 장가를 가서 좋은 배우자를 만나서 사회적으로 상승했다고 친구나 스승을 모르는 체하는 경우도 있다.

이러한 사람들은 원래 자존심이 부족하고 열등감이 잠재해왔기 때문이다. 시부모나 처가식구에 대한 관계는 결혼식 비용의 부담이나, 결혼할 때에 얼마나 해주었는가를 가지고 양가와 본인들끼리의 갈등의 씨를 뿌리게 되는 경우도 많다.

결혼 전에 친가에서 원만한 대인 관계를 경험하고 크게 불행을 겨지 않은 사람이면 시가나 처가 식구와의 관계가 원만하게 될 가능성이 많다. 시가나 처가식구에 부당한 요구를 하는 사람이 없는 한 그렇지 못할 경우에는 시집식구나 처가식구를 방해자로 느끼게 된다.

어떤 여자대학의 무슨 과 출신은 시어머니를 내쫓는 명수란 말도 있다고 한다. 과도기에 있어서 대가족제도는 좋은 점도 있지만 여러 가지 불필요한 갈등을 초래하는 것도 사실이다. 현실에 알맞은 생활방식을 모색하는 것이 중요하다. 결혼 전과 후에 가치관의 변동이 오는 것도 세상 사람들이 다 알고 있다. 결혼을 시켰더니 자기 남편밖에 모른다, 마누라밖에 모른다고 부모형제나 가까운 사람들의 불평을 사게 된다. 이것은 부모형제의 곁을 떠나서 앞으로 죽을 때까지의 일생을 의탁하고 있는 중요한 존재, 부모 형제에서 만족할 수 없는 정서적 요구를 배우자가 만족시켜 주기 때문이다.

배우자는 제쳐놓고 부모형제만 위한다면 그 결혼은 불행한 결혼이다. 그러면서 부모형제나 친척이나 친구 기타와의 좋은 관계가 새로운 차원에서 이루어져야 한다. 독립된 입장에서 이루어져야 된다. 낭만적인 연애시절 또는 결혼 전의 생각이 결혼생활을 경험함으로써 보다 더 현실적으로 된다. 결혼이란 하나의 사회제도이고, 가정생활이란 사회생활이기 때문에 꿈이 아니라 현실이기에 낭만보다도 사무(事務)가 많은 것이다. 이런 점에서 결혼할 친구가 미혼의 친구를 보고 '너희들은 아직 몰라. 결혼을 해보라'는 말이 나오게 된다.

이성을 모르던 사람은 이성을 알게 됨으로써 이성에 대한 신비스러운 생각이 없어진다. 연애나 외도의 경험이 없어 그것을 무척 동경하고 신비스럽고 낭만적으로 생각하여 늘 공상 속에서 이런 것을 그리고 양심의 속박이 지나쳐서 하나의 집념이 되어 버리는 수도 있다.

　이러한 경우는 소위 늦바람이 나면 걷잡을 수 없다는 말로써 충분히 이해가 될 수 있는 일이다. 결혼으로 인하여 인격이 성숙되고 이성이나 인생에 대한 신비의 베일이 벗기어지고 낭만적인 가치관으로부터 실제적이고 현실적인 가치관으로 넘어가는 것이 정상적이다. 이러한 변화가 오지 못하면 부부생활이나 부모의 역할을 하는 데 지장을 가져온다.

의처증과
의부증

현대 부부의 문제

악처 크산티페는 소크라테스라는 성인을 만들어 내고 공자의 처도 악처란 말이 있다. 우리나라 야담이나 야사에 흔히 나오는 열녀는 악부가 만들어 내는 경우가 많다. 사람의 마음이나 사람과 사람과의 관계가 알 수 없다는 말이 많지만 부부관계처럼 알기 어려운 관계도 드물다. 서로 미워하면서도 한 번도 싸워 보지 못한 부부가 있는가 하면 매일 같이 싸우면서 떨어지지 못하는 부부가 있다. 또 한편으로는 돌아서면 남인 것이 부부이기도 하다.

부부라는 남녀관계를 만들어 내는 결혼 생활은 인류의 오래된 제도이다. 그리고 사회의 일차적 단위이고 이 집단 속에서 자녀교육이 영위되고 모든 사회제도와 마찬가지로 사회변동에 따라서 필연적으로 변동을 가져오게 마련이다. 물론 변동돼서는 안 되는 부분도 있겠지만…….

서양사회에 있어서는 부부생활을 어렵게 하고 있는 가장 큰 원인이 12, 13세기에 프랑스 귀족 간에서 대두한 낭만적 사랑의 개념이란 것이 지적되고 있다. 결혼 전의 교제 중에는 남녀가, 특히 여자는 낭만적인 사랑에 도취한다. 그러나 결혼을 하고 나면 남편은 도저히 낭만적인 애인의 역할을 할 수 없게 되므로 아내는 실망과 환멸의 비애를 느끼게 되고 남편이 자기를 속였다고 주장하게 된다. 낭만적인 사랑의 개념이 없는 사회에서는 이러한 환멸을 느끼지 않는다는 것이다. 우리 사회에 있어서도 이러한 서양의 풍조에 물들어 있는 세대나 계층에 있어서는 이러한 낭만적 사랑의 관념이 부부생활에 많은 고장을 가져오게 하고 있다.

현대 문화에 있어서는 남녀동등 내지 동권이란 전제 아래 남녀가 거의 같은 교육을 하고 있다. 어느 사회에 있어서나 부부의 분업이 부부생활의 안정과 행복을 결정하는 중요한 인자이므로 학교에서는 남녀공학이다 해서 같은 교육을 해놓고 사회에 나가서 결혼생활에 들어가면 여성은 학교시대의 모든 포부가 좌절되어 버린다. 남편이 이러한 포부를 달성했을 때에도 만족을 느끼지 못하고 남편의 일이 복잡하고 이해하기 어려워 부부간의 소통의 장애물이 되고 만다.

아내가 활동적인 직업을 추구하면 주부와 어머니의 역할을 포기한 데 대한 죄책감에 사로잡히게 된다. 이러한 문제도 우리 사회에서 점차로 대두하기 시작하고 있다. 현대는 가정주부를 위한 교육이 소홀히 되고 있는 것이다.

출신계급의 차이에서 오는 문제, 같은 계급 출신이라도 상층계급으로 올라서려는 공동 노력에서 오는 곤란, 같은 계급이라도 지역과 풍습이 다른 곳으로 혼인하는 데서 오는 곤란, 이런 것들도 우리나라에 존재하는 문제들이다.

미국 같은 나라에서는 개인주의가 심해져서 친척집단의 영향이 결여되어 이혼과 별거, 결혼이 너무 쉽게 이루어지는 폐단이 있다.

젊음과 육체미에 지나친 가치를 두는 데에도 부부생활의 곤란을 가져오는 원인이 된다.

사회가 복잡해짐에 따라 남편이나 아내가 맡아야 할 역할이 복잡해지기 때문에 많은 곤란을 겪게 된다. 아내 되는 사람은 주부로서 어머니로서 유능해야 하고 남편의 좋은 반려자가 되어야 하고 협력자가 되어야 한다. 남편은 식구를 먹여 살려야 하고 가장 노릇을 해야 하는데 남편의 직장은 가정에서 떨어져 있고 자녀들이 아버지의 역할이 무엇인가를 배울 기회가 없어져 가고 있다. 문자 없는 사회에 있어서는 부부의 분업이 명백히 갈라져 있고 자녀들은 종일 부모가 하는 일을 관찰할 수 있으므로 이러한 혼란이 없다.

우리나라에 있어서는 일제시대와 해방 후 전통적인 부부관계가 붕괴되기 시작하여 지금도 저류에는 전통적인 부부관계의 관념이 뿌리깊이 박혀있는 반면에, 개인주의적인 부부중심의 가족제도, 민주주의 사상의 침투와 여성해방, 남녀동권의 사조의 영향으로, 해방 후의 경제적인 이유로, 주부의 사회 진출로 인한 여러 가지 기형적인 부부관계의 산출 등으로 남편의 역할과 아내의 역할에 대한 많은 혼란을 가져오고 있다.

외국에서 보는 바와 같은 여성의 남성화, 남성의 여성화의 경향도 엿볼 수 있다. 이러한 혼란은 당사자인 부부뿐만 아니라, 시집식구·친정식구에 대한 기대, 그들의 시대에 많은 혼란을 초래하여 모든 사람이 전통적인 관계나 새로운 관계에서 자신에게 유리한 부분만을 유지하려고 하여 그에 필연적으로 따라오는 책임을 회피하려는 데에서 오는 많은 갈등을 가져와서 노이로제, 정신병, 자살, 이혼의 원인이 되고 있다. 새로운 교육을 받은 세대에서 있어서는 자신이 부모로부터 받은 교육에 대한 반감 때문에 지나치게 방임주의로 흘러, 자녀교육에 대한 무지를 폭로하고 있는 유식계급이란 웃지 못할 사태가 벌어지고 있어 이에 대한 철저하고 지속적인 재검토가 절실하다. 이러한 문제들의 중대성이 근래에 신문, 잡지, 문학 등에서 부부관계에 대한 관심을 높아지게 하고 있는 것이 아닌가 생각된다.

특히 2차 대전을 전후해서 정신분석치료의 발달의 결과 인류 역사상 처음으로 알지 못할 부부관계의 수수께끼가 풀리고 있다.

이러한 복잡한 부부관계에 있어서 태고로부터 위기에 빠뜨리는 중요한 원인의 하나가 되는 의처증, 의부증이라는 정신증상이 있다.

의처증과 의부증의 실태와 본체

의처증이나 의부증은 동서고금의 문학의 소재로서 끊임없이 등장하는 것을 보더라도 의처증이나 의부증이 어떤 시대에만 국한된 정신증상이 아님을 알 수 있다. 더구나 근래에는 신문에 보도되는 바와 같이 이러한 망상을 토대로 배우자를 살해하는 중대한 결과를 가져오는 사건을 접할 수 있다.

의처증이나 의부증은 정신의학에 있어서는 질투망상(嫉妬妄想)이라고 부르는 증상이다. 질투망상은 또한 피해망상의 한 종류로서 다른 종류의 망상이 같이 나타나는 일이 많고 때로는 질투망상만이 오래 계속되는 경우도 있다. 이러한 질투망상은 정상인 사람이 가질 수 있는 질투와 심리적인 메커니즘이나 본질에 차이가 없다. 말하자면 정신병이나 노이로제가 아닌 사람이 가지는 질투가 과장되고 지속적인 것을 질투망상이라고 보면 무난할 것이다. 그러므로 모든 종류의 정신병·신경증·병적 인격에 볼 수 있고 다년간 또는 평생 지속되는 질투망상은 정신분열병의 망상형, 편집반응(偏執反應, 파라프레니), 편집병(偏執病, 파라노이아)의 증상으로 나타나는 경우이다. 외국에서는 알코올 중독자가 많아서 질투망상은 알코올 중독자에 제일 많다고 한다. 남녀별로 어느 쪽이 많은가는 정확히 알 수 없으나 남녀를 가리지 않고 나타나는 것은 틀림없는 사실이다.

그리고 질투망상이 다른 망상과 다른 점은 보통 망상은 환자가 망상적으로 믿고 있는 내용이 사실과 일치하는 경우가 극히 드물지만 질투망상의 내용은 사실과 일치하는 경우가 제일 많은 망상이다. 질투망상이 생기기 전부터 배우자가 외도(外道)를 하고 있는 경우도 있고 질투망상이 생겨서 성가시게 굴고 부부의 관계가 나빠져서 다른 이성과 접촉을 하는 경우도 있다. 환자의 배우자가 실지로 외도를 하고 있다고 해서 환자의 망상이 아니고 정신병이 아니라는 진단을 내리는 전문의사를 흔히 볼 수 있지만 사람의 정신이 건강하냐 아니하냐는 배우자가 외도를 한 데 대해서 어떻게 대처하느냐 그 대처 방식에 달려있는 것이다.

연령으로 봐서는 질투망상인 만큼 결혼 또는 동거생활을 하고 있는 남녀라야 되므로 20대, 30대 이후가 된다. 끈덕진 질투망상은 중년기 이후에 가장 많다. 평소 망상이 생기기 전의 성격은 겁이 많고 불안하고 불안정하며 남의 말을 잘 믿지 않거나 믿으면 늘 속는다는 생각을 가진 사람이 많다. 비판에 약하고 자기의 잘못을 시인하기 싫어하고 온순한 경향이 많다.

다음에 실례를 들어서 의처증·의부증의 실태를 보기로 한다.

30대 모 외국인은 어느 날 낮부터 술을 먹고 밤중에 또 술을 마시고 들어와서 옆에 자고 있는 부인과 어린 딸을 식도로 난자해서 치사케 한 예다. 이 사나이는 일찍이 어머니를 잃고 우리나라 여자와 결혼하게 되어 결혼생활을 해오던 중 의처증이 심해져서 매일같이 부부싸움을 했다. 그날은 아침부터 초조해서 부인 방에 들랑날랑하면서 술을 먹고 다투다가 저녁에 밖에 나가서 술을 더 마시고 들어와 자다가 식도로 처자를 시해하고 난 뒤 새벽에 술도 채 깨기도 전에 정신이 좀 나서 그곳 경찰서에 자수했던 것이다.

살해의 동기가 이상하다고 법원에서 정신감정을 의뢰해 보니, 중학교를 졸업하고 우동장사를 하고 있었던 그는 어려서 어머니를 여의고 홀아비 밑에서 자랐으며 어릴 때부터 말이 적고 불안하고 강박신경증적(强迫神經症的)인 증상이 있었고 비사교적인 성격이었다. 아버지 되는 사람도 말이 적고 양순해 보이며 조용한 사람이었다.

그의 의처증은 결혼 후 조금씩 의심이 짙어져서 견딜 수 없게 되어 자기 말로는 아마 다른 남자가 부인 옆에 자고 있는 줄 알고 마구 칼질을 했던 것이었다. 여러 가지 심리검사로 망상정신병의 증거가 명백히 나타나 있고 입원을 시켜 관찰한 결과 또 본인과 부친으로부터 들은 생활사로 봐서 틀림없이 망상정신병이 계속되어 있었고 범행 당시에는 강한 알코올의 작용으로 의식이 몽롱했을 뿐만 아니라 질투망상으로 인한 심한 불안과 공포에 사로잡혀 있었기 때문에 형법상 자기 행위에 대해서 책임을 물을 수 없는 심신상실에 해당한다는 감정으로 석방이 되었다.

이러한 사람은 의처증 이외에는 말이 적다든지 좀 침울해 보이는 표정이 잘 표현이 되지 않는 점이 있을 뿐 말도 조리 있고 전문가가 아니고서는 정신에 이상이 있다고 볼 수 없는 것이다. 이런 환자는 약으로도 치료가 되지 않고 의사를 믿고 오랜 시일을 정신치료를 받게 되면 어느 정도 희망이 있지만 우리나라 현상으로는 정신치료를 하는 정신과 의사도 드물고 치료비를 충당할 경제력도 없으니 속수무책인 것이 우리나라의 실정이다. 이 사람이 다시 다른 여자와 결혼생활을 하게 되면 의처증이 재발한 것은 두말할 필요도 없다.

어떤 40대 초의 남자는 입원하기 일주일 전에 60세가 가까운 자기 집 머슴과 막걸리를 마시다가 머슴이 주흥으로 젊었을 때 유부녀와 관계한 얘기를 자랑삼아 하는 것을 듣고 틀림없이 자기 처와 관계가 있을 것이라고 뒤를 밟았다. 머슴이 자신의 처 방으로 들어가는 것을 보고 따라 들어가지 않고 창문으로 몰래 들여다보았더니 어두워서 잘 보이지 않는데 이미 일이 끝난 것이 아닌가 생각이 되어 그 후부터는 마누라를 볶아대고 칼을 가지고 들어가서 바른 소리를 하지 않으면 찔러 죽인다, 바른 소리를 하면 죽이지 않을 테니 바른 소리를 하라고 위협을 하는데 못 이겨 관계했다고 거짓 시인했더니 머슴 되는 영감을 무수히 구타를 했기에 정신과에 입원하게 된 것이었다.

물론 간통 사실은 없었고 집단정신치료 중에 다른 정신환자들로부터 60세 노인하고 무슨 관계가 있었겠냐고 많은 공박을 받았다. 이 사람은 아홉 살 때 어머니를 여의고 3년 후에 계모가 들어와서 그 밑에 자라난 장남인데 부친이 늘 동생을 추켜 주는 것이 불만이었다. 대학을 다닐 적에 하숙집 주인인 유부녀와 관계한 경험이 있지만 그 뒤에는 외도한 일이 없다. 결혼은 부모가 정해진 시골처녀라 처음부터 불만이어서 입원 당시에는 이번 기회에 이혼을 한다고 장담을 하고 있었다. 결혼 당시에는 술을 먹으면 농담 삼아 다른 남자와 관계가 없느냐고 묻고 했으나 드러난 의처증은 없었다. 여러 가지 사업에 종사한 그는 한 가지도 성공을 못 하고 결국 고향에 돌아와서 농사를 짓게 되었고 머슴까지 때리게 된 것이었다.

이상 두 예는 의처증 환자의 이야기지만 다음은 의부증의 경우를 보면 어떤 30대 초의 여인은 어느 날 하숙해 있는 남학생에게 여자이름으로 편지가 날아들어 왔는데 자기 남편 앞으로 온 것으로 오인하고 어떻게 된 일이냐고 남편에게 따지게 되었다. 남편이 집에 돌아오는 시간이 늦으면 다른 여자와 관계가 있다고 해서 정신병원에 입원하게 된 것이었다. 이 여자는 어릴 때 부모는 외국으로 가버리고 외가에 맡겨져서 자라게 되어 해방 후에 부모가 본국으로 돌아온 뒤에도 방학 때나 만나고 통 부모의 애정을 느껴보지 못하고 자란 여자였다.

외가는 행세깨나 하는 집안이라 완고했으나 차별대우는 없어도 기가 죽어서 모든 것을 억압하는, 참는 성격이 길러지고 적개심을 발산해본 적이 없다. 결혼 초부터 성교에 흥미가 없고 성에 대한 타부가 심하고 성은 더럽다는 생각에 사로잡혀 성교를 하기 전에는 추잡하다는 느낌을 가지나 성교에는 응하고 남편은 자기 처가 불감증이 있는지를 모르고 지냈었다. 이 환자도 얼른 봐서 정신이상이란 별로 없고 말도 잘하고 보통 사람이 봐서 정신병자임을 알기 어려운 예다.

어떤 20대 말의 젊은 부인은 불안하고 잠이 안 오고 소화가 안 되고 충격을 받으면 손발이 싸늘해지고 남편을 의심하게 되어 입맛이 없어 체중이 7~8kg 이상이나 감소되고 자꾸만 짜증이 난다는 증세로 나를 찾은 일이 있다. 이 부인은 친정도 잘 살고 교양도 있고 성격도 양순한 편이었으나 다섯 살 때 어머니를 여의고 곧 계모가 들어오게 되어 그 뒤에 또 다른 어머니가 들어오게 되어 따뜻한 가정이라는 것을 모르고 자랐다. 인물도 좋고 성질도 얌전한 편이었으나 남자에 대해서 적극성이 없어 연애경험도 없이 중매결혼으로 현재의 남편과 맺어졌다.

결혼 초에는 자기가 처녀시절에 따뜻한 가정의 분위기를 맛보지 못해서 남편과 영화도 보러 가고 교외에도 놀러 다니자는 희망을 갖고 많은 의욕을 가졌었다. 그러나 남편은 취미가 없고 매일같이 밤늦게 들어오고 성생활도 몸이 약하다고 해서 일 년에 네댓 번, 최근에는 많아져서 한 달에 한두 번뿐이었다. 남편이 결혼 전에 교제한 여자가 있다는 말을 듣고 종일 집에서 기다리다가 퇴근시간이 되면 문밖에 나가서 몇 시간을 기다려도 돌아오지 않아 집에 들어와서 잠도 자지 못하고 기다리는 상태가 계속되다가 하루는 남편이 시외에 나갔다가 차가 고장이 나서 이튿날 돌아온 적이 있는데 남편의 말이 믿어지지 않았다.

밤에 남편 옆에 가도 반응이 없어 울다가 나중에는 딴방에 거처하게 되어 자살을 하려고 약을 먹었으나 다행히도 양이 적어서 살아나 비로소 집안에서 문제의 중대성을 인식하게 되어 나를 찾게 되었던 것이다. 다행히도 이 환자의 경우는 아직 초기증상이라 본인을 4, 5회 정신치료를 하고 남편도 몸이 약한 것이 아니라 그도 불안이 많아서 성교를 하면 몸이 약해지지 않나 하는 것이 노이로제의 증상이란 것을 환자와 본인에게 인식을 시켜 남편의 태도가 고쳐지고 하니 환자는 이제는 잠도 잘 오고 의심도 없다면서 남편의 태도가 고쳐졌으니 자기도 치료를 받을 필요가 없다고 고맙다고 자진해서 정신치료를 종결시켰다. 이 환자도 우선은 소강상태를 유지할 것이나 본인과 남편의 출생 이후의 대인관계의 불건전한 경험에 뿌리박고 있는 노이로제를 장기 정신치료로써 고치지 않고는 재발의 위험성을 항상 지니고 있는 것이다.

이상 본 바와 같이 의처증 의부증 환자가 어릴 때부터 부모와 떨어져 있었다든지 어머니를 일찍이 여의고 편부 슬하에서 자랐다는 공통점을 발견할 수 있다. 이러한 환경 속에 자라나게 되면 환경이 마음 놓을 수 없는 위협적인 의미를 갖게 되고 자신이 길러지지 않고 자존심이 낮아지고 열등감에 사로잡히게 된다.

이러한 바탕 위에서 결혼한 뒤에 과거의 마음의 상처가 회복될 길이 없어 새로운 위협이 가중하게 되면 발병하게 된다. 새로운 위협이란 남자인 경우에는 사업에 실패했다든지 처가살이를 한다든지 아내가 자기를 싫어한다든지 업신여기는 등 기타의 이유로 자신감을 잃고 불안 공포 위협을 느낄 만한 원인이 되는 경험을 말한다.

일전에 일간지에 보도된 바와 같이 남편이 불구가 되어 의처증을 일으켜 아내를 살해한 경우를 보더라도 불구가 되었다는 것이 위협이 되어 원래 잠재해 있던 열등감이 우세하게 되어 아내가 딴 생각을 하지 않나 하는 집념에 사로잡히어 이러한 집념이 현실을 압도한 결과 굳은 믿음이 되어 살인까지 하게 된 것으로 보아야 할 것이다.

어떤 환자는 어릴 때 조부모와 부모의 사랑을 받고 좋은 집안에 자라났으나 아버지가 남 앞에서는 늘 못난 자식이라고 겸손의 뜻으로 한 말이겠지만 그 말이 어린아이의 자신감을 잃게 했다. 또 한쪽 고환이 7, 8세 때부터 뱃속에서 내려오지 않아 본인은 처음에는 별로 이상을 몰랐으나 주위에서 걱정을 하는 데서 병신이라는 열등감을 갖게 되었다. 이러한 자신감이 희박한 상태에서 16세 때 18세 되는 처녀와 부모의 주선으로 결혼을 했다. 벌써 연령적으로 압도를 당했을 뿐만 아니라 성격이 활발하고 미인이라 더욱 압도감을 느끼고 있는데 아내가 농담으로 인물이 못생겼다, 뒤통수가 비뚤어졌다고 해서 더욱 열등감이 심해져서 대학을 졸업할 때까지 모자를 벗지 못했고 또한 18세 때부터 조루증이 생기기 시작했다.

조루증(早漏症)은 남자가 여자에게 압도당하거나 무슨 이유로든 불안이 있으면 나타나는 증상이다. 그러다가 몇 해 후에 아내가 병으로 죽었을 때에는 불쌍한 생각도 있었지만 해방감을 맛보았고 곧 새로 결혼했는데 이 부인은 남편을 잘났다고 존경하고 만족했기 때문에 몇 해 동안 환자는 자신 있고 행복한 생활을 맛보고 일생 중에 가장 행복한 시절이었다고 회상하고 있다. 그러다가 처가가 있는 곳으로 전근을 가 처가살이를 하게 되어 기가 죽기 시작하고는 의처증이 시작돼 별거를 하다가 6·25사변 때문에 남북으로 갈라져서 만날 수 없게 되었다.

사변 후에 셋째 부인을 얻은 후로는 부인의 나이가 젊은데다가 사변 중에 몹시 충격을 받고 2년간이나 실직상태에 있어 기가 죽은 대로 죽은 상태에서 결혼을 하게 되어 의처증의 증상이 극도에 달하게 되었다.

모든 망상환자가 그러하거니와 집안물건의 배치, 부인의 일거수일투족(一擧手一投足)이 무슨 의미가 있고 상상적인 간부(姦夫)와 관련이 있고 웃으면 그 남자를 생각해서 웃는 것이요, 성을 내면 그 남자를 생각하는 것이고 무관심하면 무관심해서 그 남자를 생각하는 증거가 되고 증거가 되지 않는 것이 없고 라디오·신문기사·광고 모든 것이 자기의 삼각관계를 표시하는 것이라고 굳게 믿고 있다.

이상에서 본 바와 같이 의처증이나 의부증은 자신이 없는 데서 생기는 것이고 자신이 없는 것은 어릴 때 주위에서 자신감을 넣어주지 못한 때문이고 이러한 소지를 토대로 위협이 되는 경험이 첨가해서 발병하게 된다. 이렇게 일단 발병을 하고 나면 배우자에게는 부부생활이 지옥살이가 될 수밖에 없다. 의심을 없애기 위해서 같이 데리고 다니면 다른 이성을 쳐다본다 해서 다닐 수 없고 요정이나 식당에도 가지 못하게 되어 결국 배우자의 일생을 망치게 되는 경우가 많다.

어떤 산부인과 의사는 서울서 개업이 잘 되어 윤택한 생활을 하고 있었는데 부인이 의부증이 생겨서 남편이 부인환자를 내진(內診)을 하고 있으면 문을 확 열고 들어오곤 해서 개업을 할 수 없었고 그 후 시골로 낙향을 하게 되어 화를 풀기 위해 먹기 시작한 술로 알코올 중독자가 되어버린 경우도 있다. 질투망상으로 가산이 몰락되고 상대편의 노이로제, 정신병, 타락, 자살의 원인이 될 뿐만 아니라 자녀들의 노이로제 정신병 타락의 원인이 된다. 본인이 또한 무한히 고통스러워 자살을 한다든지 살인행위에 이르게까지 되는 무서운 결과를 가져오는 것이 질투망상의 종말이다.

예방과 치료

정상인의 질투와 정신병의 증상인 의처증, 의부증이 질투망상과는 본질적인 차이가 없다고 말했거니와 가끔 농담으로라도 배우자를 의심하는 경향이 있다든지 평상시에는 그런 표시가 없다가 술을 먹으면 의심을 하는 정도의 경우는 별로 문제로 삼지는 않지만 과학적인 견지로 본다면 잠재적인 질투망상환자라는 것을 알아야 한다. 이러한 사람의 의심을 살 언동을 한다든지 어떤 스트레스를 가중하게 되면 정신병으로 이끌어가는 위험을 범하고 있다는 것을 깨달아야 한다.

이러한 잠재적인 질투망상환자는 스트레스가 가해지면 배우자가 육체를 노출한다든지 다른 이성과 관계하는 꿈을 꾸는 수가 있다. 이러한 분들은 정신치료를 할 줄 아는 정신과 의사의 도움을 얻을 수 있으면 매우 유익할 것이다. 이러한 배우자를 가진 사람은 상대편을 모욕하거나 열등감을 자극하는 비판을 삼가야 하고 적극적으로 기를 돋워 주는 방향으로 노력을 해야 한다. 증세가 확고하게 되기 전에는 부부가 동반하여 정신치료를 하는 정신과 의사를 찾을 수 있으면 가장 이상적인 예방책이 될 수 있을 것이다. 그러나 배우자가 잘 대해주는 것만으로는 어릴 때부터 몸에 밴 열등감을 뿌리째 뽑기는 어려우므로 조기에 정신치료를 받을 수 있으면 발병을 막을 수 있을 것이다.

그러므로 보다 더 근본적인 예방책은 출생 이후에 부모가 자녀를 기를 때 건전한 자존심과 자신을 북돋우어 주는 것이다. 이것은 부모 자신이 열등감이 적고 건강한 인격의 소유자가 아니면 대단히 어려운 것이다. 일단 발병이 되면 곧 전문의사에 가서 치료를 받아야 하는데 일시적인 망상이면 고쳐질 수 있다. 그렇지만 보통 말하는 의처증이나 의부증은 지속적인 것을 말하는 경우가 많으므로 신경안정제는 흥분을 가라앉게 하는 역할밖에 할 수 없고 보다 더 근본적인 정신치료를 해야 한다. 그러나 망상의 체계가 튼튼히 구축되어 있어 다른 환자에 비해 치료의 성과를 거두기가 매우 힘들고 장기적인 치료가 필요하다. 결국 속에 파묻혀 있는 열등감이 없어지고 자신감이 생기고 불안이 없어져야 치유가 가능한 것이다.

우리의 주변에서 지식도 많고 사회적 지위도 높고 성공도 한 각종 직업에 종사하고 있는 질투망상환자를 볼 수 있는데, 대부분은 정신병원에 가보지도 못하고 갈 생각도 없이 주기적으로 가정에 분란을 일으키고 있는 경우를 많이 본다.

노이로제와
친자관계

인간관계

2차 대전 이후 양친 자녀 관계(parent-child relationship)란 말이 여러 나라 말로 번역되어 전 세계에 보급되어 있다. 이 말은 정신분석학의 시조인 프로이트나 1962년에 별세한 융이 사람의 인격발달의 장애나 노이로제 정신병의 원인이 부모와 자녀 사이의 대인관계의 장애에 있다는 것을 지적한 것이 보다 더 깊이 확고하게 인식된 결과이다.

지금은 단지 노이로제나 정신병의 문제뿐만 아니라 회사나 공장의 운영에 인간관계를 기본으로 움직여야 되는 등 군대를 움직이는데도 지휘관과 부하와의 인간관계를 기본으로 움직여야 되는 것이 깊이 인식되고 있다. 우리나라에서 접할 수 있는 군내 하극상의 현상도 다른 원인도 있겠지만 지휘관과 부하 간의 대인관계가 잘못된 것으로 귀착된다.

정신과에서 뿐만이 아니라 다른 환자의 진찰이나 간호에 있어서의 의사와 환자와의 대인관계, 간호사와 환자와의 대인관계를 중심으로 움직이게 된다. 의사와 다른 의사와의 관계, 의사와 환자의 가족과의 관계, 의사와 간호사와의 관계, 간호사 상호간의 관계, 간호사와 환자 가족 간의 관계 등 모든 관계자의 상호관계 여하에 따라 환자 간호와 진료의 성과가 좌우된다. 모든 행정도 마찬가지고 정치는 위정자와 국민 사이의 좋은 관계가 없는 곳에는 성과를 올릴 수 없는 것이고 교육의 기본은 사제관계가 근본이다.

스승이 제자를 불신하거나 제자가 스승을 존경하지 않는 관계에서는 올바른 교육이 달성될 수 없다. 인생과 사회의 모든 행복과 불행이 이러한 대인관계에서 좌우된다는 것은 옛날부터 알려져 있는 사실이지만 과학적으로 이러한 원리가 명확히 인식되게 된 것은 정신분석치료를 통해서 얻어진 인식, 즉 모든 정신장애의 원인은 대인관계의 장애이고 그 중에서도 가족 상호 간의 대인관계, 또 그중에도 부모와 자녀와의 대인관계의 장애에 유래한다는 사실이 명백히 증명되어 모든 다른 관계의 의미를 인식하게 된 것이다.

정신병의 원인이 되는 친자관계

프란츠 카프카는 『아버지에게』라는 서간 속에서 "제가 쓴 모든 글은 당신(아버지)에 관한 것이고 제가 글 속에 적은 것은 결국 당신의 가슴 속에 파묻혀서 울부짖지 못한 것을 울부짖은 것입니다."라고 말하고 있다.

일본의 다미야(田宮)란 작가는 『부자관계』란 소설 속에서 자기는 평생 부자관계에 관한 소설만 쓰고 있다고 고백하면서 그의 병리적인 부자관계를 묘사하고 있다.

친자관계를 생각할 때 정신의로서 20여 년간 살아오는 동안에 나의 환자로서 만난 군상들뿐만 아니라 40여 년간의 인생의 행로 속에서 만난 나의 친구, 아는 사람들의 모습이 내 눈앞에 교차된다. 좋은 자질을 가지고 이 세상에 태어나서 부모의 심리적이고 정서적인 속박을 벗어나지 못하여 쓰러진, 자신의 천부(天賦)의 능력을 발휘하지 못하고 정서적인 병신구실을 계속하고 있는 친구들, 그중에는 출세를 한 친구도 있고 이 세상의 햇빛을 못 보고 있는 친구들도 있다. 이러한 희생자는 전통적인 가치에 얽매인 시골 양반의 자제들이 가장 심했던 것 같다.

내가 미국에 있을 때 내가 맡은 병실에 근무한 수간호사 R 부인이 머리에 떠오른다. 처음에는 자기가 처음 본 동양인이라고 실례도 했지만 나중에는 내가 귀찮을 정도로 틈만 있으면 내 방에 와서 자기의 괴로움을 털어놓는다. 한번은 남편과 두 아이를 데리고 와서 인사도 시켰다. 남편은 소박하고 성실한 사람 같아 보였고 아이들은 좀 표정이 막막하고 불안해 보였다. 하루는 세 살, 다섯 살 난 아들이 무서워하고 헛것을 보고 하니 에테르로 마취를 시킬까 물어보는 지경으로 사태가 벌어졌다.

그러다가 어느 날 여전히 내 방에 와서 호소를 하고 있는데 밖에서 쾅쾅하는 소리가 들려 놀라서 환자가 흥분한 것이 아니냐고 일어서려고 한다. 나도 순간적으로 그녀의 불안이 내게 전파되어 놀랐지만 소리는 분명히 무엇을 수리하는 소리였다. 아무리 내가 수리하는 소리라 해도 곧이듣지 않고 나가더니 몇 분을 기다려도 돌아오지 않는다. 나가 보니 그녀는 불안이 사라지고 환자가 흥분한 것이 아니라 수리를 하고 있다고 한다.

나는 돌아오면서 내 등 뒤에 있는 그녀를 보고 "이제는 당신 아이가 왜 그렇게 놀라고 무서워하는지 알겠다. 어른인 나를 매일 같이 놀라게 하니 아이들이 얼마나 놀라겠는가."라고 했다. 그녀는 충격을 받아 걸음이 멈추어지고 얼굴이 창백해지면서 입을 열지 못하더니 한참 있다가 "나는 당신을 죽이겠다."라고 한다. "나는 당신 아이들을 도와주려는 것이다."라고 했더니 그녀는 "당신은 나를 도와주지 않는다."라고 내뱉는다.

물론 이러한 진실을 아무 때나 알릴 수 없는 것이다. 지난 6개월 동안에 진단과 준비가 되어서 좋은 기회가 왔기에 알려준 것이다. 그런 일이 있은 후 6개월이 되어 내가 그 병원을 떠나서 유럽으로 건너갈 때 자기 집에서 생화와 꽃병을 가져와서 다른 의사들도 불러 송별회를 열고서 의사들 앞에서 "이 선생은 자신이 생각하는 것보다 훨씬 큰 족적(足跡)을 남기고 이 병원을 떠난다."라고 말했고 그녀는 한국사람은 세계에서 가장 현명한 사람이라고 생각하고 있었다.

미국에서는 정신병원이 작은 곳이 천이백 명, 큰 병원은 만 오육천 명의 입원환자를 수용하고 있어 정신병원의 직원으로 목사가 있다. 나는 아무런 종교를 믿지 않고 있는데도 불구하고 의사보다 목사하고 의사소통이 더 잘 되는 것을 느꼈다. 미국의 목사는 일반국민이 내면적 가치가 희박한 데 비해서 내면성을 많이 지니고 보다 더 진지하기 때문일지 모른다.

30대의 젊은 목사였다. 그는 심리학으로 석사학위를 받고 지방대학에서 심리학을 가르치기도 했는데 부인이 간호사였다. 그런데 결혼 후 얼마 안 되어 부인이 소아마비에 걸려 양다리를 쓰지 못하게 되어 앉은뱅이가 되어버렸다. 이러한 충격과 절망 속에서 하나님을 찾아서 신학교를 나와 목사가 된 것이었다. 내가 한국에서 왔다는 것을 알고 같이 대학을 다닌 한국 친구 얘기를 해주었다. 어떤 무역상의 아들인데 본인은 원래 수학을 잘했었는데 아버지가 공부, 그중에서도 수학을 잘하는 것을 아들에게 열망하고 있었는데 바로 수학으로 낙제를 했다는 것이다. 부자관계는 어떠했나 물어보니 아버지와 갈등이 심하고 아버지를 미워했다는 것이다. 아들로서는 자기의 생살여탈권을 갖고 있는 절대권력자(絶對權力者) 앞에서 자기를 굽히지 않는 유일한 대항책은 아버지가 가장 원하는 것을 낭패시키는 도리밖에 없었던 것이다. 이것은 물론 의식적으로 낭패를 시키는 것보다도 아버지에 대한 적개심으로 일어나는 갈등, 소위 잡념 때문에 공부를 해도 집중이 안 되고 무의식적으로 그렇게 된다. 초등학교 때에는 늘 1등이나 우등생으로 있다가 중학에 가서 낙제를 하는 경우 번번이 이러한 부자관계의 장애가 원인으로 숨어 있는 것을 볼 수 있다.

하루는 이 미국목사가 자기 집에 들르라고 해서 들렀던 일이 있었다. 부인은 다리를 못 쓰는 사람이 타는 휠체어에 옮겨져 집안으로 들어갔다. 집에 들어서니 낮에 와서 집안일을 봐주는 가정부는 퇴근한 뒤라서 네댓 살 되는 딸이 반갑다고 아버지에게 매달린다. 어머니에게는 갈 생각조차도 않고! 천생 아버지인 목사가 차를 끓여야 되니 엄마한테 좀 가 있으라고 하며 어머니에게 접근을 시키려고 하니, 아이는 공포에 찬 표정으로 '아앗' 하는 소리를 지르면서 아버지에게 달려와서 아버지를 꼭 붙들고 어머니 쪽을 본다.

이러한 정경을 볼 때 나는 몹시 가슴이 죄였다. 아버지인 목사는 많지도 않은 월급에서 한 달 백 몇십 불의 월급을 주고 낮에만 가정부를 두고 애를 쓰고 있건만, 어린아이는 장차 지금 어머니로부터 받은 마음의 상처로부터 회복하기 어려운 정신병을 기르고 있는 것이다. 어머니는 퍽 영리하고 인물도 아름다우나 몹시 불안해 보였다. 자신의 불구에서 비롯된 마음의 상처로부터 회복되지 못한 것 같았다. 설사 회복이 되어서 자녀를 돌보더라도 성한 어머니의 역할을 할 수 없을 터인데 아이로 봐서는 이중으로 피해를 보게 되어 있는 것이다. 이러한 경우 딸은 어머니가 자기를 잡아먹으려고 하는 악마와 같다는 감정을 느끼게 되는 것이다. 악마가 무엇인지 모르는 아이이기는 하지만은.

정신의학을 인간상호관계를 연구하는 사회과학이라고 규정한 미국의 가장 탁월한 정신의요, 정신분석의인 설리번은 미국의 정신의학, 심리학, 사회과학에 심대한 영향을 주었을 뿐만 아니라 전 세계에 영향을 미치고 있지만 그도 작고한 지 10여 년이 된다. 그는 그의 저서 속에서 자신의 경험을 말하고 있다. 그가 정신의가 되어서 정신분열병환자(精神分裂病患者)를 연구하고 있을 때 일이다. 하루는 잠을 자다가 꿈에 큰 암거미가 자기 몸을 챙챙 감고 자기를 잡아먹으려고 하는데 놀라서 잠이 깼다. 눈을 뜨고 전등불을 켜놓고 침대 시트를 보니 하얀 시트 위에 여전히 그 벌레가 역력히 보였다. 그는 이미 경험 많은 정신의였기 때문에 큰일 났다고 정신분석의를 찾아서 정신분석치료를 받아 정신병이 되는 것을 방지했을 뿐만 아니라 훌륭한 정신분석의 이론적 지도자가 되었던 것이다.

정신분석연구소에서 우리 학생들이 설리번을 분석한 클라라 톰슨이란 유명한 여자정신분석의의 연습시간에 설리번이 정신병에 걸린 일이 있지 않느냐는 질문을 하게 되었다. 그녀는 눈에 눈물을 글썽거리면서 적어도 사춘기에는 정신병을 일시 겪었다 하면서 설리번은 뉴욕 주 변두리 빈농의 아들로 태어나서 아버지는 말이 없고 어머니는 만성병으로 늘 누워 있어 어린 시절은 의사소통할 사람이 없어 농장에 있는 돼지나 다른 가축을 친구삼아 지냈다고 말해 주었다. 아버지는 말이 없고 어머니는 누워있으니 어릴 때는 어른들이 아이의 여러 가지 시중을 들고 만족을 시켜주어야 하는데 그런 것을 해줄 수 없어 아이가 더욱 어머니에게 가까이 오려 하고 보챘을 때 어머니가 신경질을 부렸을지도 모른다. 그의 꿈에 나타난 자기를 잡아먹으려는 암거미는 그의 어머니의 상징이고 그러한 감정은 이때 가슴속 깊이 새겨져 정신병으로 성장할 씨가 되었던 것이다. 어머니에 대한 심각한 무의식적인 감정이 여러 해 동안의 정신분석치료로써도 완전히 없어지지 않아서인지 그는 여자 환자 다루기가 어려웠다고 한다. 다시 말하면 여자를 대하면 무의식중에 어머니에게 가졌던 감정이 더 올라왔던 것이다.

내가 외국서 돌아와서 아직 집에서 쉬고 있을 때 일이다. 옛날부터 잘 아는 고향사람의 딸이 정신병이 되어 헛소리를 하고 아파서 누워 있는 사람을 보면 뱀같이 보여서 무섭다고 한다는 것이다. 무녀가 같이 우리 집을 찾아왔다. 어머니는 눈짓이나 표정이 자기가 입으로 하는 말과 반대되는 정신분열환자의 부모에서 흔히 볼 수 있는 그러한 소통방식에 젖어 있다. 이런 부모를 가진 자녀는 눈치를 따라야 할지 말을 따라야 할지 몰라서 정신이 분열되는 것이다.

처녀는 모 여대를 다니고 있었다. 처녀의 이야기를 들어 보니 자기는 여섯 살 때부터 집에서 어머니의 약을 달여 대고 밥도 했었다는 것이다. 이때 나는 해방 전에 그 집을 방문했을 때 그 어머니가 만성폐결핵으로 누워있던 자세가 떠올랐다. 근 20년을 이 병을 앓다가 해방 후에는 좋은 약들이 많아서 기동(起動)하게 된 것이었다. 처녀의 이 말을 듣는 순간 나는 하하! 누워 있는 병자가 뱀으로 보인다는 것은, 여섯 살 난 어린 나이로서 한창 어머니나 아버지에게 어리광을 부리고 어머니가 맛있는 것도 해주고 옷도 입혀 주기도 하고 데리고 다니기도 하고 동네 아이들과 소꿉장난도 하고 해야 할 나이에 누워있는 어머니의 밥을 해대고 약도 달여 대야 했을 때 매일같이 느꼈던 어머니에 대한 감정이 누워있는 병자를 보면 무의식적으로 떠오르는 것임을 공감할 수 있었다.

이 여학생의 남동생은 그 이전에 정신병이 되어 치료를 받았으나 완쾌치 못하고 그 후 수년 후에 자살했다는 소식을 전해 들었다. 이 두 사람의 아버지는 몹시 폭군적이고 과자나 과일 같은 음식을 궤짝에다 넣어서 자물쇠로 채워두고 아이들은 주지 않고 혼자만 먹고 있었다. 이것은 아마 장가를 너무 일찍 들어서 어렸을 때 채우지 못했던 사랑이나 욕망을 벗어나지 못하여 자녀들과 경쟁적인 입장에 무의식중에서 있었을 것이라 추측된다. 그러나 같은 형제이면서도 맏아들은 고교 때부터 집에 오면 부모를 보고 이놈 저놈, 이년 저년하고 고함을 지르고 욕을 하고 부당한 부모에 반항하는, 부모의 입장으로 봐서는 가장 문제 되는 일종의 깡패였던 것이다.

정신병이 된 두 동생은 얌전하다고 칭찬받고 공부도 잘하는 모범적인 아들딸이요, 학생이었던 것이다. 깡패 같은 큰아들은 나이가 들어 자기 문제를 이해도 하게 되어 정신병이 되지 않고 어엿한 신사가 되어 장가도 들고 충실한 공무원의 생활을 하고 있다. 그러니 반항하는 자는 정신병을 면하고 무조건 순종하는 자는 정신병이 되는 것이다. 부당한 권위에 무조건 순종하는 것은 자기말살(自己抹殺)

을 초래하기 때문이요, 노이로제나 정신병은 자기상실의 정도의 차에 지나지 않는다. 반항으로서 자기말살을 면할 수 있기 때문이다.

일본작가 다미야(田宮)의 경우 아버지는 퇴역관리로서 재산도 있고 은퇴생활을 하고 있었다. 다미야는 외아들로서 아마 대학을 나와 따로 결혼생활을 하고 있었는데 폐병에 걸려 직장도 잃고 집에서 요양생활을 하고 있었다. 양식도 떨어지기도 하는 그러한 처지였다. 그런데 아버지는 다미야의 숙부나 기타의 친척집에 다니면서 우리 아들이 곤란하고 병을 앓고 있으니 돈을 주어야겠고 양식도 대어 주어야겠다고 하며 누가 보아도 자식을 몹시 사랑하는 아버지로밖에 보이지 않았다. 그러나 자식에 대해서는 찾아오는 일도 통 없고 한번 와서는 양식이 떨어졌다 해도 벌컥 화만 내고 원조는 해주지 않겠다고 말하는 것이었다. 아들의 입장으로 본다면 친척으로부터 아버지가 자기를 그렇게 걱정을 해 준다니 전에는 속았지만 이번에는 진실일지 모른다는 속으로만 희망을 갖지 않을 수 없을 것이고 막상 대면해 보면 아버지의 태도는 정반대다. 이러한 부모를 가진 자녀가 정신분열병환자 속에 많다는 것을 우리는 보게 된다.

아버지는 친척들을 만났을 때는 진심으로 아들에 대한 애정과 동정이 있었을 것이다. 그러나 막상 아들을 대하니 자기가 성취하지 못한 것을 성취해 주리라 믿고 있던 아들이 자기의 기대에 어긋난 데 대한 불만이 솟아 올라와 화를 낸 것이다.

이러한 부모의 감정을 양가감정(兩價感情)이라고 한다. 사랑과 미움이 거의 같은 정도로 전달된다는 것이다. 자식은 어느 편을 따르나 갈등에 빠지게 된다. 아버지가 나쁘다 하면 아무도 동의자를 얻을 수 없고 아버지가 좋다고 생각하려고 하면 그렇지 않은 현실이

역력히 나타난다.

　오늘날 정신분석의들은 부모의 이러한 양면적인 태도가 자녀에게 가장 심대한 해독을 끼친다고 보고 그러한 부모보다 차라리 자식을 완전히 포기해버리는 부모가 자녀에게는 해가 적다고까지 주장한다. 부모가 자기를 완전히 포기한 것이 확실하면 자식은 자기가 갈 새로운 길을 찾아갈 수 있다는 것이기 때문이다.

예방과 해결책

모든 노이로제나 정신병에 있어 그 밑바닥에는 친자관계의 장애가 있기 때문에 이러한 실례는 무한정으로 나열할 수 있는 것이다. 그러므로 정신분석적인 정신치료를 하는 정신의는 이러한 친자관계의 장애, 형제관계의 장애, 또는 삼각다각관계(三角多角關係) 그리고 이런 관계에서 파생된 모든 대인관계를 분석하고 교정하게 된다. 그것은 정신치료의 기술과 의사의 인격을 매개로 한 대인관계를 통해서 이루어지는 것이다. 의사와의 만남과 대화 속에서 건전한 대인관계를 경험하게 되고 연습을 쌓아서 현실생활의 대인관계로 건전성이 확대되어 치유가 가능하게 된다.

　동서고금을 막론하고 자녀가 건전하고 훌륭한 사람이 되느냐 못되느냐는 아버지보다도 어머니가 건전하고 훌륭한가에 달려 있다고 인식되어 왔던 것이 오늘날 정신분석치료를 통한 연구로서 이러한 통찰이 과학적으로 증명된 셈이다. 맹모(孟母) 삼천지교(三遷之教)라든지 율곡(栗谷)의 어머니 신사임당(申師任堂)이 현모란 이야기는 있지만 훌륭한 아버지여서 아들이 훌륭하게 됐다는 이야기는 우리들의 귀에 익지 않다.

어머니는 이미 뱃속에서 자식을 기르고 출생 이후 특히 아버지의 영향이 미치지 않으면서 장래 인격의 토대가 형성되는 만 4~5세 이전에는 주로 전적으로 어머니의 영향을 받기 때문이다. 그래서 정신의학의 용어로 분열병을 만드는 어머니(schizophrenogenicmother)란 말까지 생기게 되었다. 물론 아버지의 영향이 없는 것이 아니지만 자녀의 장래에 가장 중요한 영향을 주는 존재가 어머니인 것은 틀림없는 사실이다.

우리나라에서 흔히 볼 수 있는 아버지로 인한 노이로제가 정신병의 원인이 되는 것은 아버지가 머리도 좋고 공부도 잘했는데 가정이 빈곤해서 뜻대로 공부를 못했기 때문에 자기는 자녀를 위해서 자기가 못했던 것을 다 할 수 있도록 해주면서 너희들은 공부만 해라 하는 상황이다. 자녀들의 입장으로서는 꼼짝을 못하게 되어 정서적인 성장이 이루어지지 못해서 발병하는 예를 허다하게 볼 수 있다.

그러한 예뿐만 아니라, 자녀를 건전한 인격으로 기르려면 부모 자신이 충족 못한 것을 자녀로부터 만족을 구하려는 경향이 적어야 한다. 그렇게 되려면 부모 자신이 자기 문제의 해결에 노력하고 자기의 만족을 가져야 한다. 자녀의 입장으로서는 부모의 지나치고 부당한 처사에는 정당한 반항을 할 줄 알아야 하고 부모의 유독한 영향을 상쇄·중화시킬 수 있는 대인관계를 조부모나 삼촌, 고모, 기타 친척, 친구, 선배, 스승, 지도자, 위인, 역사상에 나타나는 훌륭한 인물들과의 건전한 소통과 대인관계를 개척하며 부모로부터 정서적인 독립을 성취하도록 노력해야 할 것이다. 아마 이것은 인류가 존속하는 한, 그칠 수 없는 노력이 될 것이다.

노이로제와
부부관계

졸도하는 여성

지금으로부터 몇 해 전 모 의과대학에 있을 때 일이다. 하루는 내가
환자의 남편과 얘기를 하고 있는데 남편이 나간 뒤에 옆에서 듣고
있던 친구가 "자네, 지금 농담으로 그러는 거냐, 진담으로 그러는 거
냐."라고 묻는다. 나는 "여보게, 환자 가족에게 농담을 할 턱이 있느
냐."라고 친구를 돌아다보며 웃었다. 그 친구는 자기 부하직원을 우
리 과에 입원시켰기 때문에 잘 봐달라고 찾아왔었다. 내가 환자 남
편에게 한 말은 그 사람의 부인이 남편구경을 못해서 병이 생겼다
고 말했던 것이다.

　이 부인은 이십 대 후반에 들어선 가정주부로 남편은 육군의 장
교로서 전에는 단란한 가정을 이루고 있다가 일 년인가 반년인가
전에 전속이 되어 일선으로 가게 되었다. 부인은 친정어머니를 모셔
다가 살게 하고 남편은 봉급 때면 한 달에 한 번씩 집에 들르고 하
다가 한번은 두 달 동안 소식이 없었던 뒤로 부인이 발병하게 되었

다. 젖가슴이 근질근질하다, 답답하다. 그러한 증세였다고 기억된다. 남편이 전속된 뒤에 앞집에는 젊은 장교부부가 살고 있어 종일 두 부부가 아기자기하게 부부의 애정을 나누는 것을 보아야 했다. 그럴 때마다 남편이 그리웠는데 두 달이나 소식이 없어 다른 여자가 생기지 않았나 불안해지고 그리움이 극단에 도달해서 병이 났기 때문에 남편구경을 못해서 병이 났다고 내가 말한 것이니 농담이 아니고 진담이란 것을 그 친구에게 일러주었다.

그랬더니 친구는 한참 무엇을 생각하다가 심각한 표정이 되어, 그러면 남편이 저녁 늦게 돌아오면 졸도하는 것도 정신과 병인가 묻는다. 물론 그런 경우도 많다. 남편이 무뚝뚝하고 말이 없다든지, 별방거처(別房居處)를 한다든지, 저녁 늦게 돌아와서 부부간에 대화할 겨를이 없게 되면 가정주부는 바람이 나지 않으면 화병이 되어 신경질을 부린다든지 어지러워하거나 머리가 아프다, 잠이 안 온다, 입맛이 없다, 소화가 안 된다 하거나 때로는 약을 먹고 자살을 하려고도 한다. 또는 밥을 먹지 못하고 체중이 줄어들고 심하면 굶어 죽기도 한다.

이러한 병이 도시든 시골이든 빈부를 가릴 것 없이 우리나라 가정주부에게서 무수히 볼 수 있는 병이라고 설명해 주었다. 친구는 또 생각에 잠긴다. 누가 그러냐고 물으니 그럼 사람이 있다고만 하고 말하기를 꺼린다. 자네 부인이 그런 거냐고 하니 고개를 겨우 끄덕한다. 자네 몇 시에 집에 들어오나? 직장관계로 매일 늦게 들어온다. 한 방에 자나? 딴방에 잔다는 것이다. 이만하면 내겐 짐작이 갔다.

이 친구는 표정이나 성격이 무뚝뚝하고 성실한 편이나 여자에 대한 관심도 없고 여자에 대한 정서적인 면을 이해 못 하는 편이다.

그런데다가 저녁이면 늦게 들어오고 별로 말도 없고 딴방에 가 자면서, 자기는 다른 여자에 관심을 두지 않으니 부인만을 사랑하고 있는 셈이니 부인에겐 불만이 없으리라 생각했던 것이다.

그때 마침 일간신문에 유럽의 어떤 오입쟁이가 매력적인 여성은 남자 앞에서 졸도를 한다고 토막 뉴스에 난 것이 있었다. 나는 그 기사를 읽어 보았느냐고 친구에게 물으면서 매력적인 여성이란 남성의 관심을 끄는 여성이니 남자 앞에서 여자가 졸도하면 남자가 어떻게 행동하게 되겠나? 자네 부인이 자네가 밤에 늦게 돌아오면 자네 앞에서 졸도한다는 것은 자네보고 안아달라는 말일세. 그렇게 말해 주었다. 친구는 한편으로 심각해지면서 한편으로는 그럴 수가 있는가, 그런 표정이다. 내일 안사람을 데리고 올 터이니 진찰을 좀 해주게 하면서, 그런데 마누라가 오려고 할까 하면서 돌아갔다.

그 후에 아무 소식이 없다가 그 친구가 골절로 외과에 입원했을 때 부인을 보았는데 용모도 아름답고 정숙해 보이며 또한 그 친구보다는 정서가 풍부해 보이는 부인이었다. 다시 부인에 대해서 말이 없는 것을 보니 그 친구 부부의 문제는 그것으로 어느 정도 해결이 된 모양이라고 나는 물어보지도 않았다.

그 후에 교수, 학생들의 권유에 못 이겨 모 지방 의과대학에 가 있을 때 일이다. 부임한 지 몇 날이 되지 않아 학교 직원이 와서 꼭 한번 과장님이 진찰을 해 주셔야겠다며 젊은 이십 대 후반의 여성을 데리고 왔다. 소박하고 정숙해 보이는 가정주부다. 증세는 머리가 아프고 잠이 잘 오지 않고 입맛이 자꾸 마른다는 것이다. 언제부터 그러냐고 물어보니 약 일 년 전 7월경부터 그런 증세가 생겼다고 한다. 그러면 그때 무슨 일이 있었느냐고 물으니 얼굴을 붉히면서 주위를 돌아다보고 말하기를 주저한다.

그래서 나는 화제를 돌려서 결혼한 지 얼마나 됐느냐고 물으니, 결혼한 지는 삼사 년 되는데 남편은 초혼이 아니고 이혼을 했는지 상처를 했는지 분명히 말하진 않으나 중매결혼이며 퍽 얌전한 사람이라고 한다. 집에는 몇 시에 돌아오느냐고 물어보니 다섯 시면 들어온다고 한다. 나로서는 좀 뜻밖이었다. 그러면 집에 와서 무엇을 하느냐고 물으니 집에 와서 세수하고 옷을 갈아입고 마당에 나갔다가 밥 먹고 자기 방에 가서 잔다고 한다. 마당에 나가서는 무엇을 하느냐고 물으니 화초를 가꾼다고 한다. 부인도 같이 하느냐고 물으니 할 줄 모른다고 절대로 손을 대지 못하게 한단다.

남편은 고급장교로 나이도 열 살이나 부인보다 많고 술 담배도 하지 않고 더구나 여자관계는 없을 뿐만 아니라 취미라고는 화초를 가꾸는 것을 좋아할 뿐 영화나 그런 것도 좋아하지 않고 부부가 같이 즐기는 일이라고는 별로 없는 형편이다. 물론 이 부인도 이미 내과를 거쳐 내과적으로는 아무 병이 없다. 그래서 나는 진찰을 끝내고 이렇게 말했다. 당신은 화병이니 화를 푸는 치료를 받아야 하지만 당신 남편 되는 사람도 만나야 될 것 같으니 돌아가거든 남편에게 내 말을 전하고 다음에 남편과 같이 오라고 하니 기쁨에 찬 표정을 하고 돌아갔다.

다음날 소개한 학교 직원이 찾아와서 환자의 남편 되는 사람이 선생님을 모시고 식사를 하겠다고 하니 시간을 내달라고 조른다. 나는 그럴 필요도 없거니와 그럴 시간이 없다고 거절했으나 며칠을 두고 간청하기에 아마 병원 진찰실에서 만나기가 부끄러워 그러리라 짐작하고 어느 요릿집에서 식사를 하게 되었다. 그 고급장교는 여자가 보면 목석같다는 인상을 줄 그런 인상이다. 무뚝뚝하고 매우 성실해 보이는 인품이다. 부인의 진찰결과를 얘기해주니 좀처럼 내 의견을 받아들이려고 하지 않고 자기는 도를 닦는다, H 모 옹과 친한 사이이며 어제도 H 선생님이 오셔서 모였었다 하면서 자기 부부생활의 결함, 남편으로서 아내에 대한 대우가 잘못된 것을 시인하려고 들지 않고 정의를 사랑한다고 한다. 정의를 사랑한다고 하기에 나는 옳다 됐다 싶었다. 당신이 정의를 사랑한다면서 젊은 여자를 아내로 맞아들여서 잠은 딴방에 자고 말도 하지 않고 밥만 뚝딱 먹고 혼자 화초만 만지고 당신 부인은 무엇하러 데려다 놓았나, 당신이 화초를 좋아하면 좀 값싼 화초라도 부인에게 만지게 하고 같이 하면 좋지 않나, 당신이 정의를 사랑한다는 것은 거짓말이다, 남편에게 그런 대우를 받고 있어서야 바람이 안 나는 것이 다행이지 바람을 피우지 못하니 병이 난 것이라고 좀 꾸짖었다. 역시 정의를 사랑하는 사나이라 헤어질 때는 내가 탄 자동차 문까지 달려와서 선생님 시키는 대로 하겠습니다 하고 헤어졌다.

그 후로 이 환자는 찾아오지 않아서 얼마 후에 소개한 직원에게 그 뒤 어떻게 됐느냐고 물었더니 치료가 너무 잘 됐고 자궁외임신이 되어 부산 가서 수술을 했다고 폭소를 한다. 나도 따라 웃었다. 이 부인은 첫 아이를 낳고 아기가 밤에 자다 울고 해서 별방거처를 하게 되었는데 어린애가 잠을 잘 자게 되자 어쩐지 허전하고 이상한 생각이 들기 시작하더니 잠이 안 오고 머리가 아프고 입맛이 떨어지기 시작해서 병이 났던 것이다.

어느 날 나는 시내에 나갔다가 어떤 편집자의 사무실에 들렀다. 그는 몹시 우울해 보이고 인사할 기력조차도 없는 것 같다. 나는 그의 감정이 내 가슴을 아프게 하는 것을 느꼈다. 차나 한잔 마시러 가자고 나는 권했다. 전에도 접촉이 많았으나 차를 마시기는 처음이다. 왜 우울한가 물어보았다. 약 한 시간 남짓 이야기하는 동안에 그는 생기를 회복하고 헤어질 때는 명랑한 표정으로 고맙다는 인사를 했다. 물론 얘기 도중에는 몇 번이나 한숨을 쉬고 하기는 했지만, 그가 우울한 원인은 부인이 밥을 못 먹고 자꾸만 마르고 한 것이 1년 이상 된다는 것이다. 여러 의사에게 진찰도 받고 약을 먹어도 효과가 없어 어떤 의사에게 보이니 마음에서 오는 병이라 해서 아주 유명한 의사가 조제한 좋은 약이라 속여서 먹였더니 한참 동안은 소화도 잘되고 체중도 회복이 됐으나 지금은 또 마찬가지라고 한다.

이 회사는 사람이 적어 그는 편집장이지만 사장이 엄해서 일요일도 나와야 되고 저녁 늦게 집에 돌아가야 되니 부부가 같이 즐겁게 지낼 시간이 없는 게 부인이 발병하게 된 원인이었던 것이다. 남편도 여자의 마음을 잘 다룰 줄 아는 성질이 아니고 게다가 신경질이 있는 사람이었다. 사장에게 말해 줄까 하니 사장에게 말하면 역효과가 나니 말하지 말아 달라는 것이었다. 그 후 이 부인은 어떻게 됐는지 물어볼 기회가 없었다.

어느 해 2, 3월경 일이다. 모 의대 교수로부터 전화가 왔다. 친척 부인인데 사방에서 진찰을 받고 외국인들이 과장으로 있는 병원에 가서도 진찰을 받고도 안 돼서 자기에게 왔다고 한다. 그런데 자기가 진찰한 결과, 신체적으로 아무런 병이 없어 "이 선생에게 가서 정신 치료를 받아야 된다."라고 일러두었으니 좀 잘 고쳐달라는 부탁이었다. 그들은 부부동반으로 왔었다. 환자는 부인인데, 내가 봐서는 남편 되는 이의 노이로제가 더 심한 것 같았다. 그래서 나는 부부가 다 치료받기를 권했으나 남편은 2, 3회 오더니 정신과 의사에게 다니는 것이 기분이 좋지 않다고 그만두게 되었다. 부인은 내가 어떤 사고로 치료가 중단될 때까지 12회 치료를 받았다.

이 부인의 증세는 "골이 아프고 어지럽고 음식이 맛이 없고 소화가 안 된다, 눈알이 아프고 눈물이 난다, 가슴이 두근거린다." 이런 증세였다. 근시(近視)도 아닌데 안경을 쓰고 있었고 물론 안과에도 다니고 있었는데 눈에 병은 없다고 한다. 남녀 간에 노이로제로 인해서 안경을 쓰는 사람이 많다. 병은 15년 전부터이고 근년에 와서 더 심해져서 자꾸 말라간다는 것이다. 하나 이상한 것은 외식을 할 때는 기름진 중국 요리도 잘 먹고 소화가 잘되는데 집에서 밥을 먹으면 입맛도 없고 소화가 안 된다는 것이다.

언젠가 남편이 교외에 있는 별장에 가서 원고를 쓰느라고 두 달 동안 별거해 있을 때는 입맛이 좋고 살이 뚱뚱하게 쪘다가도 남편이 집에 돌아오니 매양 마찬가지가 된 일이 있다. 한 번에 50분씩 서너 번 치료하고는 기분도 좋고 눈물도 안 나고 덜 아프다가 4, 5회째에 와서는 머리가 빠개지는 듯 아프고 눈알이 빠지는 것 같이 아프고 처음 왔을 때보다 증세가 심해졌다. 옛날 발병 당시의 모든 좋지 않은 감정이 득세하여 갈 곳이 없으니 증세로 터져 나오고 있는 것이다.

남편은 일제시대에 고문(高文)을 패스하고 군수도 지내고 해방 후에는 고관으로 있다가 퇴관하여 수억의 돈을 대부받아 사업을 했는데 동업자가 돈을 다 빼돌려 기업체가 파산이 되어 모든 재산, 살던 집까지 팔고 일순간에 무일푼이 되어, 남편친구가 큰 적산 집을 갖고 있어 그 집에 세도 내지 않고 들어 있었다. 그 집 주인의 마누라가 성질이 나빠서 빨래를 하려면 수도 원꼭지를 잠가버리고 다림질을 하려면 전기스위치를 내려버려 몹시 화가 났으나 참다가 못 참아서 하루는 남편에게 호소를 했더니 받아 주긴 고사하고 오히려 나무람을 받는 등 동조를 얻지 못했다. 이런 이야기를 4, 5회째 치료시간에 하고 있었던 것이다. 그때 감정이 어떠했느냐고 하니 머리가 더 아파진다고 한다. 그때 풀리지 않은 감정이 터져 나오지 않아서 그렇다, 얼마나 억울하고 분했는가를 말하고, 한참 침묵이 흐르다가 울기 시작해서 치료시간이 지나고도 울고 있어 나는 아무 말 없이 30분 이상 그냥 지키고 있었더니, 미안하다면서 선생님은 나가시라고 더 울고 가겠다고 해서 나는 방을 나왔다. 이 부인은 무려 2시간을 울고 돌아갔다.

그 후 8개월 후에 전화로 연락을 해보니 지금은 병이 다 나았고 만나면 살이 쪄서 딴 사람으로 볼 것이라 하는데, 치료를 받아서 나은 줄은 모르는 눈치였다.

하루는 내과에서 고혈압환자인데 잠이 안 오고 어지럽다고 정신과에서 좀 진찰을 해달라고 연락이 왔다. 입원실을 노크하고 들어가니 환자는 반갑게 나를 맞는데 환자의 부인은 금시라도 덤빌 것 같은 자세요, 표정이다.

자기 남편의 병을 봐주러 온 의사에 대한 예의도 차릴 줄 모른다. 부인은 나가 있으라 하고 환자를 면접했다. 40 가까운 이 남자는 이북에서 출생하였으며, 대지주의 독자로서 장가들기 전에는 모든 것을 제멋대로 했는데 장가든 뒤로는 성인이 됐다고 한다. 성인이 됐다는 것이 무슨 뜻이냐고 물으니 모든 것을 참고 성을 내지 않는다는 뜻이라는 것이다. 이 환자의 고혈압과 다른 모든 증세는 공격적

이고 무뚝뚝한 마누라에 대항할 수 없어 모든 화를 참은 결과 생겨
난 것이다.

누구나 성이 나면 생리적으로 혈압이 일시 높아진다. 성이 풀리
면 혈압은 정상으로 돌아가는 것이 보통이지만 고혈압이 되는 사람
은 늘 속에서 성이 나 있어 성이 내공해서 처음엔 혈압이 올랐다 내
렸다 하다가 차차 고정이 되어 나중에는 신장이 굳어지고 심장, 뇌
에도 영향이 오게 된다. 우리나라에서는 아직 고혈압이 화병이란 것
을 의사나 환자들이 모르고 있는 실정이다.

원인과 처방

독일의 철학자 쇼펜하우어는 부부관계를 두 마리의 고슴도치가 추
워서 서로 몸을 가깝게 대려고 하니 침이 찔려서 떨어지는 것으로
비긴 바 있다. 서로 기대고 의지하고 인정을 받고 사랑을 받고 싶어
하는데 자기 자신이 배우자의 이러한 요구를 만족시켜 줄 책임은
잊고 상대편에게 바라는 것만이 강하면 충돌이 일어나고 적개심이
생긴다. 연애결혼의 실패는 이러한 지나친 기대, 상대편에 대한 요
구와 자기의 책임을 자각하지 못하는 데서 빚어진다.

노이로제나 정신병은 대부분이 인생의 고장이고 대인관계의 고
장이고 소통의 장애이기 때문에 미혼의 환자를 진찰할 때는 부모와
의 관계를 살피게 되고 결혼한 남녀를 진찰할 때에는 배우자와의
관계의 고장을 발견한다. 우리나라는 경제의 빈곤과 혼란, 사회의
불안정, 주체성이 미약한 터전에 외세와 외래문화의 침투로 인한 가
치체계의 혼란으로 여러 가지 정신장애의 양상이 변동되고 적개심

이 사회에 충만해 있는 감이 있다. 우리나라 가정주부는 반수 이상이 노이로제 증상이 있지 않나 추측된다.

위에서는 남편의 태도가 부인의 노이로제의 원인이 되는 예를 많이 들었지만 마누라가 원인이 되어서 남편뿐만 아니라 전 가족이 노이로제를 일으키는 경우도 많다.

어떤 정신분열증이 있는 여대생의 경우는 어머니가 모든 것을 간섭한 결과, 이러한 어머니의 심리적인 속박을 벗어나지 못해서 병이 나고 완치가 어렵게 된 예다. 환자의 아버지도 오게 해서 만나보았는데 환자의 아버지의 고혈압증도 지나치게 가족을 구속하는 주부의 태도나 성격이 원인이란 것을 알게 되었다. 그러나 그 사람들에게 이런 것을 깨닫게 하고 고치게 하기에는 거의 불가능한 일이었다.

우리나라에서 흔히 볼 수 있는 부부관계의 전형적인 병리현상은 조혼의 부부, 대가족제를 탈피 못한 경우, 개인주의적인 문화를 본받는 지식 여성, 처가가 부자이고 남편 집이 가난한 경우, 처가가 못살아서 친정식구들로 인한 부부의 갈등, 시집올 때 많이 해오지 않은 것이 두고두고 불화의 근원이 되는 수도 있다. 청상과부의 자녀를 배우자로 가졌을 경우나 독자나 독녀를 배우자로 가졌을 경우에도 어려운 일이 많다.

부부끼리는 사이가 좋은데 어머니와 마누라 사이에 끼여서 고통을 이겨내지 못해서 통금시간 가까이나 돼서 술에 취해서 들어와 잠이나 자고 나가면, 마누라는 통사정해 볼 기회도 없고 종일 시집살이에 시달리게 되어 마누라가 노이로제가 되는 경우는 허다하게 볼 수 있는 일이다.

행복한 부부생활은 부부가 다 정서적으로 부모와의 유아적(幼兒的)인 유대(紐帶)를 벗어나 있어야 된다. 두 사람 사이에 눈에 안 보이는 부모의 유령이 개재하면 부부생활에 고장이 온다. 부모는 점차로 자녀를 해방시켜 정서적인 독립을 성취시켜 주어야 한다. 그렇다고 해서 부모와 자녀 간의 애정이 없어지는 것은 결코 아니다.

　남편의 직업이 부인에게 많은 영향을 미치는 것도 사실이다. 학자, 정치가, 실업가, 기자, 편집자, 경관, 선원 등등 부부간의 소통이 이루어지기 어려운 직업을 가진 경우는 특별히 유의하지 않으면 부인이 바람이 나거나 화병이 생긴다. 부인이 직업을 가지게 되어도 부부생활에 고장이 오기 쉽다. 특히 부인이 남편보다 수입이 많으면 반드시 부부생활의 장애를 초래하기 마련이다.

　행복한 부부생활 속에서만 행복하고 건전한 미래의 국민이 길러질 수 있기 때문에 변천기에 있는 우리나라 부부생활의 생리와 병리에 대한 철저한 검토가 절실히 요망된다.

노이로제와
고부관계

여러 가지 예

요즘 이 글을 쓰기 시작하고부터 아는 분들, 동료 정신의들로부터 반향과 요청이 자주 들어온다. 친자관계, 부부관계, 학생노이로제에 대한 관심이 가장 많은 것 같고 좀 더 알고 싶다는 요청도 있다. 쓰기 시작하면 한 제목만으로도 한 권 이상의 책을 써도 모자란다. 처음에 시작할 때의 예상 이상으로 많은 독자에게 도움이 되고 있다는 얘기들이다. 노이로제나 정신병이 주로 가정 내부의 대인관계의 잘못으로 생기는 것이기 때문에 옛날부터 어느 가정에서나 문제가 되고 부인네들의 화젯거리가 되는 고부관계(姑婦關係)에 대해서 꼭 써달라는 요청이 빗발 같다. 내 생각에도 이것을 빼놓아서는 안 될 것 같아 꼭 한번 다루어 보기로 약속했었다.

언젠가 우리나라에서 가장 큰 규모로서 최신식의 설비를 갖춘 5대 병원이 신축 개관한 뒤에 한 번도 가보지를 못해서 그 병원을 구경 갔었다. 기초의학연구실, 병원 도서실, 동물사(動物舍) 등을 구경하고 계단을 내려오는데 어떤 젊은 의사가 반갑게 공손히 인사를 한다. 나는 누구인가 주저했다. 선생님 모르시겠습니까? 한다. 보니 몇 해 전에 내가 모 의대에 있을 때 우리 과에 입원해서 치료한 부인의 아들이다. 그때는 그가 의대 1년생인가 그랬을 것이다.

"그래 어머님은 좀 어떠신가?" 그는 즐거운 웃음을 얼굴에 담뿍 담고, "다 나았습니다, 살도 찌고 아주 딴사람이 됐습니다." "집을 지었나?" "아니 안 지었습니다." 나는 의아한 표정을 짓고 그를 쳐다보았더니 "할머니가 돌아가셨습니다." 한다. 왜냐하면 그의 어머님이 입원 중에 그의 아버지가 교외에 양옥을 짓고 새로운 생활을 꾸며본다는 계획을 세웠다는 말을 들었기 때문이다. 내가 의아한 표정을 지은 것은 가정생활에 변동도 없이 그 부인이 나아질 가능성을 나는 볼 수 없었기 때문이다. 그러나 환자의 시어머니가 돌아가셨다는 말을 듣고는 환자가 나았다는 데 수긍이 갔다. 집으로 돌아오면서 퇴원 후에 이 환자가 어떻게 된 것인지 궁금하던 차에 흐뭇한 마음을 금하지 못하고 입원 당시의 일을 떠올렸다.

당시에 나는 외국에서 돌아와서 의과대학에 있을 때였다. 의사들이 보는 신문의 경영자로부터 글을 써달라는 부탁을 받고 어떻게 하면 현대정신의학을 흥미도 있고, 읽으면 무엇을 생각하게 하고, 한 가지라도 깨닫게 하나 근 일 년을 생각한 끝에 일 년간을 연재한 적이 있었다. 처음에 그 대학에 취임했을 때에는 동료 교수들이 정신과란 환자를 가두어 두고 전기 찜질이나 하고 빌빌 놀러나 다니며 돈을 버는 과가 아니냐고 놀리는 소리뿐이었다. 나는 무리가 아니라고 생각했다.

그들이 보고 듣는 우리나라의 당시의 정신과 병원이란 다분히 그러한 인상을 주는 면을 많이 지니고 있었다. 새로운 발달된 정신의학을 눈으로 본 적이 없기 때문이다. 나는 과 직원들이 다른 과에서 정신과는 환자를 입원시켜 놓고 놀며 치료를 한다고 빈정댄다며 불평하기에 그런 것을 가지고 다툰다면 관계가 나빠져서 점점 더 비협조적으로 나오기 때문에 불문에 부치고 그저 봉사만 해주면 자연 깨닫게 될 때가 올 것이라고 말해 주었다.

또한 이러한 방법이 바로 정신의학적인 방법이라고 일러 주고 다른 과에서 아무리 검사 치료해도 속수무책이었던 어려운 빈사상태(頻死狀態)의 환자들을 멀쩡하게 소생시켰다. 또 한편으로 의사신문에 실례를 들어 계몽한 결과 교수뿐만 아니라 학교 재단 관계 사람들, 사무직원까지 정신과가 얼마나 어렵고 중요한 것인가, 그리고 정신병뿐만 아니라 내과나 외과, 기타 과의 환자로 보아왔던 많은 환자들을 정신과 치료로써 비로소 고칠 수 있다는 것을 인식하기 시작할 무렵이었다.

어느 날 학교 선배인 모 선생이 자기가 늘 그 집의 병을 봐주는데 그 집 부인이 아무래도 이 선생에게 정신치료를 받아야 될 것 같으니, 언제 데리고 올 터이니까 잘 봐달라고 한다. 그 선생이 환자와 환자의 남편을 데리고 와서 진찰을 받게 하고 환자가 입원을 했었다. 이 부인 환자는 작고 야위고 혈색도 좋지 않고 너무나 얌전하고 말이 적은 일견 전통적인 우리나라 가정주부의 전형적인 인상을 준다. 결혼한 지 20여 년 동안 늘 소화가 잘 안 되고 골이 아프고 여러 가지 증세가 있었던 것 같다. 10여 년간 여러 병원에 다녀도 낫지 않고 수년 전에는 어떤 유명한 외과병원을 갔더니 위암이란 진단까지 받은 일이 있었다.

그러다가 그 선생이 내가 쓴 글을 보고 그 집 가정 사정을 잘 아는 관계로 틀림없이 정신적 원인으로 오는 병이라는 판단 아래 데리고 온 것이었다. 물론 그동안에 선생이 환자의 남편을 설득시키는데, 많은 고초를 겪은 것은 말할 필요도 없다. 환자의 남편 역시 전 가족을, 부모동생들까지 책임 맡아 자수성가하느라고 위궤양을 앓고 있었다. 남편은 첫 부인과 퍽 사이가 좋았으나 결혼한 지 얼마 되지 않아 상처를 했고 환자는 후처로 들어가게 되었다. 처음 시집을 가니 남편은 전처의 사진을 방에 걸어 놓고 전처 얘기를 하고 식사는 늘 시간이 어긋나고 하니 환자는 20여 년간 매일 시어머니와 겸상으로 먹어야 했었다. 이러한 얘기만 들어도 남의 처지에 자기를 두고 그 사람의 심정을 이해해 보려는 사람이면 누구나 그런 처지에 있는 며느리의 입맛이 좋을 리 없고, 소화가 잘 될 수 없다는 것을 명백히 알 수 있을 것이다. 어찌 여기에 복잡하고 오랜 세월의 의학공부나 정신의학의 연구가 필요할 것인가? 시어머니와 며느리 사이, 이해관계와 모든 입장이 일치되고 그야말로 단짝이 되기 전에는 시어머니와 수십 년간을 겸상한다는 것이 며느리에게는 어렵고 달갑지 않은 일종의 고문이라고도 할 수 있을 것이다. 이것은 누구나 공감할 수 있는 것이다.

그러나 환자는 이러한 얘기를 처음부터 한 것이 아니었다. 그런 얘기를 할 때에도 그것이 자기에게 얼마나 고통스럽다든지 부당하다든지 조금도 비관적인 말이나 표정을 나타내지 않았다. 이러한 태도는 우리나라의 전통적인 주부에서 흔히 볼 수 있는 태도다. 자기 마음속으로는 싫지만 사회에서 그렇게 해서는 안 된다는 것이 있기 때문에 자기 생각을 표현하지 않는다.

그러나 부인의 태도는 결코 마음속에서 그러한 남편이나 시집살이에 굴복하고 있는 것이 아니었다. 속에서는 굴하지 않고 있다는 것을 느낄 수 있었다. 단지 입 밖에 내지 않을 따름이다. 시아버지는 일찍 돌아가시고 남편은 장남으로 일제 때에 중학을 졸업하고 광산을 해서 몇천 석을 했었다. 해방 후에는 상업을 해서 당시 수억의 재산을 이루고 있었으나 낡은 구옥에 살고 살림살이에 조금도 돈 있다는 표시가 없고 일체의 주권은 남편이 차지하고 있었다.

　시집동생들을 모두 결혼시키고 살림을 내주고 시누이들이 못살아서 들랑거리고 시어머니가 아무런 의논 없이 쌀도 퍼낸다. 친정에는 도와주고 싶어도 도와줄 수도 없고, 말하자면 남편과 시어머니가 자기에게 의논도 없이 집안일을 마음대로 처리하고 남편의 애정은 전처에게로 가 있고 주부로서의 주권조차 인정받지 못하고 있었던 것이다.

　전처에게는 소생이 없었는데 자기는 아들딸들을 낳아서 공부도 잘하고 권리를 주장할 만한 위치에 있는 것이다. 아들 말에 의하면 자녀들이 장성해지자 아버지의 태도가 많이 좋아지고 있다고는 했다. 남편이 그렇게 돈이 많아도 이렇다 할 옷감이나 패물을 사준 일도 없다. 말하자면 이름만 주부이지 형식상으로나 심리상으로나 주부로서 앉을 자리가 없었던 것이다.

　부인의 병은 이러한 자기 위치에 대한 항거다. 그러나 이러한 반항을 표면화시키면 사회적으로 나쁜 사람이 되기 때문에 표면화시킬 수 없어 마음속의 불만을 어떻게 할 수 없는 갈등에서 생긴 병이었다. 2, 3개월 입원하고 있는 동안에 내가 이러한 그녀의 심정을 그녀에게 전달하고 남편에게 그녀의 처지를 알려주고 가정의 처리에 변동이 있어야 병이 나을 수 있다는 것을 선생과 더불어 이해시키려고 노력했다.

그런 결과로 양옥을 지어 나가기로 결정을 본 것이었다. 정신치료란 1년 이내는 단기치료에 속하고 장기치료는 수년을 하는 것이므로, 2, 3개월의 정신 치료로 본인의 성격에 변동을 일으켜 자기 힘으로 가정에 있어서 주부의 위치를 찾을 힘을 길러주는 것은 불가능했기 때문에 남편에게 작용한 것이었다. 시어머니가 별세함으로써 그 지긋지긋한 겸상도 하지 않게 되고 자녀들의 의견을 아버지가 존중하게 되면서 주부로서 정당한 위치를 찾게 된 것이다. 이 부인은 건강을 회복하고 딴사람이 되었는데 수십 년 동안 사람다운 대우를 받지 못하다가 정말 사람다운 대접을 받게 됨으로써 행복한 인생을 누리게 된 것이 아닌가 생각된다. 이 부인과 같은 처지에 있는 주부는 지금 우리나라에 많을 것이다.

언제인가 내과 교수의 소개로 40 가까운 가정주부가 내 진찰실을 찾아왔다. 여러 병원에 다녀도 낫지 않아서 친척의 소개로 그 내과 교수에게 진찰을 받아 완치를 할 방도를 가르쳐달라고 했는데 그러려면 이 선생 병원에 가서 정신치료를 받으라고 하여 찾아왔다고 한다. 이름, 나이만 대고 우리 집 근처라면서 주소를 대지 않는다. 증세는 우울하고 아무것도 하고 싶지 않다, 소화가 안 된다, 늘 쫓기는 사람처럼 안정감이 없다. 만사에 공포증이 있고 손님 앞에서 차(茶)에 설탕을 넣으려면 손이 떨린다, 왼편 늑간신경통(肋間神經痛)이 있고 머리가 띵하다고 한다.

이 부인의 소화불량증은 스무 살 때 결혼 후 임신 중에 시작됐다. 결혼한 지 한 달 만에 남편이 시동생과 시어머니를 모시고 왔다. 환자는 이북에 어머니가 계시고 아버지와 같이 월남해서 아버지는 실직하고, 본인도 고생을 많이 했다. 할아버지와 시아버지가 친한 사이라 중매결혼을 했는데 남편의 첫인상을 물어보니, 아버지가 실직하여 결혼하면 생활걱정 없을 것 같아 별생각 없이 갔다. 믿음직스럽고 나를 먹여 살릴 수 있을 것 같아 갔다. 말이 없고 음성이 좋아 그날로 응낙했다. 남편은 둘째 아들이고 큰집은 손꼽는 부호인데도 불구하고 결혼한 그날부터 시어머니를 모셔와야 된다고 야단이었다. 결혼한 지 한 달 만에 시어머니를 모셔오라 했다. 마침 남편이 일본에 갔다 왔기에 그날 식사로 비빔밥을 했는데 고춧가루를 쏟아놔서 못 먹겠다고 쳐다보지도 않아 무서워서 문을 잠그고 있었다. 울고 있으니 남편이 왜 그러느냐고 물었지만 무서워서 아무 말도 못 했다. 지금 같으면 가만있지 않았을 것이다. 남편은 미안했던 모양인지 그때부터 트러블이 시작됐다.

시어머니, 시동생이 싫고 그때는 세 끼를 토하고 싶었다. 이때부터 우울해졌다. 그러다가 7년 전에는 남편이 통이 커서 남에게 돈을 빌려주어 생활이 곤란해졌었다. 그래 이때는 양말도 꿰매 주었는데 지금은 일이라면 가슴이 뛴다. 쫓기는 것 같다. 조선 다리미 숯불이 죽어 다림질하려면 아기가 울고, 수도를 놔달라고 해도 안 놔주고, 시숙이 사업 실패하니 빚을 내서 들여 넣는다고 야단이다. 내게는 쌀쌀하면서. 시숙이 뭐냐? 시숙은 우리 결혼식에도 오지 않았다. 왜? 집이라도 사주어야 되고 시어머니와 사이가 나쁘니, 안 왔겠지요. 15년간 호화판으로 살면서 우리는 안 봐주고 시어머니를 우리에게 맡긴 시숙에게 이가 갈렸다.

첫 아기 임신하고도 남편 구두 소리 기다리는 것마저 없어졌다.

애를 막 때려준다. 시어머니 온 뒤로는 은연중에 가슴이 조이고 아이 놔두고 죽고 싶은 심정이었다. 돈을 자기가 간수했지만 잘 벌지 못했다. 나는 불리한 입장에 있었다. 죄 없이 논총만 받았다. 시어머니가 어떠냐? 여자다운 데는 없이 남 싫어하는 짓 잘하고, 엿듣기 잘하고, 아이도 안 봐주고 놀러만 다닌다. 내가 나무라면 미워한다. 아들과 둘이 소곤소곤 잘한다. 남편이 결혼한 지 18년 동안 늘 출장만 다니고 다른 사람들은 정답다고 하지만 나는 곰이라고 한다. 성생활은 처음은 조숙한 편이었는데 임신하고 생활고통을 받은 후로는 무관심이다. 시댁에 대한 미움은 한도 끝도 없다. 친정은 6남매 전부 여자고 어머니의 잔소리가 심했다. 항상 어머니에 대한 반감을 가지고 있었기 때문에 어머니의 애정은 몰랐다. 나는 저런 어머니는 안 돼야겠다 했는데 나는 더 하다. 가정은 양쪽 다 속 썩는다. 7년 전부터 설사를 많이 했고 금년 봄부터 멎었다. 지금도 잘못하면 설사를 한다. 지금은 시어머니는 절에 가 있다. 봄에 한 달 있다가 와서 아들에게 야단맞고 아들이 냉정히 한 모양이지요, 이런 말을 부인은 두서없이 늘어놓았다.

이 부인의 경우, 친정어머니와 사이가 나쁘고 고생 끝에 좀 편하게 살아보겠다고 둘째 아들인 남편에게 시집갔는데 남편보다 훨씬 부자인 시숙이 시어머니와 사이가 나빠져 같이 살지 못해서 작은아들인 남편이 동생과 어머니를 곧 모셔 오게 되자 병이 시작된 것이다. 남편은 늘 출장을 다니고 한때는 몹시 생활이 곤란할 때 더욱 증세가 악화, 시어머니를 절로 내쫓고 나서 설사가 멎었으나 여전히 다른 증세는 계속되고 있었다. 이 환자는 치료비 관계로 치료를 계속하지 못했다. 시어머니에 대한 감정이 매우 나쁜 며느리는 대개 친정어머니와 사이가 나쁘고, 겉으로는 좋은 것 같아도 친정어머니에 대한 무의식적인 증오심이 시어머니에게 쏠리는 수가 많다. 게다가 이 시어머니는 42세에 과부가 되어 큰아들과 못 사귀는 것만 보더라도 밉상을 부리는 점이 있는 듯하다.

하루는 학교 동창 친구가 기다리고 있었다. 반가운 인사를 주고받고 왜 왔는가 물어보니 자기 장모님이 여러 가지 증세가 있어 지방의 종합병원에서 내과 치료를 받아도 낫지 않았다고 한다. 그곳 내과 과장이 미국에서 공부하고 온 분인데 그분 말에 의하면, 내과 병은 고혈압 증상이 약간 있으나 별다른 병이 없으며 마음에서 오는 증세라고 해서 모시고 왔다고 한다.

친구의 장모인 점잖은 노부인이 호소하는 증세는 이러하다. 기운이 없고 이러다가 죽지 않겠나 걱정이 되고 어디가 아픈지 모르겠고 어지럽다. 머리가 푹푹 쑤신다. 귀에서 소리가 나는데 기분이 좋으면 안 난다. 쉐쉐 또는 왕왕하는 소리가 나면 세상이 귀찮고 몹시 아프다. 혈압은 고혈압이고 체온은 정상이다. 5개월 전부터 계속되고 있는 이러한 증세는 7월에 시작됐다. 서울에 있는 큰사위 집에 와 있을 때 소화가 안 돼서 소화제만 먹고 있었다. 그러다가 10일 후에 시골에 있는 둘째 딸 집에 가서 한약을 먹고 본집이 있는 모시로 9월에 돌아와 20일간은 외출도 하고 교회에도 나가다가 점점 기운이 없어져서 눕게 되었다.

병의 시작은 7월 중순에 큰딸 집에 와 있을 때 맞은편 집에 정신병 환자가 들어온 것을 도둑인 줄 알고 놀란 후부터라고 한다. 무언가가 전신을 찌르고 머리가 횡하고 전신이 떨려 곧 죽을 것 같았다. 그 뒤로는 며칠만큼씩 놀랬던 증상이 나타나며 이럴 때는 온 전신이 전기가 온 것 같고 나으면 공중에 뜬 것 같고 어찌하다. 이 증세가 나면 몸이 춥고 떨며 열기가 나고 머리가 아파서 누우면 땀이 흐른다. 열을 재보면 늘 36도 5분을 넘지 못한다. 잠은 잘 오고 걱정도 없다. 아무리 생각해도 아픈 곳은 없는데 죽을병으로 느껴진다. 가끔 가슴이 펄떡펄떡하고 답답해지는 증세가 있다.

이러한 증세는 5, 6년이나 되었다. 이분의 나이는 57세인데 31세 때 과부가 되어 딸 둘은 출가를 시키고 외아들은 28세로서 대학을 졸업하고 지난 4월 고등학교를 졸업한 여자와 중매결혼을 시켜 현재 태중이다. 며느리는 꼼꼼하고 참하다. 마음에 든다. 경제적인 걱정은 없다. 이러한 내용의 자세한 과거사가 예진한 의사의 기록에 적혀 있다. 이러한 예진을 읽고 나니 노인이 무엇 때문에 병이 났을까? 하는 것을 금세 알 수 있을 것 같다.

이분은 시골 한학자 집에서 엄하게 자라 모든 불만을 억제하는 성격을 길렀다. 시집오고 처음에는 별 고생 없이 살다가 남편이 속병으로 별세한 뒤로는 시동생이 11년간이나 재산을 관리하는 동안에 무척 속이 상해서 잘 체하게 되고 소화가 안 되는 일이 잦게 됐다. 외아들이 4월에 장가든 뒤에는 큰사위 집에 와서 도둑에 놀란 뒤로 증세가 계속되는 것이 이 부인의 병이다. 내 머리에는 또 이런 의문이 떠오른다.

31세에 청상과부가 되어 외아들과 살던 노부인이 외아들과 젊은 자부(子婦)의 신혼생활 중 한집안에서 하는 일 없이 세월을 보내야 하면 어떻게 될 것인가. 며느리에 대해서 남이 물어보면 항상 칭찬하고 있다. 말이 없어 좋다, 노인이 아프면 자기 옆에 와서 잔다고 무척 좋아하는 표정을 한다. 노인은 시종 웃고 있는 표정이다. 이렇게 모든 것을 좋다고 하며 마음속에 있는 불만을 감추어 두는 습관이 붙어버린 것이리라. 죽을 것 같이 느끼는 사람이 왜 미소만 띠고 있는지, 진정한 미소일 수 없다. 마음을 일시 편하게 하고 체면을 유지하는 것이리라.

나는 문제의 핵심에 닿는 질문을 했다. 아드님이 장가든 후에 아드님과 같이 있었던 것이 얼마나 오래 되나 물어보았다. 딸네 집에만 다니고 있는 것같이 보이기 때문이다. 한 달도 같이 있지 않았다고 한다. 그렇게 귀한 외아들에게 짝을 지어주고 왜 이 딸 저 딸을 찾아다니는가. 이 딸 저 딸에게 병증만 호소하고 얼굴에는 언제까지 미소를 띠고 있을 것인가? 시골서 온 환자라 계속 치료를 예상치 않았기 때문에 단도직입(單刀直入)으로 이야기해주었다. "할머니는 집이 없으시구면. 왜 내 집에 오래 있지를 못하십니까?"라고 말했다. 그래 "교회에서도 며느리 보고 병이 났다니 부끄럽다, 그렇지는 않은데." 하고 부정한다.

31세에 청상과부가 되어 하나밖에 없는 아들을 믿고 살았다. 그런데 며느리를 본 노부인이 하루 종일 신혼부부의 생활을 보고 있어야 한다. 갑자기 외아들을 빼앗긴 어머니, 그 밖에 새로운 낙도 없이 이 상황을 어떻게 느낄 것인가? 이러한 처지를 증세로 호소하고 있는 것이다. 그 뒤 들리는 소식에 의하면 아들에게 가 있으나 그런 병은 아니라고 한다고 한다. 이럴 때는 친구나 친척, 의사나 목사가 이 어려운 고비를 넘기는 데 도와줄 수 있을 것이다.

시부모와의 관계

이렇게 고부간의 갈등은 남편을 중심으로 한 사람은 어머니로서, 한 사람은 아내로서 같은 사람을 위하는 가운데 생기는 것으로서 심하면 원수가 되어 싸움을 벌이게 되고 양쪽이 다 또는 한쪽이 화병에 걸리기 쉽다. 시어머니가 부부끼리는 사이가 좋은 며느리를 쫓아내고 그것도 한두 번이 아니고 몇 명을 갈아치우기도 한다. 시집올 때 가져온 것이 적다고 구박하고, 아들을 자기만큼 위할 줄 모른다고 구박하고, 아들을 위하면 질투를 하고, 심한 경우에는 아들 부부 사이에서 잠을 자는 시어머니도 있다. 아들이 마누라를 위하면 무슨 소동이든 병이든 일으켜 아들이 며느리를 사랑하지 못하게 만든다. 요사이는 어떤 여자대학의 무슨 과를 나온 여성은 시어머니를 내쫓는 선수란 말도 있다고 한다.

이러나저러나 고부관계의 장애도 결국은 시부모의 친자관계가 잘못된 것으로 귀착된다. 한집에서 살아야 될 경우에는 며느리의 위치를 인정해 주고 며느리는 과도기의 현실에 알맞은 시어머니의 위치를 인정해 주어야 한다. 이런 것이 잘 안 될 때, 또는 시어머니와 며느리의 위치를 정당한 위치에 두는 데 결정적인 역할을 할 수 있는 사람은 아들이나 시아버지이다. 이런 모든 사람이 제구실을 못하는 가정에서 냉전·열전·노이로제·정신병이 산출한다. 그러기에 옛날부터 시집살이도 남편에게 달렸다는 말이 있다. 남편이 부모와의 어릴 때의 유아적인 유대를 벗어나지 못하면 이러한 역할을 할 수 없다. 며느리도 친정부모와의 유아적인 유대를 벗어나지 못하고 있으면 시부모와 남편과의 사이가 조화롭게 될 수가 없다.

그러므로 독남, 독녀, 과부의 시어머니의 경우 더욱 어려운 일이 많아진다. 관계되는 모든 사람이 자기 위치를 지키는 독립된 인격이 아니면 분란이 생긴다. 우리나라의 현실로는 젊었을 때는, 자녀들이 결혼한 당초에는 될 수 있는 대로 따로 내서 별거를 했다가 부모가 노령이 되었을 때 부모를 모시게 되면 가장 이상적이 아닌가 생각된다. 젊어서 동거해서 고부관계가 나빠질 대로 나빠져 노후에 별거를 해야 될 불행을 예방할 수 있을 것이다.

형제·형수관계와
노이로제

형제관계와 노이로제

지금으로부터 7~8년 전 어느 날이었다. 뉴욕의 모 정신병원에 있을 때 일이다. 동양의 어느 나라에서 온 젊은 정신과 의사 방에 무슨 일로서인가 찾아갔었다. 이런 얘기 저런 얘기를 하다가 나는 평소의 궁금증을 풀기 위해 그들 형제의 이상한 관계에 대해서 물어보게 되었다. 왜 그러냐 하면 이 정신의가 형이고, 아우도 역시 우리와 같은 정신병원의 정신의다. 그의 아우는 그보다 1년 전에 뉴욕에 왔는데 그가 아우보다 1년 늦게 와서 영어회화가 서투른데도 불구하고 우리들 보기에는 아우가 형에게 영어로만 대화하는 것 같이 보였기 때문이다. 그는 잠시 말이 없고 내 얼굴을 주시한다. 얘기해도 괜찮을 사람인가 눈치를 보는 것이었다. 나는 그들 형제의 불행에 대해서 진정한 동정을 느끼고 있었다. 드디어 그는 입을 열었다. 물론 나는 동생이 형에게 그럴 수가 있나 하는 태도를 보였을지 모른다.

그의 말에 의하면 그들의 아버지는 정신의학 교수이고 젊었을 때는 부부동반해서 파리 유학을 했었다. 단 두 아들뿐이다. 그는 일류대학을 다니고 동생은 아버지가 교편을 잡고 있던 시립대학을 졸업했다. 어머니가 늘 동생에게 네 형은 일류대학을 다니는데 너도 그래야 된다 했지만 동생은 일류대학에 들어가지 못하여 고개를 들지 못했다고 한다. 그런 얘기를 하는 그의 태도는 형으로서의 동생에 대한 정이 흐르는 느낌을 내게는 주지 않는다. 말하자면 동생을 드러내서 낮추어보거나 미워하는 표현은 없지만 동생에 대한 적개심을 느낄 수 있었다. 그래서 나는 동생도 문제이지만 당신도 동생에 대한 적개심이 있는 듯하니 좋은 정신의가 되려면 정신분석 치료를 받는 것이 좋으니 정신분석연구소에 가서 치료를 받는 것이 어떠냐고 권해 보았다.

그는 치료는 생각해 보고 하겠지만, 연구소에서의 강의는 들으려고 한다고 했다. 그의 말을 듣고 나니 그의 동생의 행동이 일일이 이해가 잘되는 것 같다. 형은 체격도 좋고 용모도 동생보다 잘 생겼고 의젓하게 자부심이 있어 보인다. 그런데 동생은 체격도 작고 용모도 못 생기고 행동이나 태도가 가볍고 자부심이 없어 보이고 늘 피아노, 사진, 미술, 운동 구경 등등 손에 대지 않는 취미가 없고 무슨 소리인지 늘 지껄이고 말을 하지 않는 순간에는 더욱 초라해 보이고 쓸쓸하고 불안한 분위기에 잠기는 것 같은 느낌을 주었다. 그는 의과대학을 졸업하고 자기 나라의 미 육군병원에서 1년간 인턴을 마치고 형보다 1년 앞서 미국에 오게 된 것이었다.

그가 남 보기에 자기 취미를 그렇게 즐기는 것같이 보이지도 않는데도 불구하고 강박적으로 여러 가지 취미를 추구하는 것이 형과의 관계에서 온 어머니로부터 주입받는 열등감을 메우려는 노력이라는 것이 이해될 수 있었다. 그리고 그가 만리타국에 와서 1년 만에 만난 동기끼리 자기 나라 말은 일절 사용하지 않고 영어만을 사용하는 것은 그의 적수인 형을 이겨낼 수 있는 것은 영어회화뿐이기 때문이란 것을 이해할 수 있었다. 자, 이래도 네가 나보다 우월한가라고 대드는 뜻이 있는 것이다.

1년 후에 학회에서 형을 만나서 그동안 정신분석을 받았느냐고 물어보니 얼마쯤 받다가 그만두었다고 한다. 그 후에 내가 유럽을 돌아서 그들이 운영하는 병원을 찾았을 때 그 형제 사이의 공기에서 여전히 따뜻한 것을 느낄 수는 없었다.

역시 뉴욕에 있을 때의 일이다. 우리나라에서 온 어떤 젊은 정신과 의사는 자주 나를 찾아와서 같이 얘기도 하고 놀러도 다녔다. 그런데 이 친구는 미리 내게 온다고 전화를 걸어 놓고 이튿날 하늘에 구름이 끼고 해가 나지 않아서인지 아무리 기다려도 오질 않았다. 그리고 뉴욕에 와 있는 어여쁜 우리나라 여학생이며 여의사가 있으면 한 번씩 데이트를 청하고 평가를 해 달라 하고, 때로는 우리 부부를 찾아와서 같이 구경을 가자고 권하기도 했다. 그런데 도무지 장가를 든다는 소식이 없다. 아무리 아름다운 처녀라도 처음에는 자기가 열중해서 따라다니다가도 여자 쪽에서 자기에게 호감을 보이거나 결혼할 의사를 보이면 모든 흥미를 상실하고 새로운 여자의 꽁무니를 따라다닌다.

내가 보기에는, 그가 너무나 자존심이 낮기 때문에 처음에는 저렇게 아름다운 여성이 나 같은 못난 사나이에게 관심을 가질 수 있을까 하고 그래도 자기의 가치를 테스트해 보기 위해서 접근했다가, 저편에서 나를 좋아하게 되면 나 같은 못난 자를 좋아하는 것을 보니 필시 무슨 결함이 있거나 못난 여자라는 느낌이 들어서 실망하는 것을 되풀이하고 있는 것으로밖에 보이지 않았다. 자기를 믿지 못하기 때문에 남에게 평가를 바라는 것이었다.

그래서 나는 그가 왜 그렇게 자존심이 없는가 물어보았다. 그는 자기의 내력을 나에게 말해 주었다. 부모가 신경질적이고 무능해서 부모님이 생존해 계시는 데도 불구하고 큰 형이 가계(家計)를 도모하여 형에게 학비를 타 쓰고, 또 형은 신경질적이고 폭군이어서 그렇게 된 모양이라고 했다. 그는 일주일에 두 번씩 정신치료를 받고 있었으나 자기를 치료하는 정신분석 의사가 자존심이 희박하다고 한다면서 1년을 치료해도 효과가 나타나지 않는다고 했다. 그러나 그는 내가 미국을 떠난 뒤에 어떤 여성과 결혼을 해서 아이까지 몇이 있는 것을 보면 그 후에 치료의 효과를 봤는지 모르겠다.

무더운 어느 여름날 《사상계(思想界)》 독자라면서 《사상계》를 들고 20대 초의 청년이 나의 진찰실을 찾아왔다. 그는 대학입시에 떨어져서 집에서 입학시험 준비를 하고 있는데 책만 보면 안경은 맞는데도 불구하고 글자가 어리어리하고 화려한 공상이 많고 신경질이 심하게 난다는 것이다. 모든 일이 의심이 나서 믿어지지 않는다. 울화가 치밀면 윗사람에게 쌍욕이 나오고 욕을 하고 나면 얼굴을 들 수 없다. 늘 우울하고 그 외도 증세가 상당히 많다고 한다.

언제부터 그런가? 공부할 수 없는 것은 4년 이상 되고 고등학교 때부터 이런 증상이 있었는데 열등감은 초등학교 때부터 있었다. 시골 중학에서 수석을 했는데 고등학교에 가서는 공부를 못했다. 기차통학을 하느라 다섯 시에 집을 나가 밤 아홉 시에 돌아오기 때문에 우등을 하려고 했는데 중간 정도밖에 못 해서 그때부터 위축감을 가지고 사람을 피하게 됐다. 초등학교 때 아이들에게서 얻어맞고 용기가 없어 때리지도 못하고 집에 오면 형에게 두들겨 맞았다. 형제간의 사이가 나쁘다. 두 살 차이의 형보다 지금 덩치는 내가 더 크다. 자기가 기운이 세어 때리는 태도를 하지만 상당히 분하다. 내가 신경질을 부렸더니 이게 들어와서 두들겨 팬다. 이젠 안 맞는다. 덩치도 내가 더 큰데, 내가 맞으면 부모가 안 말리고 내가 때리려면, 와서 붙잡는다 하면서 목소리가 높아지고 흥분을 한다. 두들길 찬스도 못 잡고, 오늘은 발작 비슷이 괴상한 오기도 나면서 울화가 치밀어 오르고 부모에게 쌍욕이 나온다. 나는 성적도 좋은 편이었다.

　나는 그가 괴로움을 받는 광경과 분한 마음을 역력히 보고 느낄수 있었다. 반격으로 맞서기 시작한 것은 어느 때부터인가? 형보다 덩치가 크고 힘이 세진 고2, 고3 때부터. 그러고 나서 더 심해지던가? 그다음부터는 모든 것이 두렵지 않고 저도 죽고 나도 죽고 한강에 끌고 가려고 했다. 내 손으로 목을 졸라 봤다. 천주교회에 다니기시작, 자살을 금한다고 해서 그만두어 버렸다. 내 성격은 남과는 어울릴 수 없는 내향성이다. 형과의 관계는 어려서부터 나빴는가? 어려서부터의 얼굴흉터가 형이 꼬집은 것 같다. 어디 한번 데리고 가지 않고 사뭇 맞고 지내다가 고2부터는 서로 싸웠다. 그러면 집에선 붙잡는다. 누가? 어머니, 아버지 모두, 아버진 날 마구 때렸다. 맞을때의 느낌은? 지금 같은 원한은 아니었고 약간 억울한 정도, 나도 한 대 때려야겠다는 것은 어려서도 있었다. 그때는 왜 안 대들었나? 내가 기운이 모자라서이다.

　이 젊은이는 둘째 아들이고 다음에 누이동생, 남동생이 둘이다. 형은 모 대학을 다니고 아버지는 교사이고 젊은이 말로는 온순 인자하다고 하면서 19세 때에 10여 식구를 거느리고 사느라고 신경쇠약에 걸렸었다. 어머니는 신경질적이고 약간 쌀쌀해서 무서우며 또 어머니한테 많이 맞았다. 왜 맞았는가 물어보니 말썽부리고, 형과 싸우고, 집에서는 개구쟁이 노릇을 해서 맞았다고 한다. 또한 젊은이는 형과 차별대우를 받았다. 유치하다고 전제를 하면서, 예를 들면 형에게는 몰래 계란을 주고 내겐 잘 안 준다. 그때도 늘 머리 아프고 중학 2년 열다섯 살 때까지 오줌을 쌌다. 주로 어머니에게 말을 듣는 것은 오줌을 쌌기 때문이었다. 오줌 싸서 이부자리를 망쳐 어머니에게 많이 맞았다. 소화는? 중3 때 잘 체하고 요전에 한번 두들겨 맞고 울화가 치밀어 속이 메슥메슥했다고 한다.

어릴 때 기억으로는 네 살 때 어머니에게 돈 달라고 졸랐는데 안 주던 기억, 다섯 살 때인지 어머니가 아는 사람 지나가면 꾸벅 인사를 했다. 혹시나 돈을 줄까 해서였다 한다. 어머니에게 떨어진 일 원짜리 돈을 얻어 아이스케이크 집에 갔더니 떨어진 돈은 안 받는다고 해서 돌아온 기억, 다섯 살 때 삼촌이 곶감 맡긴 것을 형이 엎드리라고 해서 올라가서 같이 먹은 기억, 물론 형이 더 먹고 내가 적게 먹은 것은 틀림없지요! 라고 분한 마음을 토로한다. 그리고 그는 가끔 그가 초등학교 다닐 때 육 년간, 일생 중 가장 오래 살던 곳에서 같이 놀던 악우(惡友)의 집을 찾아가는 꿈을 꾼다. 그는 중고등학교를 친한 친구 없이 지냈고 집에 재미를 못 붙였기에 일생 중에 악우이지만 가깝게 지냈던 초등학교 시절로 돌아가고 싶은 절실한 감정을 나타내고 있다.

어린 동생을 귀엽다고 번쩍번쩍 들어주면 동생은 싫어한다. 이것은 적개심이 속에 차있는 사람이 애정을 표시하면 언제나 상대편에게 불쾌한 느낌을 주어 도리어 환영을 받지 못하게 되는 것이다. 제일 가까운 사람은 역시 부모라고 하면서 싸울 때는 편을 안 들어 주어도 자기가 가장 장래성이 있어 보이니 자기를 생각하고 있다는 것이다. 취미는 낚시와 소설 보는 것인데 요사이는 소설도 안 보고 종일 집에 틀어박혀 있다.

공상은 유치하고 짝이 없다. 유명한 의사가 되어서 어쩐다, 체육은 못하는데 유명한 선수가 되어서 올림픽에 간다, 가수가 되어서 상당한 인기를 끈다, 영화배우가 돼서 인기를 끈다는 등 아주 터무니없다. 중학 때에도 외톨박이로 재미있는 생활을 못해 보고, 늘 자라면서 따뜻한 손길을 원했다. 의사는 단념하고, 한의학을 공부해서 남보다 뛰어나기 위해 한의과대학을 가겠다고 한다. 막냇동생이 머리도 좋고 해서 돈을 잘 주니 동생이 미워진다. 이런 얘기를 들으면 누구나 왜 이 젊은 청년이 공부가 되지 않는가 이해가 될 것이다. 형에 대한 적개심을 풀지 못해서 생긴 화병인 것이다.

형수관계와 노이로제

어느 초여름 날 오후였던 것 같다. 《사상계》를 들고 30전후의 청년이 심각한 표정과 태도로 나를 찾아왔다. 손이 떨려서 글씨를 쓸 수 없고 여러 사람 앞에 나가면 기가 죽는다, 피부병을 앓아 차 타면 부끄럽다, 남의 앞에서는 말이 없고 찾아가기 싫다, 요즘은 극도로 더하다.

이 청년의 일생을 훑어보면 그는 가난한 시골 농가에서 자랐다. 양친과 셋째 형은 시골서 농사를 짓고 있고 차형은 6·25 때 전사했고 장형은 전차 운전수다. 학교는 큰형이 초등학교 나오고 다른 형들은 초등학교도 다니지 못했다. 그는 초등학교 때 공부를 잘해서 일등을 했기 때문에 교장이 장학금을 주선해서 중학에 입학시켰다. 부형들은 늘 그가 공무원으로 출세하기를 원했고 모든 기대를 그에게 걸고 있었다. 그래서 중학 때부터 증세가 시작됐는지 모른다. 중학을 졸업하고 빨리 고등학교 과정을 마치려고 고등공민학교에 입학했다. 6개월 만에 한 학년 진급을 하고 5개월 다니다가 학급이 폐지가 돼서 집에서 공부하다가 3년제 경리학교를 입학했다. 졸업 후에 서울대학 입학시험에 합격했는데 외상(外傷)으로 입원한데다가 대학입학 자격이 없는 것이 드러나서 입학을 하지 못했다.

그 후로는 군대생활도 그냥 지내고 연탄배달을 했는데 어떤 기술을 배우느라고 시간 관계로 그것도 그만두었다. 요즘은 친척집에서 농사일을 거들고 있는데 그 집도 사업이 잘되지 않아 밥 얻어먹기도 괴로운 처지로서 자포자기가 되어 자살하고 싶은 심정이라고 한다.

언제부터 그런 증세가 심해졌는가 물으니 고등학교 졸업할 무렵이고 그때 말할 수 없이 우울했다고 한다. 그때 어디서 기거했나? 형님 집에 같이 있었다. 직장을 가지려고 했는데 뜻대로 되지 않아 학교만 다닌 셈이다. 형님은 협조했나? 적극적으로 모든 것을 희생했다. 형수는? 아주 방해했다. 어떻게? 예를 들면 고등공민학교 때는 학비도 없는데 월사금을 가져가니 싫어했다. 그때 느낌은? 아직도 기억난다. 내가 월사금을 가져갔다고 복수하기 위해 형수가 옷감 등 사치품을 사 와서 형님과 다투었다. 어떻게? 꼭 말로써 돈 주느냐 하지 않고 무언중에 항의했다. 형은? 성격이 소극적이다. 크게 다투지는 않았다.

언제? 1955년도 18~19세 때다. 서울 온 지 얼마 돼서? 네, 갓 올라와서. 그때 느낌? 불만을 적극 표시하고 싶었지만 참았다. 2년간 계속 그런 식으로 형과 형수는 다투었다. 그때 느낌은? 울상. 어떤 때는 형수를 한대 갈기고 싶어도 참았다. 참으니 어떻게 되지? 분노 때문에 손이 부들부들 떨린 일이 있었다. 그때부터 떨리기 시작? 그때부터는 아니고 그전부터 조금씩 있었던 것 같다. 심해진 것은 그때부터인 것 같다.

이때 나는 그가 부형들의 지나친 기대로 마음의 짐을 이겨내지 못해 중학 때부터 가볍게 시작되었던 증상이 형수에 대한 분을 풀지 못해 증세가 악화된 것 같다고 하니 그는 지금까지 그런 생각은 못해 봤다고 한다. 지금은 어떤가? 그런 것 같다. 치료비를 물 능력도 없어 당분간 취직할 때까지 무료로 집단정신치료에 나오라고 했더니 두 번 나오고 그 후에 나타나지 않았다. 그의 정황은 긴박한데 일주일에 한 번 나와서 큰 도움이 될 수가 없어서인지, 무료이기 때문에 떳떳하지 못해서인지, 시간 관계인지 모르겠다.

일찍 아버지나 또는 양친을 여의고 형 밑에서 자란 사람에게 나는 이상한 특징이 있는 것을 내 주변에 있는 사람에게서 자주 발견하곤 한다.

내가 잘 아는 어떤 의사는 대학에서 교편을 잡고 집에서도 병원을 하고 있는데 병원도 잘되고 학교에 있는 사람들로부터 돌부처란 별명을 받고 있다. 그러나 나는 그가 정신의학의 용어로 '피동적 공격성'을 지닌 성격이라고 반성을 촉구할 때가 있다. 보통 사람들이 그를 마음 좋은 돌부처라고 하는 것은 아랫사람이나 윗사람이나 환자를 막론하고 굽실굽실하며 별로 남을 자극하지 않기 때문이다. 그러나 내 눈에는 그 친구가 굽실거리는 것은 반항 공격으로밖에 느껴지지 않는다. 더구나 그것이 진정한 친절이 아니라는 것이다. 시골서 오래간만에 동창 친구가 찾아와도 방에 기다리게 해 놓고 몇 시간이고 그냥 두고 하기 때문에 친구 간에도 유명하다. 그리고 또 몇 시에 같이 나가자고 시간을 약속해 놓고 시간이 되어서 내가 옷차림을 하고 자기 사무실에 가면 금방 갈듯이 하면서도 왔다 갔다 하고 30분이고 한 시간이고 돌아다닌다.

또 한 사람도 형 밑에 자란 사람인데 이분은 약속을 잘 지키지만 퍽 점잔을 빼고 잘 우쭐댄다. 역시 어떤 알 수 없는 냉정한 공기가 감돌 때가 많다. 냉정이라든지 냉랭한 공기가 돈다는 것은 그 사람 마음 깊숙이 오래된 증오심이 숨어 있다는 증거이다. 이 두 분은 다 음모에 능하다. 한 사람은 남이 봐서는 그분의 그런 점을 잘 모른다. 이 두 분을 접촉하는 가운데 나는 이분들의 이러한 냉랭하고 피동적이며 공격적인 성격은 형과 형수 밑에서 자라는 동안에 살아가기 위해서 부득이 형성된 성격 특성이란 결론을 얻었다. 협력은 하되 기계적이요, 협력을 거부할 수 없으니 될 수 있는 대로 저항을 해보자는 것이고, 굽실거리는 것은 적개심을 그대로 표현하기에는 너무나 두려웠기 때문에 그러는 것이다. 고개가 수그러질 만큼 적개심이 강한 것이다. 이렇듯 형수 밑에 자랄 때 성격이 비뚤어지기 쉽다.

형제관계의 잘못은 대체로 부모가 부지불식간에 만드는 것이 전부라고도 볼 수 있다. 말하자면 부모가 형제 싸움을 붙이게 된다. 그 원인은 부모 자신의 자녀에 대한 태도, 즉 첫째, 둘째, 여자아이, 사내아이에 대한 부모의 태도에 잘못이 있는 경우를 많이 본다. 둘째로서 어머니의 차별대우를 받은 감정이 풀리지 않으면 자신의 첫째 아이를 첫째로서 대우를 하지 않아 서로 싸움이 붙는다. 어머니가 자랄 때 특히 조부모들이 손자만 사람대우를 하고 손녀들은 조금도 존재를 인정해 주지 않아 품었던 분함으로 아들과 딸을 완전히 동등하게 기른다며 남녀구별을 하지 않고 기르는 것도 문제이다. 이럴 때 자녀들 간의 갈등을 빚어낼 뿐만 아니라 갈등이 양성화(陽性化)되지 않을 경우라도 결혼 후에도 남녀 역할을 분별하지 못하게 되어 결혼생활에 불행의 씨를 심게 된다. 터울이 적어서 서로 경쟁, 질투하게 되는 경우도 많다. 이런 경우에는 특별히 부모의 배려가 필요하다. 요사이 서양사조가 침투한 가정에서는 형수는 시동생을 대할 때는 개인주의적인 사고방식을 발휘하려고 하고 시동생은 재래적인 사고방식 즉, 형수가 자기에게 봉사해야 된다는 생각을 갖기 때문에 일어나는 갈등은 우리나라 가정에 있어서 보편적인 병폐라고도 볼 수 있다.

가정과
사회

배우자의 선택과 결혼의 행복

뉴욕에 있을 때의 일이다. 내가 맡은 30대 부인을 진찰하다가 남편의 나이가 너무 많은 것 같아서 왜 나이 많은 영감과 결혼했느냐고 물었다. 그녀는 간지러운 데가 닿은 것처럼 소리를 내어 웃으면서 하는 말이 "내가 예쁘다고 해서 결혼했지요. 그리고 또 돈도 많고……." 했다.

그녀에게 남편의 직업을 물어보니 보석상이라고 말했다. 그녀의 노이로제에 대한 기억은 확실치는 않지만 내 질문에 대한 대답의 내용이나 태도에 나타나는 바와 같이 인격 미숙이 노이로제의 근본 원인이었다. 돈 많은 배우자를 선택함으로써 그녀의 노이로제적인 허영심은 만족한 셈이었다. 그러나 마음속 깊이 잠재돼 있는 진정한 행복을 원하는 욕구는 만족되지 않았던 것이다.

부부의 불화 때문에 나를 찾는 대부분의 부부들을 볼 때마다 결혼의 동기가 처음부터 잘못되어 있는 것을 발견한다. 골치가 아프고 소화가 안 된다는 한 부인을 만난 적이 있었다. 이 부인은 결혼생활 10년 남짓에 피부가 검어지고 처녀 때 본 사람이면 얼른 알아보기 힘들 정도로 용모와 자태가 바뀌어 있었다. 시어머니, 시누이와 갈등이 심하고, 따라서 남편과의 사이도 나빠져 이혼하자고 말도 나오고 있었다. 그러니 부부생활도 제대로 안 되는 형편이었다.

치료를 받는 동안에 그녀는 여러 가지를 깨달았다. 남편이 몹시 자기에게 적극적이었으며 자기 자신도 남편이 훌륭한 사람이 되리라는 것을 믿음으로써 아버지의 반대를 무릅쓰고 결혼을 했었다. 그녀는 남편이 자신을 사랑하지만 어머니를 떼어버릴 수 없고 어머니의 지배를 벗어날 수 없는 사람이라는 것을 발견하고 노이로제가 표면화하기 시작했다. 정신치료로써 그녀가 발견한 것은 친정아버지가 어머니보다 더 자기를 사랑하고 자신을 아들과 같이 길렀다는 사실이었다.

또한 그녀는 남편을 아버지 대신으로 삼은 것이 자신의 결혼이라는 것을 깨달았다. 남편은 또한 아내에게 어머니에 대한 감정을 무의식중에 가지고 있다는 것이 드러났다. 의식적으로 상대방을 서로가 열렬히 사랑한다고 생각하지만 마음속 깊이 본인이 의식하지 못하는 부분에서는 남편이나 아내가 아니라 아버지와 어머니로 대하고 있기 때문에 배우자는 부모가 될 수 없으니 불만과 갈등이 일어나지 않을 수 없다. 결혼 전에 남편이 자기를 아껴주고 받드는 것이 친정아버지처럼 해주었기 때문에 남편과 결혼했다는 것을 깨닫고 그녀는 친정아버지로부터 멀어졌다.

노이로제나 정신병은 마음속에 들어있는 부모의 중압을 이겨내지 못해서 생기는 것이고 특히 자기를 구속하는 부모를 구축하는

데 성공했을 때라야만 완치가 된다.

아버지의 재판(再版)

어떤 젊은 청년은 어머니를 사랑하고 어머니의 은혜를 잊을 수 없기 때문에 도저히 결혼할 수 없다고 했다. 치료가 되어가고 어머니에 의지하는 마음이 줄어지자 자기는 결혼을 하되 같은 노이로제 환자와 결혼해야겠다고 했다.

그는 치료를 받는 동안에 자기가 무의식중에 어머니와 같이 자기를 지배하고 무력한 자기를 감싸주고 보호해 줄 수 있는 여성을 구하고 있다는 것을 깨달았다. 무의식이 얼마나 무서운 힘을 가졌다는 것을 알고 다른 사람도 그런가 해서 비슷한 환경에 있는 친구를 찾았다. 친구의 아버지는 돈도 못 벌고 부인이 극장을 경영해서 아내가 번 돈으로 먹고 사는 무능력자였다. 친구는 그러한 아버지를 불쌍하다고 생각하면서도 어머니와 같은 여성을 아내로 생각하고 있는 것을 보면서 참 무의식이란 무서운 힘을 가졌다고 나에게 보고했다. 그 청년은 아버지가 불쌍하다고 여기면서도 무의식중에 어머니와 같은 여성을 아내로 맞아들여 그 불쌍한 아버지의 재판(再版)이 되려고 하는 것이다.

어떤 지식여성은 외국 유학을 가기 전까지는 자기를 따라다니던 현재의 남편을 상대도 않다가 유학에서 돌아온 뒤에는 인물도 잘생기고 외국 가서 공부하고 돌아와 현재는 회사 사장으로 있는 남성의 구애를 물리치고 어머니가 몹시 반대하는 대학을 중퇴한 현재의 남편을 택했다. 결국 그녀는 자기의 야심 즉, 사회에 나가서 출세를 하고 싶은 욕망을 충족시키자면 자기가 그런 활동을 해도 방해를 못할 남성을 만나고 싶어서였다. 그래서 자기 마음대로 될 수 있고 자기에게 정서적으로 매달리는 약한 남성을 택한 것이었다.

남편의 사업이 잘되는 동안은 문제가 표면화되지는 않았지만 사업에 실패하자 남편은 아내의 그러한 대우를 견딜 수 없어서 부부 간에 충돌이 시작된 것이었다. 이러한 사람들은 그러한 욕망을 없애는 정신치료를 받기 전에는 이혼을 해도 어느새 또 같은 종류의 이성을 골라서 같은 갈등을 되풀이한다. 이러한 문제는 우리나라뿐만 아니라 어느 나라든 대단히 많다. 남이 봐서 모든 점에서 더 좋은 배우자감이 얼마든지 있는데 모두 거절하고 어울리지 않는 자기보다 못한 저런 배우자를 왜 고르나 의아심을 갖게 하는 경우가 있다. 이것은 뿌리 깊은 열등감이 있기 때문에 자신과 격차가 있거나 상대방에게 단점이 있으면 자신에 대해서 불평을 하지 않고 만족할 것이라고 생각한다. 하지만 결혼을 해놓고 보면 행복이 오기 어렵다.

우리 정신치료의(精神治療醫)의 경험으로는 모든 부부의 불행은 그 불행이 곧 오든 또는 결혼하고 수십 년 후에 오든 결혼 당시에 이미 있던 불행의 씨가 표면화되는 데 불과하다는 것을 알 수 있다.

계라는 정신병

지금으로부터 32, 33년 전 해외에 있을 때의 일이다. 동기생이 사업 관계로 나와 같은 도시에 와 있어서 가끔 만나 식사도 같이 하고 구경도 하고 맥주를 마시면서 이런 저런 얘기도 나누고 있을 때의 일이다. 내가 정신과 의사니 자연 여러 가지 가정문제를 의논하는 일도 있었다. 동기생이 하루는 집에 돌아오니 부인의 안색이 창백하고 식욕을 잃고, 어디가 아프냐 해도 말이 없고 잠도 자지 못하더라는 것이다. 며칠을 캐물은 끝에 알아낸 것이 5백만 환 계가 깨졌다는 것이다.

그 돈을 어떻게 갚느냐, 갚을 길이 없고 남편에게 말도 할 수 없어서 노이로제 상태에 빠졌던 것이다. 그 친구는 모든 것을 짐작하고 돈을 내주어 해결을 짓게 했다는 얘기다. 그러면서 그 친구는 어떤 여성에게 집념이 되어 돌아가면 꼭 연애를 성취시키겠다고 벼르고 있었다. 그 후에 다른 친구들로부터 들려오는 말로는 부인이 노이로제로 입원을 하게 되고 자기도 여자문제로 수개월간 휴양하지 않으면 안 되게 되었다는 것이다. 계의 파탄으로 주부의 자살, 정신병, 노이로제를 일으키는 현상은 우리나라의 특유한 현상이다.

활동가는 부인을 지켜라

노이로제나 정신병은 대화의 장애이고 인생의 고장이며 대인관계의 고장이기 때문에 미혼의 환자를 볼 때는 부모와의 관계를 살피게 된다. 또 결혼한 남녀를 진찰할 때에는 배우자와의 관계에서 고장을 발견한다. 주부의 히스테리나 노이로제는 부부 사이에서 대화의 장애를 일으키는 것이며 무엇이든지 원인이 된다. 조혼의 부부, 대가족제도의 폐단, 개인주의적인 문화를 본받는 지식여성, 부(夫)권과 부(婦)권의 언밸런스, 처가가 부자고 남편 집이 가난한 경우, 친정이 못 살아서 친정 식구들로 인한 부부의 갈등, 시집올 때 많이 해오지 않은 것이 두고두고 불화의 근원이 되는 수도 있다. 청상과부의 자녀를 배우자로 가졌을 경우, 독자나 독녀를 배우자로 가졌을 경우도 어려운 일이 많다.

부부끼리는 사이가 좋은데 어머니와 마누라 사이에 끼어서 고통을 이겨내지 못해서 통금시간 가까이나 되어서 술에 취해 들어와 잠이나 자고 나가면 마누라는 통사정해 볼 기회도 없고 종일 시집살이에 시달리게 되어 마누라가 노이로제가 되는 경우를 허다하게 볼 수 있다. 중년기 부인의 노이로제의 원인은 남편의 외도로 인한 경우가 상당히 많다.

남편의 직업이 부부간의 대화를 저해하는 경우도 많다. 학자, 정치가, 실업가, 편집자, 군인, 경관, 선원, 운전사 등 부부간의 소통의 기회가 적은 직업을 가진 경우는 특별히 유의를 하지 않으면 부인이 바람이 나거나 화병이 생긴다. 특히 부인이 직업을 갖게 되어도 부부생활에 고장이 오기 쉽다. 부인이 남편보다 수입이 많으면 반드시 부부생활의 장애를 초래하기 쉽다.

행복한 부부생활은 부부가 다 정서적으로 어릴 때의 부모와의 유대를 벗어나 있어야 한다. 두 사람 사이에 눈에 보이지 않는 부모의 유령이 개재하면 부부생활에 고장이 온다. 부모는 점차로 자녀를 해방시켜 정서적인 독립을 성취시켜 주어야 한다.

그러면서 새로운 차원에서 부모와의 관계가 재조정되어야 한다. 주부의 히스테리는 남편과의 대화의 단절에서 오는 것이어서 가벼운 것은 손쉽게 대화가 회복될 수 있지만 무거운 것은 원인이 현재 남편이나 환경보다도 어린 시절의 인격 발달이 일그러짐으로 인한 뿌리 깊은 경우이기 때문에 정신치료를 받지 않고서는 회복이 어렵다.

부부 상호간의 자세

몇 해 전 일간지에 모 여성지도자의 인터뷰 기사가 난 것을 보고 놀란 일이 있다. 기자가 잘못 전한 것인가, 표현이 잘못된 것인가, 의심이 풀리지 않았었다. 그분은 남녀완전평등을 자녀들에게 철저히 교육시키기 위해서 사내아이와 계집아이를 똑같이 취급하고 사내아이도 여자가 하는 일을 다 시키고 있다는 기사였다. 내가 보기에는 남성의 역할과 여성의 역할 차이를 완전히 없애는 것 같은 느낌을 받았다. 아무리 없애려 해도 남녀의 생물학적 기능의 차이를 없앨 수 없겠지만 남녀평등이란, 독특한 역할이 따로 있고 그러한 입장에서 서로 보충하는 것이 평등해야 할 것이다.

언젠가 한 젊은 부인의 목소리로 전화가 걸려왔다. 만나서 의논할 일이 있다는 것이다. 약속된 시간에 나타난 부인은 30전후의 젊은 여교사였다. 학생 때에 지금의 남편과 같은 반이라 알게 되어 결혼을 했는데 남편도 출근하고 자기도 출근하니 저녁에 들어오면 자기도 피곤하고 여러 가지가 남편의 요구의 만족시키지 못하기 때문에 매일같이 싸움이 벌어진다는 것이었다. 와이셔츠가 어떻다, 단추가 안 달려 있다……. 이 여교사의 말을 들어보면 남편이 좀 옹졸하고 그러면서 무의식적으로 아내에게 지나치게 바라는 것이 많고 잔인한 일면을 가진 사나이의 인상이었다. 그녀는 남편이 싫은 점이 있는 것을 알면서도 구해준다는 생각으로 결혼했던 것이 밝혀졌다.

이 한 쌍의 젊은 부부의 경우, 겉으로는 서로 열렬히 사랑하는 사이고 둘 다 돈을 벌어 경제적인 타격도 없고 몸은 건강하고 부부 이외의 시집살이할 어른과 시동생도 없는, 얼른 보면 행복하게 될 모든 조건을 갖추고 있다. 그렇지만 상대방에 대한 지나친 기대, 주부가 직장을 나감으로써 주부의 할 일을 온전히 할 수가 없게 되고 남편은 남편대로 가족부양의 책임을 다하고 있는 남성으로서의 만족감을 누릴 수 없었다. 남녀 역할의 혼란으로 쌍방의 불만이 배우자에게 터짐으로써 가정불화가 연속될 수밖에 없었으며 애초부터 문제가 있었던 결혼의 무의식적 동기가 사디즘과 마조히즘의 부부관계를 낳게 했다.

서로 열렬히 사랑하고 있다고 생각하고 있기 때문에 상대방에 대한 기대가 지나쳐서 도저히 그 기대를 만족할 수 없으니 충돌이 일어나지 않을 수 없다. 지나친 기대를 않는 점에서는 중매결혼이 무난하다는 주장이 타당하다. 그러나 맞벌이 부부가 다 불행하다고 할 수는 없다. 그러나 비정상적인 상황에서도 남편의 역할과 아내의 할 일을 도와주고 아내는 그것을 고맙게 생각하고 서로 협력하고 창조적으로 생활을 꾸려나가서 남녀의 기본자세를 잃지 않으면 큰 지장이 없을 수도 있다. 그러나 이러한 상태가 너무 오래 지속되면 부부생활뿐만 아니라 자녀의 장래에 비싼 대가를 치르지 않으면 안되게 된다.

바람을 피우는 동기

몇 해 전 일이다. 어떤 40에 가까운 중년 신사가 다른 정신과 의사의 소개로 나를 찾은 적이 있다. 그는 손이 떨리기 때문에 사무를 보는 데 심한 지장이 있고 특히 윗사람이 있거나 남이 보고 있으면 글씨도 제대로 쓸 수가 없는 증세를 갖고 있었다.

그는 원래 아버지와 떨어져 어머니와 외할머니 손에 길러졌다. 고독한 어린 시절을 보냈으나 공부를 잘하고 실력을 인정받아 해외 주재원(駐在員)으로 일 년 이상 회사지점에 나가 있었다. 얌전하고 착실하며 부인에게 아기자기한 애정을 베풀지는 못해도 부인을 전적으로 믿고 살았다. 일 년 이상의 해외근무를 마치고 돌아와 보니 여러 가지 의심스러운 일이 있었다. 자기는 외도를 하는 일도 없고 부인에게 충실했으며 그동안 부인을 전적으로 믿고 돈과 물건을 풍부히 보냈기 때문에 부인이 자기를 배반하리라고는 꿈에도 생각 못할 일이었다.

가끔 자기가 예정보다 빨리 돌아오면 부인이 집에 없는 일이 많고 어떤 젊은 남성과 걸어가는 것을 보았다는 소문도 들렸다. 가정부 말로는 아저씨가 나가면 곧 어디론가 아내도 나가고 젊은 남자가 찾아오거나 전화가 오는 경우도 있다는 것이다. 뜻밖에도 빚쟁이가 몰려와서 부부생활의 위기가 닥쳤다. 어린 자식들도 있어 과거는 용서하기로 하고 빚도 갚아 주었으나 계속 금전의 낭비가 그치지 않았다. 결국은 자녀들도 이혼을 찬성하여 이혼을 했다. 나를 찾아왔을 때에는 재혼을 한 뒤의 일이었다. 부인의 부정과 빚쟁이와 이혼의 충격으로 참았던 분한 감정이 풀리지 않아서 손이 떨려 글씨를 쓸 수 없게 되고 나중에는 혼자 있어도 손이 떨리게 되었다.

이 결혼의 파탄은 남편이 부인을 너무 믿었고 오랫동안 별거한 것이 잘못이었다. 부인 입장에서 보면 정서적으로 남편이 자기에게 무관심했고 부인의 성격이 건전치 못했기 때문이다. 남편이나 아내 중 한쪽은 본국에 남아 있고 배우자는 유학이나 회사 일로 해외에 주재하고 있을 때 다른 이성과 결합이 되어 결국은 이혼이 되고 뿔

뿔이 헤어지는 일을 우리 주변에서 흔히 볼 수 있다. 옛말이 있듯이 부부란 돌아서면 남이기 때문에 서로 믿기는 하되 항상 서로 살펴야 한다.

불가항력이 아닌 이상 오래 떨어져 있으면 안 된다.

한 지붕 밑에 있으면서 별방거처를 해도 부인이 바람이나 히스테리, 노이로제를 일으키는 것을 결국은 신체적, 심리적 별거의 문제로 귀착이 된다. 출장이 잦은 모든 직업들이 이에 속한다.

출세가 불만인 경우

7, 8년 전 일이다. 25세의 젊은 부인이 남편인 육군 장교와 함께 찾아왔다. 온몸이 근질근질하고 가슴이 답답하고 심장이 뛰며 잠이 잘 오지 않고 초조하다는 증세였다. 병이 나기 전에는 단란한 신혼가정을 이루고 있다가 일 년인가 반 년 전에 남편이 전속되어 일선으로 가게 되었다. 부인은 친정어머니를 모셔다가 같이 살게 하고 남편은 봉급 때면 한 달에 한 번씩 집에 들렀다. 한번은 남편이 두 달 동안 소식이 없었던 뒤에 부인이 발병하게 되었다. 남편이 전속된 뒤로 앞집에 젊은 장교 부부가 살고 있었는데 종일 앞집의 젊은 부부가 아기자기하게 부부의 애정을 나누는 것을 보고 또 소리를 들어야만 했다. 그럴 때마다 남편이 그리웠는데 두 달이나 소식이 없어 다른 여자가 생기지 않았나 불안해지고 끝내는 불안과 그리움이 극단에 이르러 병이 난 것이다.

30에 가까운 사장 부인과 인터뷰를 하게 되었다. 그녀는 보기에도 기가 죽어 있었다. 원래 결혼 당시에는 둘 다 중등교육밖에 못 받았고 경제적으로도 여유가 없었다. 그런데 남편이 사업에 성공해서 상층계급의 사람과 어울리면서 한결 유식(?)해지고 젊은 미인들과 조석으로 접촉을 하게 되니 자신이 더욱 초라하고 무식해 보일 수밖에 없었다.

그래서 사장 부인은 대학에 입학할까 고민하고 있다는 얘기였다. 대부분의 부인들이 남편이 돈을 많이 벌고 출세를 원하지만 그렇게 되고 보면 오히려 여러 가지 없었던 불만이 생긴다. 이러한 부인들은 남편의 출세나 돈 많이 버는 것을 원치 않는다.

부인의 수입

가정법원 김기한 씨의 『이혼부부 백 쌍의 연구』에서도 상업, 군인, 경찰관, 운전사의 이혼율이 제일 많다는 결론을 내리고 있다.

부부의 직업이 같을 때, 이는 집안에 주인이 두 사람 될 위험성이 많다. 남편이 가장이고 부인은 돕는 역할이라는 것이 분명해야 한다. 부인의 수입이 많아도 부부생활에 금이 가기 쉽다. 남편이 실직을 오래 하고 생계를 도모하다가 짐이 무거워져서 노이로제를 일으키는 경우도 많다.

식구는 많을수록 좋다

우리는 해방 전부터 우리나라의 대가족 제도를 비난하고 이것을 탈피하려고 노력해 왔다. 더구나 요사이는 근대화나 공업화의 장애물, 여권신장(女權伸張)의 방해물로 생각하고 있다. 그래서 대가족 제도는 사회적, 경제적인 힘에 밀리어 붕괴되어 가고 있다. 가족계획으로 자녀의 수를 줄이자는 운동도 있다.

시집식구나 시부모나 시누이 때문에 부부생활에 고장을 가져올 때는 대가족제도를 원망할 것이고 시집으로 도움으로 실패에서 다시 일어섰을 때는 든든한 친척이 있는 것을 고맙게 생각할 것이다. 대체로 정신치료를 하는 의사들은 핵가족이라 하더라도 식구 수가 적은 것은 정신건강에 불리하고 식구 수가 많고 친척들이 많은 것이 좋다고 생각하고 있다. 아버지, 어머니와 한두 명의 형제뿐이면 식구와 관계가 나빠져도 딴 데서 보충을 할 수 없기 때문이다. 할아버지, 할머니, 삼촌이나 아주머니가 있으면 편이 되어 줄 사람도 있고 줄을 여러 곳에 댈 수 있으며 이 줄이 끊어져도 저 줄이 있으니까 큰 타격을 면할 수가 있다.

어떤 중년부인은 남편이 장남으로서 경제적으로 풍부하나 시동생이나 시누이를 공부시키고 시집 장가를 보내는 과정에서 시동생은 부족을 느끼고, 형수가 되는 이 부인은 그렇게 많이 해줄 수 없다는 갈등으로 고민하고 있었다.

어떤 30에 가까운 총각은 박봉 생활의 공무원인 형 집에서 형의 원조로 학교에 다니다가 형수에 대한 분한 감정이 풀리지 않아서 손이 떨리는 노이로제를 얻은 경우도 있었다. 며느리를 내쫓는 시어머니, 시어머니를 배척하는 며느리, 처가 식구가 자주 드나들어서 분란을 일으키는 가정, 모두가 다 변천기에 있는 우리나라 가족제도의 부작용이다.

최근에 미국을 다녀온 사회학 교수의 말에 의하면 미국의 사회학계에도 종전에는 생산성 향상에 핵가족이 능률을 높인다고 생각했었는데 지금에 와서는 개인주의적인 핵가족보다 국가적으로 볼 때는 대가족제도가 생산성을 높인다는 주장이 나오고 있다는 얘기다. 이것은 오래전부터 알려진 미국사회 안에서 중국인 사회의 이점을 검토해보면 손쉽게 이해될 수 있는 문제다. 미국에서는 중국인 사회가 소년범죄가 거의 없다는 것으로 유명하다. 그 이유는 부모가 자녀를 진심으로 사랑하고 자녀 역시 부모를 사랑하고 존경한다는 것이다. 또 한 가지는 이웃끼리 서로 감시를 하고 보호를 한다는 점이다. 누가 사업에 실패하면 친척이나 이웃이 도와서 다시 일어설 때까지 도와준다는 점이다.

결혼생활의 조건

핵가족(核家族)은 독립심을 조장시키거나 부모·형제나 친척들의 좋지 않은 간섭을 배제하는 데는 좋은 점이 있지만 이기심을 조장하기 쉽고 사회연대감(社會連帶感)을 희박하게 하고 서로 보호하는 점이 적어지고 자녀의 정신건강에 불리한 점이 있다. 물론 때로는 다른 식구가 있기 때문에 자녀에게 나쁜 영향을 주는 경우도 있다. 대가족 제도는 서로 감시하고 보호하고 의지하여 사회연대감을 강하게 하지만 의뢰심을 조장시킬 가능성이 많다.

그러나 우리나라의 현실은 어느 것도 아니고 자기에게 유리한 점만 서로 따지고 같이 살기 때문에 가정불화가 일어난다. 부모의 돈을 바라지만 같이 살거나 간섭을 받기 싫다는 식으로 내게 필요한 것만 내놓고 간섭은 말라는 식이다. 그러므로 이상적인 제도는 핵가족은 독립심을 북돋우고 좋지 못한 친척의 간섭을 배제하는 점

에서 이용하고, 대가족제도에서 서로 감시하고 필요한 때는 도와주
는 점을 보완하는 것이다. 따라서 핵가족제도와 대가족제도의 조화
가 이상적이다.

핵가족제가 개인주의로 발전하는 것을 막아야 한다. 우리나라는
가족생활의 혼란을 겪고 있기 때문에 가족문제 상담과 가족치료를
담당할 수 있는 전문가를 양성해서 가족을 진단하고 그 가족에게
알맞은 해결책을 모색하고 이러한 경험을 널리 국민에게 알리는 계
몽이 필요하다.

어떤 남자는 17살 때 나이도 한 살 더 많고 인물도 자기보다 잘
생기고 성격도 자기보다 활발한 여성과 부모의 강제로 결혼을 했다.
마누라가 자기보다 활발하고 인물이 잘난 것을 그는 항상 의식하고
있었다. 부부의 사이가 좀 가까워지자 남편을 보고 뒤통수가 튀어나
와서 못났다고 그의 아내는 농담으로 놀렸다. 그 뒤로는 부인을 대
하면 압박감을 느끼고 기가 죽기 때문에 부부생활이 원만하지 못했
다. 그 후 그 남자는 일본에 가서 대학을 다니면서 졸업할 때까지 절
대로 남 앞에서 모자를 벗지 않았다.

일본에 가서 1년 만에 아내가 전염병으로 죽었다는 소식이 왔다.
그는 안 됐다는 느낌도 있었지만 마음속 깊이에서는 해방감을 느꼈
다. 그 후에 친구의 누이동생을 아내로 맞았다. 이 부인은 남편을 받
들고 존경하고 불평을 느끼지 않았으며 그 이상의 남편은 없다고
생각할 정도로 남편에게 만족해했다.

여자의 불감증에 대해서는 미국의 모 여자 정신분석의가 그의
저서『성적 항복의 힘』에서 이렇게 말하고 있다. "현대 여성의 불감
증은 산업혁명으로 농업 사회에서 누리던 여성의 위치나 중요성을

박탈당한 결과, 여권운동이 일어났다. 여권운동은 여성다움의 부인(否認)을 목적으로 하고 있으며 남성 및 자녀에 대한 적개심, 무엇보다도 여성 자체를 적개심 대상으로 삼고 있다. 그것은 여성에게 여성으로서 자살하고 남성으로 살아가도록 가르친다…… 이 목표는 여성은 물론 남성에게까지도 심한 불행을 가져오며 사회질서를 많이 교란시킨다."

많은 여성의 불감증은 남성에 대한 복수라는 결론을 내리고 있는 셈이다. 여성이 성적, 정서적 만족을 누리려면 남성에게 몸과 마음을 송두리째 맡길 수 있는 힘, 즉 여성이라는 데 대한 자부심이 있어야 한다. 여성이라는 데 열등감이 잠재해 있으면 그것이 불가능하다. 그러나 성생활이 잘된다고만 행복한 부부생활이라고 할 수 없다. 성생활이 잘 안 되더라도 행복한 부부가 있다. 행복한 부부는 성생활도 훨씬 만족스럽다는 것은 말할 것도 없다.

남편의 외도, 부인의 불구, 자녀가 없을 경우, 딸만 많고 아들이 없는 경우도 부부생활에 고장이 오기 쉽다. 결혼 전에 다른 이성과의 성적 경험도, 특히 여성의 경우 많은 문제를 제기한다.

어떤 양가의 딸로 곱게 자란 부인은 6·25동란 피난 중에 어린 나이로 같은 직장에 있는 기혼신사의 친절이 부모를 떠나 있는 외로움을 메꾸어 주어 유혹에 빠진 일이 있었다. 남편은 자기를 의지하고 사랑했으나 결혼하고 얼마 되지 않아 문득 옛날 생각이 나서 이 일을 남편에게 고백했다. 이때부터 남편은 충격을 받아 몇 해 가정불화가 계속되다가 남편은 알코올중독자가 되었고 그녀는 결국 아이들을 남겨둔 채 자살로써 끝을 맺었다. 해방과 6·25의 혼란을 겪는 동안 처녀들의 결혼 전 성적 경험이 증가하고 있는 반면 남성들의 기대는 이 현실을 따르지 못하고 있기 때문에 부부생활에 암영을 던지는 경우가 많다. 그러므로 이러한 여성은 이런 사실을 알고도 큰 타격을 받지 않는 강한 남성인 경우를 제외한 일반적인 남성에게는 자신의 양심의 부담을 덜기 위해 안이한 고백을 하는 것은 현명한 일이 아니다.

요정에서 만난 아버지

내가 해외에서 돌아와서 첫 번째 의학회에 참석했을 때 일이다. 회의를 끝마치고 서울로 돌아오는 차 안에서 모 대학교수로 있는 후배를 만났다. 그는 오랫동안 처자를 두고 외국에 가 있었기 때문에 부인을 위로하기 위해서 부인과 두 자녀를 동반하고 있었다. 한자리에 앉아 있으니 5, 6세 되어 보이는 아들의 정신건강이 좋지 않은 것이 눈에 띄었다. 저 애가 왜 저런가 물어보았더니 그 교수의 말로는 아버지가 돌아온 뒤 아버지를 싫어하고 미워한다는 것이었다. 5년간 외국에 가 있는 동안에 그의 부인은 남편에 대한 적개심, 불만의 감정을 그 아들에게 주입시켰던 것이다. 아들은 아버지를 보기도 전에 아버지에 대한 이미지가 나빠지고 부자간의 관계가 악화될 정도로 악화되어 있었던 것이다.

3, 4년 전에 모 일류고등학교 학생이 두통과 집중곤란, 잡념이 많아서 공부가 잘되지 않는다고 그의 누이가 데리고 온 일이 있다. 그 고등학생은 일류초등학교에서 중학에 무난히 입학했으며 K 고등학교를 충분히 들어갈 수 있는 실력이었다. 고교입시 날 어머니가 시험장에 오는 것을 한사코 말렸으나 기어코 따라와서 학생은 어머니

를 보는 순간 불안해져서 낙제의 고배를 마셨다. 다른 고교를 1년 다니다가 다시 K 고교에 입학은 했지만 동기생은 2학년이고 자기는 1학년이라 동기생을 만나도 인사를 않고 고립이 되어 노이로제 증세가 표면화된 것이었다.

이 학생의 노이로제의 근본 원인인 어머니를 보면 불안해지는 것은 부모의 불화 속에서 어머니의 도구가 된 경험 때문이었다. 학생이 다섯 살 때, 아버지가 근무처에서 집으로 바로 돌아오지 않고 회사 근처의 요정에 들려서 늘 늦게 집으로 돌아온다는 사실을 안 어머니는 자신의 남편이 이 아들을 무척 사랑하고 이 아들 말이라면 무조건 듣기 때문에 캄캄한 밤에 어린 아들을 시켜 아버지를 데리러 요정으로 보낸 것이 그 원인이었다. 아들은 어머니가 아버지를 데리고 오라고 할 때마다 느끼던 불안과 공포가 해소되지 못해서 입시에 낙제를 하고 노이로제 환자가 되었던 것이다.

부부의 문제는 부부끼리 해결하거나 전문가나 어른에게 의논하는 것이 좋다. 어린 자녀를 끌어들이면 정도의 차이는 있을지언정 자녀의 노이로제, 정신병의 씨가 된다는 것은 흔히 있는 일이다. 부부가 너무 사이가 좋아서 자녀들이 소외감을 느껴도 나쁜 영향을 준다. 자녀들에 대한 사랑과 배우자에 대한 사랑은 엄격히 구별해야 된다. 이러한 건전한 부부의 사랑은 자녀들을 즐겁게 하고 장차 결혼생활의 본보기로서 자녀들의 결혼생활의 행복을 보장한다.

스위트 홈

원칙적으로 남편은 가장으로서 사회적 활동과 가정의 경제적 도덕적인 지주로서 가족을 보호하고 아내는 남편을 가장으로서 받들고 권위를 인정하고 가정의 분위기를 부드럽게 유지하면서 가족들의 의식주를 보살펴 주는 주체가 되어야 한다. 주부는 남편이나 식구들을 찾아오는 사람들을 자신의 감정보다도 식구들과의 관계에 따라서 접대를 하고, 남편에 대한 내조와 자녀양육이 가장 으뜸가는 역할이다. 주부가 자신의 불만을 다른 식구에게 분풀이하지 않기 위해서는 건설적인 취미나 가정생활에 지장이 없는 직업생활이나 사회적 활동이 필요한 경우도 있다.

부득이한 사정으로 남편이나 아내가 제구실을 못할 때에는 상대편의 역할을 대신 해야 하지만 이러한 상태가 오래 지속되어 그것으로 인해서 일어나는 부부와 자녀의 불만과 악영향에 대한 대비책이 있어야 한다.

자녀에 대한 애정과 배우자에 대한 애정을 구별하고 시가식구나 처가식구, 친척이나 배우자의 친구에 대한 대접을 올바르게 하는 것이 이상적이다. 우리의 전통적인 대가족제도의 장점을 살려서 가정생활을 영위해 나가며 자녀교육방법에도 전통적인 것의 장점을 이해하고 현대생활에 알맞은 교육방법을 창조해야 한다.

우리나라는 다른 나라와 비교할 때 전통적으로 내면적으로는 여권이 존중되는 사회라는 것을 인식하고 여권이 침해되어 있는 부분을 시정하는 것도 시급하지만 여권의 신장이 부권(夫權)이나 모권(母權)이나 부권(父權)을 짓밟는 결과가 되지 않아야 한다.

미국 같은 나라에서는 가정에 있어 주부가 세력이 세기 때문에 여성은 남성에게 정서적으로 의지를 해야 행복한 것인데 스스로 그 행복을 끊어버리고 있으니 미국 여성들은 불행하다. 한국은 사회질서의 혼란, 변동, 외래문화의 침투로 말미암아 모든 생활에 안정된 가치가 없기 때문에 부부생활에도 많은 혼란을 가져오고 있다. 현대 한국사회의 현실에 알맞은 부부생활과 자녀 교육의 전통을 확립하기 위하여 각종 전문가, 종교인, 남성, 여성, 사회지도층의 공동토론과 연구들이 절실히 요망된다. 부부문제, 가정문제, 자녀교육문제를 해결하는 전문가의 양성과 전문 기관이 또한 요청된다.

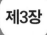
제3장

행복한
성생활

행복한 성생활의 토대는 출생 직후부터 길러진다고 할 수 있다. 어릴 때부터 부모의 따뜻한 사랑을 받으면서 사랑하는 방법을 자연스레 습득한 사람이야말로 인생을 참되게 가꿀 수 있고 진정한 성생활의 행복도 누릴 수 있다. 오늘날, 성이 남녀 간의 진정한 사랑이라기보다는 불안과 고독, 공허감을 메우기 위한 욕망의 수단으로 치부되는 병폐가 나타나고 있는데 이는 산업화로 인한 가족제도의 붕괴에도 그 원인이 있다고 할 수 있다.

행복의
느낌

행복은 나 자신에게

인간은 누구나 행복을 추구한다. 행복을 누리고자 하는 것은 모든 인간의 본능이다. 초등학교를 다니는 아이들도 행복에 대해 생각할 줄 안다. 자신이 불행하다고 느끼는 순간에 더욱 행복에 대해서 생각한다. 자신을 불행하다고 생각하는 사람도 행복한 순간을 경험하지 못한 사람은 드물다. 인생이란 그저 그런 것이라고 체념하고 살아가는 동안에 행복이란 있을 수 없는 것이라고 생각함으로써 불행을 극복하는 수도 있다. 인격이 미숙한 청년이나 만년 청년들은 행복을 흥분과 도취로 생각하기도 한다. 행복이란 주관적인 느낌이기 때문에 쾌락으로 생각하는 사람도 많다.

그러나 인생을 깊이 생각한 사람들은 동서고금을 막론하고 분주한 흥분이나 도취나 쾌락에서보다도 고요한 가운데 행복이 있다는 데 의견을 모으고 있다. 흥분이나 쾌락이나 도취는 이따금 찰나적인 행복감을 동반하기는 하나 그것을 추구하는 데서는 행복이 오지 않는다. 사람들은 행복이나 불행을 운명적인 것으로 보고 선천적으로 타고나는 것으로 생각하는 경향이 많다. 그러나 행복이란 그렇게 규정된 규격품은 아니다. 우리가 행복하게 되고 불행하게 되는 것은 환경이나 사회제도에 의해서 좌우되기도 하지만 그것보다는 우리들 자신의 마음에 달려 있다. 우리의 환경은 어느 정도까지는 인위적인 노력으로 보다 나은 환경으로 바꿀 수 있지만 사회제도는 간접적으로 그 점을 요구할 수 있을 뿐 개인의 힘으로는 그 시정이 불가능하다. 그러므로 행복은 나 자신의 마음가짐, 나 자신의 생활태도, 나 자신이 인생을 살아가는 도상에서 스스로 쟁취해야만 되는 것이다.

복록은 재천인가

동양에서는 복록은 재천이라는 사상이 있다. 이것은 다분히 숙명론적인 사고방식이다. 옛날부터 중국에서 내려오는 오복(五福)은 수(壽)·부(富)·강녕(康寧)·유호덕(攸好德)·고종명(考終命)을 말한다. 수는 의학적으로도 상당히 유전적인 요소가 많은 것으로 되어 있으나 장수하는 집안에 태어난 사람도 단명으로 죽는 수가 많을 뿐 아니라 한편 본인의 섭생과 공중위생의 개선으로 수명이 길어져 가고 있는 것도 사실이다.

그러나 소위, 의학의 발달과 공중위생의 개선으로 그들의 평균수명이 연장되기는 하였으나 노인들의 여생이 큰 사회문제로 되고 있다. 곧 노인에 대한 물질생활의 보장은 잘 되어 있으나 우리나라와 같이 자녀들이 늙은 부모를 보살펴 주지 않는 관계로 노인들은 점점 정신병원으로 모이게 되어 큰 사회문제를 야기하고 있다. 그들은 정신병원이 묘지화(墓地化)하고 있음을 개탄하고 있다. 나는 그들에게 그와 같은 현실을 현대의 '고려장'이란 말로 표현한 일이 있다.

건강하게 오래 살다가 죽는 것이 행복한 것이지 덮어 놓고 오래 산다고 행복할 수는 없는 것이다. 그래서 명대로 살다가 편안하게 죽는다는 '고종명'이 행복의 한 요소가 되는 모양이다. 서양 사람들이 동양의 경로(敬老)사상을 부러워하는 이유가 여기에 있다.

행복은 느끼는 것

세네카의 『행복론』을 보면, 행복의 길은 많은 사람들이 밟고 다니는 길이 아니라 사람들이 다니지 않는 험난한 길이라는 구절이 있다. 그것은 많은 사람들이 가는 평탄한 길을 따르면 행복을 얻기가 어렵다는 뜻이다.

요즈음 세상에서처럼 자녀들을 무조건 일류학교에 꼭 보내고, 남이 좋은 집을 지었으면 나도 좋은 집을 짓고, 남이 외제품을 사용하니 나도 외제품을 사용하고, 돈이나 권력이면 제일이니 무슨 희생을 해서라도 돈이나 권력을 잡고, 모략과 배신으로 출세를 하니 나도 그렇게 해서 출세를 하고 외국 사람에게 아첨하여 외국도 가고 원조도 받으니 나도 그렇게 하는 것이 결코 행복은 아니라는 뜻이다. 왜냐하면 그렇게 되면 벌써 나 자신을 팔아먹게 되고 내가 추구하는 것들의 노예가 되기 때문이다. 노예생활에 무슨 행복이 있을 수 있겠는가. 그러므로 행복은 나 자신이 스스로 창조하지 않으면 안 된다. 이렇듯 행복의 길은 순탄한 길이 아니다.

그러나 한편 행복은 항상 평범한 데 있다고도 할 수 있다. 영국의 철학자 러셀은 그의 『행복론』에서 자신의 경험을 다음과 같이 말하고 있다. 그는 어릴 때부터 세상이 귀찮고 죄의식에 사로잡혀, 다섯 살 때에 벌써 자기가 70을 산다면 14분의 1밖에 살지 못했으니 나머지 일생의 권태를 도저히 견딜 수 없다고 느꼈다고 한다. 또 사춘기에 이르러서는 생을 저주한 나머지 언제나 자살 일보 직전에 있었으나 수학을 더 공부하고 싶은 욕망으로 자살을 억제했다고 한다. 그러던 그가 인생에 있어 가장 으뜸가는 행복은 자녀를 낳아서 기르는 것임을 깨닫게 되었다. 그리고 해가 갈수록 거기에서 더욱 인생의 보람을 찾고 행복을 느끼게 되었다는 것이다. 그는 자기 자신에 대한 집착이 줄어듦으로써 행복이 불어난다고 말하고 있다.

이처럼 행복은 평범한 데 있으며 누구나 다 성취할 수 있는 것이다. 행복은 곧 나 자신의 내부에서 통일과 조화가 이루어지고, 나와 환경이 조화 통정(統整)을 이룰 때 얻어지는 것이다. 그렇다고 정당한 나를 죽이고 무조건 환경에 순응한다고 하여 행복이 얻어지는 것은 아니다. 행복한 사람은 찬물 한 그릇 마시는 데도 행복을 느끼고 밤하늘의 이름 모를 별 하나에도 행복을 느끼는 것이다.

낙은 인생의 보람

평범한 행복은 삶의 낙을 발견하는 데서 얻어진다. 흔히 외국 사람들이 지적하는 한국적 특색의 하나는 국민 소득에 비해 교육열이 세계적으로 높다는 것이다. 생산에 투자되어 경제를 발전시킬 자금이 교육비로 소비된다는 것이다. 왜 이러한 풍조가 생겼을까? 그것은 조선시대부터 글을 배워야 벼슬을 하고 출세를 하며 대우를 받을 수 있다는 데에 기인하는 듯하다. 그러기에 가난한 사람들도 자기의 능력을 돌보지 않고 무조건 자녀들을 상급학교에 보내려고 한다. 자녀들의 출세를 유일한 낙으로 삼아 전답을 팔아가면서 공부를 시킨다. 자식이 공부를 잘하지 못할 경우에도 부모는 희생을 무릅쓴다. 가난한 사람의 낙은 자녀밖에 없는 듯하다. 실지로 자식을 잘 둔 사람은 젊은 때 고생을 해도 노후에는 호강을 하는 경우가 많다. 그래서 가족계획에 대해서는 거의 다 외면하는 것이다.

낙이란 많을수록 좋다. 특히 나이가 많아지면 더욱 삶의 낙이 필요하다. 과부는 더욱 자녀에게서 낙을 구하려 한다. 노후에 낙 없이 쓸쓸한 나날을 보내는 광경은 처량할 뿐이다. 낙을 한 곳에만 두었다가 낙이 끊어져 노이로제나 정신병에 걸리는 경우도 있다. 어떤 과부는 남편이 죽은 뒤 늘 남편과 같이 찍은 사진을 들여다보고 행복했던 지난날을 회상함으로써 허전하고 괴로운 마음을 달래며 살아오던 중 어느 날 우연히 그 사진이 없어진 것을 알고는 절망에 빠져 정신이상까지 일으켰다.

이 부인으로 봐서 자기 일생 중에 가장 행복했던 시절이 남편과 같이 살 때였고, 처녀 시절이나 과부 시절은 불행한 생활의 연속이었다. 따라서 남편과 함께 찍은 사진을 보는 것이 그 여자로서는 유일한 낙이었던 것이다.

한번은 어떤 칠십 대의 늙은 목사가 나를 찾아온 일이 있었다. 이 목사는 목이 잠겨 이비인후과에서 여러 번 치료를 받았으나 낫지 않아 신경과에 가보라고 해서 왔다고 하였다. 그리고 긴장과 불안이 심하다고 호소하는 것이었다. 진찰을 해보니 일 년 전에 서른도 못 된 막내아들이 6개월 동안 앓다가 죽었는데 그 뒤로부터 목이 잠기게 되었다는 것이 밝혀졌다. 이 노인은 부인과의 사이가 별로 좋지 않았고, 주로 독서와 원고 쓰는 일에 취미를 붙이고 있는 사람으로서, 큰 자녀들은 다 출가하여 따로 살고, 막내아들 부부와 손자를 노후의 유일한 낙으로 삼고 살아온 것이다. 그 막내아들이 몇 달 앓지도 않고 저승길로 떠나자 그로 말미암은 인생의 허무감으로 인하여 목이 잠기고 긴장과 불안이 계속되었던 것이다. 이렇듯 낙의 상실, 내지 낙의 부재는 그 사람의 전 인생을 뒤흔들어 와해시키는 결과를 가져오는 수도 있다.

어떤 사람에게는 일하는 것이 유일한 낙인 경우도 있다. 이런 사람은 병이 나거나 일을 못하게 되면 신경질이 나고 우울해지기도 하며, 여러 가지 피해망상과 더불어 잠도 자지 못하게 된다. 또 여자의 경우는 결혼한 후 자녀와 양육에 유일한 낙을 붙여 오다가 자녀들이 장성해서 출가를 하게 되면 갑자기 병이 나는 일도 있다.

무취미한 사람이 감옥에 들어가면 신경질을 부리거나 고함을 질러서 감방에 있는 다른 사람을 자극하여 뭇매를 맞거나 싸우다가 형무소 안에서 다시 죄를 짓는 수도 있다. 그러나 독서나 사색하는 취미를 가진 사람이면 형무소 안에서도 여러 가지 일들을 관찰하고 다른 사람들을 돕고 위로하는 것으로 낙을 삼을 수 있는데, 그런 사람에게는 형무소 생활도 또한 귀중한 생활이 될 수 있고 행복한 순간을 맛볼 수 있다.

행복에는 낙이 필요하고 그것도 하나가 되어서는 위태롭다. 없는 것보다는 낫지만 낙은 여러 가지가 있어야 하고, 때와 곳을 따라 낙을 창조해낼 수 있는 사람이 가장 행복한 사람이라고 볼 수 있다. 낙은 자신의 열등감을 메우기 위해서 남이 하는 짓은 무엇이나 다 해 보되 그것을 즐기지 못하는 경우와는 구별된다. 실직한 사람이 집안에 앉아 있자니 불안하고 남을 찾아가자니 일하는 자리에서 우두커니 앉아 있을 수도 없어 다방이나 당구장, 기원을 찾아간다. 기원에서 바둑의 수가 느는 것을 낙으로 삼을 수 있다면 그것은 실직의 시름을 달래고 열등감에 사로잡히는 것을 막는 데 도움이 될 수 있다.

희망은 인생의 지주

인생에 있어서 낙과 유사한 것으로 희망이 있다. 아무리 좋은 환경과 천부의 자질을 구비하고 있어도 희망이 없는 인생은 등불이 꺼진 암흑의 인생과 같다. 현재의 고난이 아무리 비참하더라도 희망을 잃지 않은 사람은 다시 일어설 수 있다.

2차 대전 당시에 나치스의 유대인 수용소에 갇혀 있다가 연합군의 승리로 살아나온 오스트리아의 빈 대학 신경정신과 교수인 프랭클은 희망이 인생에 있어서 얼마나 중요한가를 체험을 통해서 관찰했다. 많은 유대인들이 자기만이 살아남기 위해서 동포를 배반하였으나 결과적으로 그들 역시 죽거나 또는 발광과 자살로 최후를 마쳤다.

밖에서 자기를 기다리는 사람이 있거나 남겨 둔 사업이 있어 이에 희망을 가진 사람은 병도 잘 걸리지 않았고 발광도 자살도 하지 않았으며, 수용소의 문이 열리던 날 기다리던 사람을 만나 사업을 지속할 수 있었던 것이다.

오 헨리의 단편에 『마지막 잎새』라는 것이 있다. 뉴욕의 예술가

촌인 그리니치 빌리지에서의 일이다. 어떤 소녀가 폐렴에 걸려 누워 있으면서 창가의 나뭇잎이 하나하나 떨어지고 있는 것을 지켜보고 있었다. 소녀는 저 마지막 나뭇잎이 떨어지면 내 목숨도 끊어질 것이라고 말하였다. 옆방의 화가가 이 말을 듣고 환자 몰래 벽에다 나뭇잎 하나를 그려 놓았다. 소녀는 이 그린 나뭇잎 때문에 회복하게 되었다는 얘기다.

이것은 희망이 우리 인생에 얼마나 중요하고 위대한 역할을 하는가를 작가의 통찰력으로 표현한 것이라 할 수 있다. 그러므로 우리는 오늘의 현실이 아무리 비참하더라도 희망을 잃지 말아야 한다. 희망이 보이지 않는다면 스스로 희망을 찾아내고 창조해야 하는 것이다.

사랑과
행복

사랑은 행복의 여신

세상에서 아무도 나를 사랑해주는 사람이 없다고 생각한다면 사람으로서는 그 이상의 불행이 없을 것이다. 나를 이해해주고 사랑해주는 사람이 없다고 느끼는 사람에게는 인생의 즐거움이나 낙이 있을 수 없다. 이러한 상태가 오래 지속되면 갖가지 꾐에 빠지기 쉽다. 외로운 남자나 여자가 이러한 상태에 있을 때는 남의 조그마한 친절에 혹하여 빠지게 된다. 물에 빠진 사람이 지푸라기라도 잡는다고 하지만, 잡는 순간에 힘을 잃어 더 깊이 물속에 빠져 들어가서 점점 더 헤어 나오기가 어려워진다. 상대방이 나를 진실로 위하는 경우에는 내 힘이 소생하는 수도 있지만, 꼬임수로 나에게 접근해 오는 경우에도 내게는 진실로 느껴지므로 상대편의 좋지 못한 뜻이 내 눈에는 보이지 않는다.

처녀나 유부녀·과부 또는 젊은 청년이나 중년 남자들의 남녀관계의 실패는 대개가 이러한 고독과 사랑의 갈구에서 빚어진다.

비단 남녀관계뿐만 아니라 갖가지 사기에 걸려드는 경우도 그 원인의 일부가 여기에 있다. 이러한 실패를 거듭하면 이성이나 인간에 대한 원한과 복수심이 생긴다. 나도 남을 그렇게 불행하게 만들어 주자는 것이다.

어떤 어여쁜 처녀는 남성에게 처녀성을 바치고 버림을 받은 뒤로는 백 명의 남성을 유혹하여 정복하겠다고 결심하였다. 그래서 그녀는 남성에 대한 복수로 청춘을 보내다가 결국 나이 많은 사람의 후처로 들어갔다는 이야기이다.

사랑을 받지 못하는 사람이 사랑을 받기만 원하면 그는 남이 원하지도 않는 지나친 친절을 베풀기도 한다. 그러나 이러한 친절에는 곧 환멸이 따른다. 왜냐하면 상대편이 필요로 하거나 요청하지 않은 친절이기 때문에 받는 측에서도 감사하다고 느끼지 않을뿐더러 그 저의(底意)를 의심하여 오히려 경계하기 때문이다. 본인은 아무리 기다려도 사랑이 오지 않으므로 먼저 친절로써 사랑을 구하나 그것은 진정한 사랑이 될 수 없으므로 사랑의 보답을 받을 수 없다. 진정한 사랑은 함부로 상대방에게 친절을 베풀지 않는다.

앞서 말한 사랑에 배반당한 여자의 경우, 그 좌절감이 극도에 다다르면 모든 인간을 저주하거나 아니면 무서운 범죄를 일으킬 우려조차 있다. 그리하여 자기 주변에서 자기의 요구를 들어주지 않는 사람을 적대시하고, 악의에 찬 모략을 하고, 사랑에 굶주린 약한 자들을 선동, 조종해서 상대방을 괴롭힌다. 심한 경우에는 남의 사생활의 비밀이나 결점을 찾아내어 험담함으로써 쾌재를 부른다. 때로는 공연히 남에게 싸움을 걸기도 한다. 실상 그의 마음속에서는 항상 '왜 너희들은 나를 사랑해 주지 않는가, 나를 사랑해다오' 하고 원망하고 애원하고 있는 것이다.

그러나 보통 사람은 그를 그렇게 보지 않는다. 저 사람이 왜 내게 부당하게 덤벼드는가 하고 괘씸하게 생각하면 더욱 그를 미워하며 멀리함으로써 본인이 원하는 것과는 반대의 결과가 빚어진다. 그는 더욱 괴팍하고 사나운 성격으로 변하며, 이러한 악순환의 반복이 마침내 한 인간을 폐인으로 만들고 만다.

또 남에게 무엇인가 받고자 원하는 사람 중에는 남의 동정을 사기 위해서 은근히 자기의 곤란한 처지를 늘어놓고 그의 처분을 기다리는 사람도 있다. 그러면서 자기 체면은 지키려고 애쓴다. 그에게는 자기가 남의 동정을 강요하고 있다는 의식이 없다. 이러한 사람을 대할 때는 누구나 꽤 답답해진다.

가슴에 부담을 느끼게 되는 것이다. 무엇인가 요구하고 있다는 것은 알고 있으나 요구가 명백하지 않으니 난처하다. 본인은 요구를 하고 있으면서도 절대로 요구를 하고 있다는 것을 인정하려 들지 않기 때문에 상대방의 요구를 들어주어도 뒷맛이 석연치 않고 받는 측도 달가워하지 않는다.

이러한 사람들은 그 모두가 사랑에 굶주린 사람들이다. 사랑에 굶주린 사람이란 어릴 때 당연히 받아야 할 사랑을 못 받은 사람들이다. 부모가 없었거나, 있어도 부모들이 자신의 문제에 집착한 나머지 자녀를 사랑해주지 않았거나, 부모들이 자녀에 대한 사랑을 잘못 인식하여 자녀를 한갓 애완물(愛玩物)로 다루었을 경우이다. 특히 이 경우에 부모는 자녀를 지극히 사랑했다고 확신하고 있으나 자녀는 그것을 느끼지 못하는 것이다. 왜 그러냐 하면 자녀를 애완물과 같이 다루는 사랑의 이면에는 은연중에 자녀에 대한 부모의 무모한 요구가 깃들어 있고 그것을 자녀가 몸으로 느끼기 때문이다.

애정은 공기와 같은 것

참된 사랑이란 사랑하는 대상의 성장을 바라고 독립을 바라는 마음에서 우러나온 사랑이다. 나만을 사랑해주기를 원하게 만드는 사랑은 진정한 사랑이 아니다. 진정한 사랑은 마치 공기와 같은 것이다. 있되 없는 것과 같고, 무한하되 느끼지 못하는 차원이다. 따라서 짜릿짜릿한 맛은 적다. 공기가 없어졌을 때 우리는 질식을 느낀다. 그때 비로소 공기의 소중함을 느낀다. 사랑을 받고 있는 동안에는 사랑이 무엇인지를 느끼지 못한다. 사랑이 없어졌을 때 비로소 사랑의 참뜻을 느끼는 것이다.

자신의 만족을 위한 사랑은 사랑이 아니다. 그러한 사랑은 받는 사람에게 구속을 주고 부담을 준다. 심한 경우에는 압축 공기를 마시듯 질식감마저 느끼게 한다. 이러한 사랑을 받은 자는 정서나 인격이 제대로 발달하지 못한다.

노이로제나 정신병이 그들의 벗이 된다.

노이로제나 정신병에 걸린 사람들이 받은 애정이란 대개 그런 것이다. 남이 보면 부모가 지극히 자식을 사랑하는 것 같지만 그것이 자식을 위한 것이 아니라 부모 자신을 위한 것이었기 때문에 무의식중에 부모에 대한 불만으로 나타난다. 남성적인 어머니인 경우, 밥을 제때에 지어주지 않거나 양말을 제때에 빨아주지 않아 자식들이 욕구불만을 일으키는 수가 있다. 사랑의 대상에 대해 무관심하기 때문이다. 이런 데서 불만과 적개심이 생기고 그것이 축적되어 병이 된다. 그러므로 진정한 사랑이란 상대방의 요구에 예민하게 반응하면서 부담을 주지 않아야 하고 꾸준해야 한다.

갓난아이는 무조건 사랑을 받기만 하는 존재이다. 그러나 자람에 따라서 부모가 자식이 할 수 있는 일엔 간섭을 말고 잘 지켜보고 자식에게 맡겨 두어야 한다. 자식이 곤궁에 빠졌을 때만 도와주는 어버이가 되어야 한다. 감당할 수 있는 시련이면 스스로 경험하게 하는 사랑이 진정한 어버이의 사랑이다. 이러한 사랑의 뒷받침이 있는 사람은 누구 앞에서나 떳떳하고 자신을 가지고 세상을 살아간다.

부모가 자식을 점차적으로 독립시켜 주지 않으면, 어른이 되어 남을 위해 봉사할 처지에 있게 되어도 사랑을 받기만 하려고 한다. 그러나 어린애가 아닌 것이 명백한 이상 누구도 그에게 그러한 사랑을 주려고 하지 않는다. 여기서 불행이 생긴다. 부모의 올바른 사랑을 받지 못하고 자란 사람은 대개의 경우 행동이 반항적이다.

그러나 그 정도가 심하면 도리어 위축되어 세상을 두려워하고, 사람 대하기를 꺼리고, 공상의 세계에서 자기의 만족을 구하려고 한다. 또 철학적이고 신학적인 집념으로 해결을 모색한다.

사랑은 서로 주고받는 것

사랑이란 어릴 때는 주는 것보다 받는 것이 당연하고 정상적이지만, 나이가 들수록 받는 것은 줄어들고 주는 것이 늘어야 한다. 어른이 되면 받는 것보다 주는 것이 주(主)가 되어야 하고 지도자가 될수록 주는 것이 더 많아야 한다. 자기는 사랑해 주지 않으면서 받기만 원하고 강요하는 데서 고민이 생기고, 그것이 이루어지지 않을 때 사람과 세상이 미워진다. 그러기에 석가모니는 세상과의 유대를 끊으라고 했다. 바라는 마음을 버리라는 뜻이다. 그러나 범인(凡人)은 누구나 주기만 하고 받는 것이 없으면 허전하다. 그러므로 사랑을 서로 주고받는 것이 범인에게는 가장 행복한 사랑이라고 할 수 있다.

그러나 이러한 사랑은 그렇게 쉽지 않다. 이러한 사랑은 어릴 때부터 부모의 올바르고 진정한 따뜻한 사랑을 받은 사람 사이에선 아무런 노력 없이 자연스럽게 이루어질 수 있다. 그러나 대등하게 성숙한 사람끼리 만나지 않고 한편의 정서가 미숙하거나 서로가 미숙한 사람끼리 만나게 되면 그렇게 되지를 않는다. 일방적으로 사랑을 받기만 하려고 하기 때문이다. 어릴 때 충족시키지 못한 정서적 욕망을 엉뚱한 때에 엉뚱한 사람에게 만족시키려고 부당한 요구를 하는 것이다. 이러한 사람은 자기의 부당한 요구가 만족되었을 때만 상대방을 사랑하거나 또는 일방적으로 사랑을 거두어들이기만 한다. 이러한 사람도 겉으로는 활동적이고 유능한 사람같이 보인다. 그러나 사실상 가장 치졸하고 가련한 인간에 지나지 않는다.

우리는 먼저, 부모 형제와 함께 생활하는 가정에서 처음으로 사랑에 눈을 뜬다. 그러나 나를 버리고 남을 사랑할 수 있는 능력이 자라나려면 사춘기 이전에 친한 친구를 가져야 한다. 다시 말하면 '단짝' 친구를 가져보지 못한 사람은 자기희생의 사랑을 느끼지 못한다. 이러한 사람은 평생 사랑에 인색하고 이기적이다. 단짝친구를 위해선 네 것, 내 것이 없고, 내 것을 다 주어도 아깝지 않은 그런 심정이 진정한 사랑이다.

우리는 어릴 때는 부모의 힘을 의지하고 믿고 살아가지만, 부모가 돌아가시거나 노쇠하여 힘이 될 수 없을 때에는 친구는 우리를 도와주고 밀어주는 경우가 많다. 인생을 살아가는 데 있어서는, 물론 이성의 사랑도 필요하지만 그에 못지않게 친구의 사랑도 귀중하고 값진 것이다. 이러한 우정을 모르고 성장한 사람은 대부분 자기중심적이며 남을 돕는다거나 사랑하는 일과는 거리가 멀다. 따라서 이성과의 사랑도 성공하는 비율이 적어 항상 고독한 존재로 남게 되고, 성격까지 자신도 모르게 왜곡되어 간다. 그러므로 우리는 어려서부터 가정에서나 친구 간에 화목하게 지내야 한다. 그것이 먼 훗날의 행복을 이루는 기초가 될 수 있기 때문이다.

행복의
산실

가정은 인생의 요람

사람에 따라서는 사내대장부가 처자나 가정에 관심을 두는 것을 수
치스럽게 생각하기도 한다. 마치 가정을 등한시하는 것이 대장부인
것처럼 생각한다. 미인이 폐병으로 잘 죽고, 훌륭한 시인이나 작가
중에 폐병을 앓는 자가 많다고 하여 폐병만 앓으면 가인(佳人)이 되
고 훌륭한 예술가가 된다고 망상하는 것과 마찬가지다.

　전통적인 사회에 있어서의 가정주부는 가정이 생활의 전부이다.
가정은 직장을 가진 남성에 있어서는 세파에 시달린 몸과 마음을
푸는 안식처이고, 자녀들에게는 장래 사회와 자신을 걸머지고 나갈
힘을 길러주는 가장 중요한 곳이다. 훌륭한 인물도 가정에서 나오고
비뚤어진 인간도 가정에서 나오는 것이다. 가정은 곧 인생의 요람이
요, 인간의 산실(産室)이다.

　인생에 있어서 이처럼 중요한 의의를 지니고 있는 가정이 오늘
날에 와서는 세계 어느 나라를 막론하고 근본적으로 흔들리고 있다.

첫째, 우리나라 구세대의 결혼은 조혼의 폐단으로 부부생활의 즐거움을 모르고 지내는 경우가 많다. 남편이 소실(小室)을 얻어 자녀들의 장래에 깊은 암영을 던져주는 병폐가 여기서 생긴다. 자녀들을 위해서 이혼도 할 수 없고 첩을 둘 수도 없는 형편에 놓이게 되자 자녀들의 교육에만 지나친 관심을 쏟아 자식을 정신적 불구자로 만든다.

부부 사이의 애정이 너무 두터워 자녀들에 대한 부모로서의 마음가짐이 부족할 경우에도 자녀들의 성장에 좋지 못한 영향을 주지만, 부부간에 애정을 느끼지 못하고 서로 등한하고 자녀에만 열중하는 경우도 그 가정이 화목할 수 없다. 남편에게 향해야 할 애정을 아들에게만 쏟는 어머니, 아내에 대한 애정을 딸에게만 쏟는 아버지는 모두 정상적이 아니다. 그러한 비정상적인 부부생활은 자신에게 상처를 줄 뿐만 아니라 자녀들의 장래에도 불행의 씨를 심어주게 된다.

배우자의 선택

자유결혼의 경우에는 배우자를 선택할 때에 자신이 상대방에게 기대하는 것이 무엇인가 뚜렷한 자각을 가져야 한다. 그러나 대부분의 사람들은 현실적으로 이러한 자각을 명백히 의식하지 못하며, 누구나 자기가 진실로 원하고 있는 것이 무엇인지를 모른다. 그러므로 정신분석이나 심부정신치료를 받고 있는 사람에게는 결혼이나 이혼 및 직업의 변경 등 인생에 있어서의 중대한 변경을 금하고 있다. 그 이유로서 구체적인 사례를 들어보자.

한 청년은 처음에 치료를 받기 시작했을 때는 도저히 결혼할 수 없을 것 같다고 했다. 왜냐하면, 어머니가 자기에게 너무 잘해주기 때문에 어머니를 두고 결혼할 수 없다는 것이다. 조금씩 자각이 생기기 시작하자 그는 자기도 결혼을 해야겠는데 보통 처녀는 도저히 감당할 수 없을 것 같으니 자기와 같은 노이로제 환자하고 했으면 좋겠다는 것이다. 그다음 단계에 가서는 보통 처녀와 결혼해도 무방하나 약학과 출신이 좋겠다고 했다. 왜냐하면 자기는 모든 일에 자신이 없으므로 아내가 무엇이든지 해주고 자기를 이끌어 주는, 말하자면 자기 어머니 같은 여자라야 하기 때문이라는 것이다.

그의 어머니는 남성적인 여자로서 집안을 휘두르고 살림도 잘 꾸려 나갔다. 그리하여 아들을 꼼짝 못하게 하여 노이로제 환자가 되게 한 것이다. 이 청년은 치료를 받고도 자기 어머니와 같이 자기를 휘두르는, 말하자면 자기의 의타심을 그대로 지속시켜 줄 수 있는 여자를 배우자로 선택하려는 것이다. 말하자면 노이로제가 완전히 나아서 독립성이 생기면 싫어질 배우자를 무의식중에 구하고 있는 것이다.

그 후 이 청년은 자기와 비슷한 어머니를 가진 친구와 같이 술을 나누면서 이에 대한 의견을 교환해 보았다. 그 친구의 어머니는 다방을 경영하여 돈을 잘 벌고, 아버지는 무능하여 아내가 번 돈으로 살아가고 있었는데, 그 친구는 아내에게 휘둘리는 아버지를 불쌍하게 생각하고 있으면서도 그 역시 자기 어머니와 같은 괄괄한 여자를 아내로 삼겠다고 하더라는 것이다. 아버지를 불쌍하게 생각하면서 자기가 아버지와 같은 불쌍한 존재가 되기를 무의식중에 원하고 있다는 사실을 그는 의식하지 못하고 있는 것이다.

자유결혼의 불행은 이런 데서 빚어지는 것인지 모른다. 무의식중에 스스로 선택한 불행인지 모른다. 이러한 불행은 자기의 마음속 깊이 도사리고 있는 불행이다. 또한 그것은 언젠가는 밖으로 꼭 터져 나오고야 말 불행이다. 그렇다고 자유결혼을 새삼 반대할 의도는 없다. 단지 내가 선택하려는 것이 무엇이고 그 결과가 어떻게 되리라는 것은 알고 해야 된다는 말이다.

남녀평등과 서구풍

대가족제도가 무너져가고 개인주의적인 부부중심의 핵가족제도가 보편화되어 가고 있기는 하지만 아직도 전통적인 것이 저류에 흐르고 있는 것이 오늘날 우리의 현실이다. 민주주의 사상과 남녀평등의 새로운 사조가 들어옴에 따라 여러 가지 부작용도 적지 않았다.

여자의 사회 진출로 말미암아 남자의 취직의 문은 더욱 좁아지고 있다. 더욱이 어떤 일에나 여자가 나서면 일이 잘되는 듯한 느낌이다. 여자들이 돈을 버는 것을 탓할 수야 없지만 남자보다 더 많이 버는 데서 오는 부부생활의 불화는 달갑지 않은 사회현상이다. 행복한 부부생활을 위해서는 아내가 돈을 벌되 경제적 주도권만은 남편이 장악하는 것이 바람직하다. 왜냐하면 남편들은 바람을 피우는 등의 가정파탄의 원인이 여기서 비롯되는 예가 적지 않기 때문이다.

요사이는 모두가 생활이 어려워 가정주부가 직장에 나가는 경우가 많다. 가정은 애정의 보금자리가 아니라 생존경쟁의 정류장처럼 느껴진다. 여기서 남편과 자녀들의 불만이 움트고 그것이 축적되어 여러 가지 문제를 일으키게 된다. 어떤 면에서 본다면 소년 범죄는 어머니가 집을 비우게 된 여성해방에서 비롯된 부작용이라고도 볼 수 있다. 여성이 해방됨으로써 남편과 자녀에 대한 보살핌이 소홀해진 것이다.

자녀교육에서도 청소년문제의 원인의 일단을 엿볼 수 있다. 현대는 과도기이기 때문에 생활의 모든 분야에서 혼란이 일어나고 있지만, 자녀교육의 방법을 답습하는 데에서 문제가 생기고, 유식층에서는 외래풍조를 잘못 받아들인 데서 문제가 빚어지고 있다. 과거에는 부모가 너무 자식을 억압했으나 요즈음은 자유를 주어야 한다고 해서 너무 방임주의로 나간다.

어떤 어머니의 경우, 자기가 어릴 때는 여자라고 해서 부모로부터 사람대우를 받지 못했으니 사내아이도 계집아이와 똑같이 기른다고 하여 사내아이에게도 설거지를 시키는 가정이 있다. 남녀평등이란 남녀의 구별을 없애자는 것이 아닌데도 이러한 웃지 못할 난센스가 빚어지고 있는 것이다.

또 한편으로는 부모와 자녀 사이에 거리를 두는 서양 사람들의 생활양식을 모방하려는 경향도 없지 않다. 미국 같은 나라에서도 그곳 중국인 사회에서는 범죄가 적고 특히 소년범죄가 없기로 유명하다. 이것은 중국인이 자식을 진실로 위하고 헌신적이며 자녀들은 부모를 존경하고 이웃끼리 서로 보살피고 돕는 관습이 있기 때문이라고 하며 모두 부러워한다는 것이다.

요즈음 우리 사회에는 유식층일수록 자녀들을 위하기보다 부모들 자신의 인생을 즐기는 것을 중시하는 경향이 있는 것 같다. 자식이 많으면 인생을 즐길 수 없다는 사상이 지배적인 것 같다. 가족계획의 취지는 좋지만 가족계획을 철저히 실천하는 사람들의 대부분은 이기적이고 자기중심적인 사고방식의 소유자들이 아닌가 의심스럽다. 과연 외아들이나 남매가 외롭게 자라서 완전한 인격을 갖출 수 있을까 의심스럽다. 행복한 가정의 설계가 산아제한으로써만 가능하다고 생각한다면 이는 분명히 비극이요, 아이러니가 아닐 수 없다.

그러므로 우리는 종전부터 내려오는 부모는 자식의 거름이 되어야 한다는 좋은 전통을 지켜나가는 것이 행복의 길이 아닐까 생각한다. 물론 이것은 부모의 맹목적인 희생을 뜻하는 것은 아니다. 또 자녀에게 지나친 기대를 걸어 그 부담감으로 자녀를 질식케 하는 것을 뜻하는 것도 아니다. 부모는 부모대로 만족을 누리면서 자녀의 장래를 보살펴주고 이끌어주는 자아의 희생을 뜻하는 것이다. 대가를 바라는 뜻의 거름이 아니다. 땅에 묻혀 보이지 않는 가운데 효력을 발휘하여 정상적인 성장을 도와주는 것이 거름이다. 인생이란 보기에 따라서는 자녀의 양육과 사회에의 봉사로 일생을 보내는 것이라고 말할 수도 있다. 거기에 진정한 인생의 행복이 있는 것이 아닐까.

새로운 가족윤리

새로운 사조와 전통적인 사상의 대립은 특히 가정에서 심각하다. 부자간의 문제도 그렇지만 고부간의 문제, 형수와 시동생간의 문제가 더 심각한 것 같다. 이 모든 문제의 근원은 사랑의 그릇된 인식에 있다.

외아들인 경우, 어머니의 그릇된 사랑이 부부간의 애정, 고부간의 화목을 파탄으로 몰아넣는 사례는 너무나 많다. 대체로 자녀는 결혼을 하면 일단 부모를 떠나서 사는 것이 원칙이다. 부모가 자녀들의 보호 없이는 살아가기 어려울 때 부모를 모시는 것이 바람직하다 하겠다.

시누이와 올케의 문제도 적지 않은 불화의 불씨다. 옛날부터 여자는 출가외인이라 하지만 이것은 여러 모로 보아 좋은 전통이라 생각된다. 시집가기 전에도 부모와 올케, 오빠나 남동생과 올케 사이를 갈라놓는 수가 적지 않다. 이것은 한편으로는 부모나 남자형제들의 인식 부족에 그 원인이 있다.

또 우리나라에서는 관습상 형수는 시동생을 상전으로 모셔야 하고, 시부모보다 어렵게 대해야 하는 것으로 되어 있다. 그러나 요즈음 시동생은 형수를 맞게 되면 어머니에게서 만족을 얻지 못한 기대를 전부 형수에게 걸고 친절로써 대한다. 그러나 형수는 시동생에게 그러한 모성애를 베풀기보다는 위함을 받으려는 경향이 짙고 그 결과 시동생이 귀찮은 존재로밖에 보이지 않는다.

또한 시동생은 전통적인 윤리의 척도로서 형수를 대하고, 형수는 부부중심의 새로운 사상을 앞세운다. 형은 동생을 귀찮게 생각하는 수도 있지만 대개는 동생을 위하는 마음이 많다. 그러나 아내가 싫어하니 마음대로 동생을 위할 수도 없다. 그리하여 동기간에 정이 멀어지고 부부싸움이 잦아진다. 형수 밑에서 자란 사람의 성격이 비뚤어지거나 노이로제 증세가 있는 것은 이 때문이다.

또 부부생활의 부조화로 인한 불행도 인생의 행복을 좀 먹는 큰 원인의 하나이다. 아내의 교육 정도가 남편보다 높거나, 남편의 집은 가난한데 처가는 부유하여 처가의 신세를 졌을 경우, 또는 결혼 전에 여자는 싫었는데 남자의 억지로 결혼했을 경우, 아내가 남편대우를 잘하지 못하거나 우월감을 의식적 무의식적으로 계속 지니고 있을 경우에는 꼭 불행이 온다. 즉 남편이 돈을 벌거나 출세를 하면 반드시 보복을 시도하게 되어 가정은 파탄을 면할 수 없게 된다.

또한 서로의 금슬은 좋지만 취미나 성격이 맞지 않아 정서적 요구가 단절되는 상태이다. 흔히 볼 수 있는 예로는 남자가 성실하기는 하나 성격이 무뚝뚝하여 속으로는 아내를 지극히 사랑하면서도 그 사랑을 밖으로 나타내지 못함으로써 아내의 오해를 사거나 또는 만족을 주지 못하여 뜻하지 않은 불행을 초래하는 경우가 있다.

그러므로 가정의 행복을 위해서는 새로운 것과 전통적인 것의 조화, 부부간의 적절한 대화의 교류, 자녀에 대한 건전한 애정이 바탕이 되어야 한다.

행복·재화·근로

황금만능의 풍조

우리나라는 원래 빈곤한 나라이다. 근래에 와서는 더욱 금전만능의 비정상적인 풍조가 널리 퍼져 사람들 가운데는 돈을 행복의 가장 으뜸가는 요건으로 착각하는 이가 적지 않다. 그리하여 돈이면 안 되는 일이 없다는 사고방식이 날로 보편화되어 가고 있다. 돈이 없어서 겪는 불행도 많지만 돈이 있기 때문에 빚어지는 불행도 결코 적지 않다. 사실 우리가 행복해지기 위해서 필요한 돈이란 그렇게 많은 것이 아니다. 물론 우리 국민의 대다수는 돈이 없어서 불행을 느끼는 경우가 더 많은 게 사실이다. 그러나 범인(凡人)으로서는 돈이 아주 많은 편보다는 적은 편이 행복을 누릴 수 있는 확률(確率)이 더 많다는 것이다.

그러나 재화를 추구하는 데서는 행복이 나오지 않는다. 오히려 그 목적이 달성되었을 때에는 불행이 오기 쉽다. 미국의 성공할 실업가들을 보면 성공의 절정에서 정신병이나 자살로써 일생을 마치는 경우가 많다. 왜냐하면 크게 성공하려면 인정사정을 돌보지 말아야 하고, 경쟁을 이기기 위해서는 수단과 방법을 가리지 말아야 하기 때문이다. 따라서 행복의 요건이 되는 많은 것을 희생하지 않을 수 없고, 많은 경쟁자를 불행의 구렁으로 몰아넣지 않을 수 없다. 그러나 경쟁에 이겨 성공의 절정에 도달하는 순간 그는 온갖 죄책감과 허무감에 빠지게 된다. 내가 무엇을 구하고 있었는가를 알 수 없게 되어 버리기 때문이다.

재화와 권력의 노예

재화는 또한 권력과 밀접한 관계가 있다. 그러므로 행복을 위해서는 돈 못지않게 권력을 추구하기도 한다. 그러나 돈이나 권력이 행복의 목적이 될 수는 없다. 돈이나 권력은 좋은 사람의 손안에 있을 때는 많을수록 더 많은 선행을 기대할 수 있지만, 좋지 못한 사람의 손으로 넘어가면 그만큼 더 본인을 불행하게 만들고 많은 사람을 불행으로 이끄는 흉물이 되는 것이다. 사람에 따라서 권력이나 돈의 용량(容量)이 다르다. 용량을 넘어선 권력이나 재화는 불행을 가져올 수밖에 없다.

그리고 돈이나 권력이 언제나 내게 붙어 있는 것으로 착각하면 큰 불행을 자초하게 된다. 돈이나 권력을 가지고 있으면서도 그것을 초월할 수 있으면 그 사람이야말로 가장 행복한 사람이다. 가령 대통령이나 장관이 되어 나라가 전부 내 것인 양 착각하고, 모든 사람들이 나를 만나기를 원하고 굽실거릴 때 과연 내가 잘나고 훌륭하구나 하고 생각하는 사람은 불행한 사람이다. 그것은 그의 감투에 대해 굽실거리는 것이지 결코 그 인간에 대한 존경이나 복종이 아니기 때문이다.

권좌(權座)에서 물러나 앉았을 때의 그 무력감과 적막감, 그것이 진정한 자기의 모습임을 깨달아야 한다. 그러므로 권좌에 앉아 있는 사람은 언제든지 그 자리를 물러날 각오가 있어야 행복하다. 그렇다고 자기 직무에 불충실하라는 것은 아니다. 자기의 직무를 충실히 수행하되 결코 그 자리에 집착하거나 연연하지 말 것이며, 대의(大義)를 위해서는 언제든지 물러날 수 있는 재국(才局)과 도량(度量)이 있어야 행복하다.

노자의 『도덕경』에도 명성이 절정에 도달했을 때에는 은퇴하라는 말이 있다. 물러나야 할 때 물러남으로써 다시 내가 일어설 수 있는 발판이 마련되는 것이다. 권력을 잡고 있는 동안, 감투와 자기를 착각하지 않으면 많은 사람을 도울 수 있고, 좋은 일을 힘껏 할 수 있기 때문에 친구도 더 많이 생길 것이고 따라서 퇴관 후에도 보다 많은 존경과 아낌을 받을 것이다. 『논어』에도 있듯이 덕은 결코 외롭지 않은 법이다.

어떤 외국인 친구 중에 돈 버는 것을 취미로 생각하고 있는 이가 있었다. 그는 돈을 버는 것은 아무리 많이 벌어도 남에게 해가 되지 않는 좋은 취미가 아니냐고 했다. 그러나 그 돈을 어떻게 버느냐가 문제일 것이다. 소위 삼분폭리(三分暴利) 같은 것은 엄연한 사회악이요 범죄행위가 아닌가 싶다. 어떤 기술이나 자원을 개발해서 사회의 절대적인 부(富)의 생산과 아울러 외화를 획득하는 것은 모르되, 그렇지 않은 경우에는 대개 다수의 희생자를 매개로 한 악랄한 수법으로 치부하는 경우가 많으니 이는 결코 깨끗한 일이 될 수 없다.

돈은 필요악인가

돈은 주인이 없다는 말이 있다. 이것은 평범한 말이면서 진리다. 돈이나 권력은 내가 붙들어 둘 수가 없는 물건이다. 재화는 그 유통과정에서 잠시 나에게 머물러 있을 따름이다. 행복은 재화나 권력의 노예가 되는 데서는 얻어질 수 없다. 노예가 되지 않기 위해서는 그것에 집착하지 말아야 한다. 이 말은 권력이나 돈을 갖지 말라는 말과는 다르다. 가지되 언제든지 미련 없이 쾌척할 수만 있으면 된다.

돈이나 권력의 노예가 되지 않으려고 돈과 권력을 미워하는 사람도 있다. 이런 사람들은 실은 그것을 가장 추구하는 사람 이상으로 돈이나 권력의 노예가 되어 있는 경우가 많다. 속으로는 그것을 갈망하면서 자기에겐 그것이 주어지지 않기 때문에 돈과 권력을 저주하는 것이다. 이런 사람은 오히려 재화나 권력으로 말미암아 더 불행해질 수 있는 사람이다. 돈이나 권력을 두려워할 필요는 없다. 제 능력, 제 분수에 알맞은 재화나 권력을 누리기를 바란다는 그것으로 족한 것이다.

언젠가 신문에서 빚을 진 사람이 빚 독촉에 못 이겨 채권자의 가족을 살해했다는 기사를 본 적이 있다. 이것은 쌍방이 다 돈의 노예가 된 결과 빚어진 불행이다. 받을 수 없는 돈을 받으려고 하면 돈도 잃고 사람도 잃는 법이다. 특히 나와 가까운 사람 곧 부모·형제·친척·친구 사이에서 돈으로 인하여 불행이 초래되는 경우는 너무나 많다.

가정이 화목하면 돈이 넉넉하지 않아도 행복할 수 있다. 정신적인 만족이 물질적인 결핍을 이길 수 있기 때문이다. 한편 돈이 너무 많아도 돈으로 인한 불행이 야기되기 쉽다. 서로 돈을 많이 쓰기 위해서 싸움이 벌어지기도 하고, 애정과 부모의 정을 돈으로 보상하려는 데서 불행이 싹트기도 한다. 처자는 돈을 바라는 것이 아니라 사랑과 관심과 보호를 바라고 있는 것이다. 돈은 하나의 수단이지 목적이 될 수는 없다.

행복과 근로

모든 사람은 일하기를 싫어한다. 안락을 추구하는 것은 인간의 상정이다. 그러나 일이 없으면 인간은 살 수가 없다. '노동은 신성하다'는 말속에는 윤리 이상의 깊은 뜻이 있다. 외국에는 치료를 받아야 하는 정신병환자들이 많아서, 한 정신병원에 환자가 많을 경우는 1만 5천명, 적은 경우는 천 수백 명 또는 수백 명인데도 의사는 불과 몇 명밖에 안 된다. 치료성적이 좋은 병원이란 곧 일을 시키는 치료인 작업치료를 잘 실시하고 있는 병원을 말한다.

옛날엔 아무리 부자라도 수양이 된 사람이면 아침에 일어나서 방과 마당을 자기가 치우고 쓸었다. 소인은 한가로이 있으면 좋지 못한 일을 한다는 공자의 말도 있다.

일은 첫째로 무료함을 잊게 해준다. 우리나라와 같이 실업자가 많은 나라에는 다방이나 당구장·기원·술집·영화관 등이 많은 것이 당연하다. 이 모두가 일이 없는 사람들의 무료함을 풀어주기 위한 것이다. 도박·섹스·댄스도 마찬가지다. 이러한 오락은 사실은 일에 지친 기분을 전환시키기 위해서 있어야 하는 것인데, 그것이 실업자들의 소굴이나 혹은 그들의 전유물로 되고 있다. 할 일이 없는 사람만큼 불행한 사람은 없다. 그런 의미에서는 재산은 많아도 할 일이 없는 유한층은 실업자의 경우와 마찬가지로 불행한 인생이다.

자본주의 사회에서는 수입이 많은 직업을 좋은 직업으로 손꼽는다. 그러나 행복을 구하는 사람은 수입이 적어도 자기가 보람을 느끼고 흥미를 가질 수 있는 일을 택한다. 돈벌이가 된다는 것밖에는 아무런 의미가 없는 일을 하기보다는 흥미와 보람을 느끼는 일을 하는 사람이 행복한 사람이다. 흥미와 보람을 느낄 수 있는 일이란 자기의 능력을 발휘할 수 있는 창의적이고 생산적인 일이다. 회계사무 같은 것은 기계적인 일이요, 흥미가 적은 일이다.

예술가나 과학자의 일은 창조적인 욕구를 만족시켜 주는 일이다. 예술가는 불행한 기질을 가진 사람이 많다. 그러나 그들은 좋은 예술을 창작함으로써 남보다 더 불행해질 수 있다고 할 수 있다. 이것은 동서고금의 뛰어난 예술가의 경우를 보면 누구나 알 수 있는 일이다. 내적 갈등의 해결을 시도하여 이루어진 것이 예술작품이기 때문이다.

반면에 과학자의 경우는 불행한 기질을 가진 사람도 있지만, 조용히 자기가 하고 싶은 일을 할 수 있는 위치에 있기 때문에 행복한 사람이 많다. 기술을 요하는 일은 대개 흥미와 보람을 느낄 수 있는 일이다. 일을 할수록 기술이 향상되는 숙련공은 일을 한 뒤에 만족감을 느낀다. 마치 예술사가 자기 작품을 감상하고 느끼는 희열감과 같은 것이다.

직업에서 얻은 희열감

세상에는 자기의 본업에 만족하지 못하는 사람이 많다. 본업은 단순히 생계를 유지하기 위해서만 필요하고, 자기의 정서적 욕구는 부업이나 취미에서 충족시키는 사람도 많다. 또는 본업에 어느 정도 만족을 느끼면서도 그것만으로는 자신의 창조적인 욕구를 충족시키지 못하기 때문에 일의 범위를 넓히는 사람도 있다. 본업 아닌 다른 일에 뛰어난 재질이 발견되어 직업을 전환하는 사람도 있다.

'A. J. 크로닌' 같은 사람이 그 좋은 보기이다. 그는 처음 탄광에서 의사로 일을 했다. 수입은 적어도 병을 고친다는 의사의 본연의 일에 충실함으로써 의사로서의 보람을 느꼈고 그는 행복했다. 그 후 그는 런던으로 옮겨 부유층을 상대로 병원을 개업했다. 그곳에서는 주로 보혈주사나 놓아주고 환자의 비위나 맞추는 것이 고작이었으나 수입은 많았다. 그러나 병을 고쳐준다는 의사로서의 희열감을 맛볼 수 없었기 때문에 그는 자기의 생활에 회의와 권태를 느끼게 되었다. 그리하여 그는 소설을 쓰기 시작했다. 결국은 의사를 그만두고 소설가로 전환하여 문명을 떨쳤다. 이런 경우는 전업함으로써 행복한 인생을 찾은 예이다.

그러나 자기가 하는 일에 흥미를 느끼지 못하고 본업에 자신이 없어 여러 가지 다른 직업을 모색한 끝에 그 일에도 뚜렷한 성공을 거두지 못하면 불행만 가중된다. 본업에도 충실하고 부업이나 취미에도 만족을 느끼는 사람은 행복한 사람이다. 사람은 누구나 뚜렷한 직분을 가져야 한다. 뚜렷한 직분을 가지고 사회에 봉사할 때 그는 자기의 일에 보람을 느끼고 행복한 인생을 누릴 수 있다.

성숙한 사람에겐 누구나 사업이 있다. 평범한 사람에겐 처자를 먹여 살리고 자녀를 양육하는 것이 가장 큰 사업이 될 것이다. 부녀자의 경우는 가정을 돌보고 자녀의 양육에 힘쓰고 남편을 내조하는 것이 사업이고 본업이라 할 수 있다. 여력이 남아서 다른 사업을 할 수 있으면 더욱 행복하다. 그러나 본업을 버리고 다른 일에 열중한다면 중심이 흔들려 불행이 뒤따른다. 남성의 경우는 가정을 돌보는 일 이외에 직접 사회에 봉사할 수 있는 사업을 할 수 있다면 더욱 행복하다.

우리나라 사람들은 항구적인 사업에 대한 의욕이 빈약한 것 같다. 정치적인 불안정과 경제적 여건 때문인지 모른다. 그리하여 백년지대계를 생각지 않는다. 사업가는 생산보다도 자본의 회전이 빠른 무역이나 이윤이 높은 부동산 투자를 좋아한다. 정치가는 민족이나 국가의 백년대계보다도 정권장악·정권연장에 급급해 하는 느낌이다. 학계나 문화계는 꾸준한 연구나 창의적인 노작(勞作)으로 사회에 이바지하려 하기보다는 자기의 권위와 광고에 더 열중하는 느낌이다. 이러한 행동은 국가 민족의 백년대계를 그르치는 일이요, 젊은 세대를 오도(誤導)하는 일이요, 사회 질서를 문란하게 하는 짓이다. 내 일생 동안에 결실을 보지 못하더라도 다음 세대와 조국의 장래를 위하여 튼튼한 토대를 구축하는 작업에 골몰해야 할 것이다.

모든 위대한 사업은 장구한 역사와 더불어 이루어지는 법이다. 백 년, 2백 년, 때로는 그보다 긴 세월이 흘러야 결실을 보는 사업도 허다하다. 그러므로 큰 사업은 꼭 내가 죽기 전에 완성을 해야겠다는 조급한 생각을 버림으로써만 가능하다.

일은 행복의 필수적 요건이다. 건설적이고 창조적인 일이 우리를 행복으로 이끌어 준다. 필생의 사업을 설정하고 거기에 아무 잡념 없이 몰두할 수 있는 사람이야말로 가장 행복한 사람이다.

행복은 평범한 생활 속에

행복의 설계는 간단하면서도 어려운 일이고 장기간의 노력이 필요하다. 행복은 결국 일생을 살아가는 지혜에 있다고 말할 수 있다. 즉 지혜로운 사람이 가장 행복한 사람이다.

다른 사람이나 무엇에 의지하고자 하는 생각이 적고, 자신을 자각하고 현실을 똑바로 볼 줄 알며, 불가능한 일은 단념할 줄 알고, 하고 싶고 할 수 있는 일을 꾸준히 해나갈 수 있는 사람은 행복하다.

자신을 과대평가하지 않고 과소평가도 하지 않으며, 자신을 떳떳하게 남 앞에 내세울 수 있는 사람은 행복한 사람이다. 남과 경쟁을 하되, 남을 시기하고 질투하고 남을 인정하기를 싫어하고, 정당하지 못한 방법으로 경쟁에 이겨보겠다는 사람은 불행한 사람이다. 행복한 사람은 후회를 하지 않고 현실을 도피하지 않는다.

항상 모든 일을 정관(靜觀)하며, 무엇에 끌리어 다니는 일이 없고, 자기가 하는 일은 모두 자기의 책임이요, 사명으로 알아야 한다. 행복한 사람은 단순한 생활을 좋아하고 조용한 생활을 즐긴다. 그러한 생활 가운데 진정한 인생의 행복이 있기 때문이다.

성(性)은 매력의
원시림이다

성문명의 변천

1차 대전 이후 성적 매력이란 말이 유행되어 오늘날 우리 주변에서 떠날 수 없는 말이 되었다. 2차 대전 후에는 글래머 걸이란 말이 유행하게 되고, 은막의 여주인공으로 나타나는 여러 가지 형의 여배우가 관객의 인기를 휩쓸고 있으며, 이러한 인기배우의 특징도 변천의 과정을 밟아 별의별 성적 매력을 지닌 여성들이 등장하여 많은 여인들이 이러한 여성들의 표정이나 화장, 의상, 헤어스타일, 몸가짐 등을 모방하고 있다. 이러한 현상들이 과연 어떠한 뜻을 지니고 있는지는 생각해 볼 문제이다.

여성의 아름다움이란 모든 아름다움과 같이 변하지 않는 어느 사회나 시대에도 타당한 영원한 아름다움이 있는 반면, 시대나 사회·교육·연령·직업·교양·인종 등에 따라 다른 부분을 지니고 있다. 매력은 여성의 아름다움보다 더 시대성과 사회성을 많이 지니고 있다.

고대의 미인화가 현대인에게 아름다움이나 매력을 느끼게 해주는 면이 있으면서도 어쩐지 받아들여지지 않는 부분을 가지고 있고, 현대의 어떤 원시인에 있어서는 신체 각 부분을 우리의 눈으로는 도리어 추악한 느낌을 주는 방향으로 변형시켜 놓고서 아름다움을 자랑한다. 무성영화에 나타나는 여주인공들은 오늘날 우리의 눈에서 어색한 느낌을 벗어날 수 없다.

프랑스 남부의 동굴에서 발견되어 고대인이 찬미한 여인은 풍만한 유방과 둔부를 가졌고, 미국의 남성들은 동양 사람이 봐서는 싫어할 정도로 마른 여인을 찬미한다. 18세기 유럽사회에 있어서의 여성의 매력은 수동적인 복종과 남자에게 매달리는 기생주의에 있었다.

오늘날 우리 사회에 있어서는 고전적인 여인의 아름다움, 정숙하고 수줍고 족두리 머리에 어울리는 용모와 키, 손발이 작고 살결이 희며 손발은 예쁜 '임은 품속에 쏙 들어와야 한다'는 가냘픈 허리의 여인의 매력은 많이 감소되고, 민주주의 사상과 외래 풍조의 유입의 결과 잡다한 개성적 매력이 등장하고 있다.

이렇게 매력을 구성하는 요소가 시대와 지역에 다라 다른 점이 많으나, 대체로 정신적 인격적 면과 육체적인 면으로 구분할 수 있다. 육체를 장식하는 화장이나 헤어스타일, 매니큐어, 복장, 액세서리 등은 유형을 통한 본인의 인격의 반영이다. 19세기 말, 20세기 초에 정신분석학을 시작한 유명한 프로이트라는 오스트리아의 정신과 의사는 모든 노이로제의 원인이 성욕을 만족시키지 못하는 데 있고, 아름다움을 포함한 모든 인간의 창조는 성욕을 승화하는 데서 이루어진다는 학설을 발표하여 종교계·학계를 위시하여 모든 유식계급의 비난과 공격의 초점이 되었었다.

그러나 그의 학설은 점차로 인정을 받아 세계 1차 대전 이후 여성의 사회진출과 사회적 혼란, 기타의 요인으로 성의 개방과 풍조를 낳아 모든 부문에서 그의 학설을 토대로 인간의 심리와 성의 문제를 해석하기에 이르렀다. 물론 프로이트 이외의 여러 사람이 성의 계몽에 많은 공헌을 한 것은 말할 필요도 없다.

프로이트의 학설과 1차 대전 이후의 사회분위기로 인해서 성이 억압과 은폐로부터 해방되어 오늘날 문명된 사회에 사는 많은 사람들이 성생활을 즐길 수 있게 된 것도 사실이지만, 오늘날의 정신분석학이나 기타 과학의 발전은 프로이트의 성욕학설을 무조건 받아들이고 있지는 않다. 프로이트의 학설은 19세기 말 20세기 초라는 서구사회의 이른바 '빅토리아 여왕시대'라는 성을 몹시 천시하고 억압하고 은폐했던 시대에 대두한 것으로, 시대적으로는 이러한 성의 억압과 은폐가 인간을 구속하는 데 대한 반동으로 일어난 것이요, 그러기 때문에 인간 해방의 의의가 컸던 것이나 오늘날과 같이 성이 많이 개방되고 성을 은폐하지 않는 시대에서 볼 때 성을 인생의 전부로 본 점이 지나친 생각이라는 것으로 인식되고 있다.

성호르몬의 작용과 매력의 발산

남녀 간에 사춘기가 되면 이성에 대해서 종전과 다른 반응을 나타낸다. 처녀는 청년 앞에서 수줍어하거나 얌전해지고, 몸치장에 특별히 유의해서 자기를 여러모로 좋게 보이도록 노력하는 것이 상례이다. 청년도 처녀에 대해서 마찬가지로 반응을 일으킨다. 다시 말하면 서로가 이성에 끌리면서 동시에 끌려는 경향이 무의식중에 나타나는 것은 누구나가 다 경험하고 볼 수 있는 현상이다. 이성의 아름다움에 끌리면서 자기를 이성 앞에 아름답게 보이려는 노력을 하게 된다. 말하자면 매력을 발산하려는 경향을 나타내게 된다.

비단 사람에 있어서 뿐만 아니라 동물에 있어서도 수컷은 아름다운 육체로써, 암컷은 발정기라는 것이 있어 일정한 기간 생식기에서 냄새나는 분비물이 생산되어 냄새로써 수컷을 끄는 매력이 되는 것이다.

사람에 있어서 처녀가 사춘기에 접어들면 매달 월경이 있게 되고 유방이 부풀어 오르고, 피부에 피하지방이 많아져서 살결이 부드러워지며 감정이 풍부하게 되고, 총각이 사춘기에 들어서서 목소리가 변하고 생식기가 발달하여 체구가 커지고 감정이 풍부해진다. 이러한 모든 것이 인간이나 동물에 있어서나 성호르몬은 생식기에서 분비되며, 성호르몬은 뇌하수체라는 각종 호르몬을 통괄하는 부분의 지배를 받고 있으며, 더 올라가서는 시상하부(視床下部)라는 대뇌 부분의 지배를 받게 되고, 이 부분은 또한 뇌간(腦幹)·척수(脊髓)·시상(視床)·대뇌피질(大腦皮質)과 연결되어 있으며, 대뇌피질 중에서도 발생학적으로 보다 더 원시적인 부분인 후뇌(嗅腦)라는 부분이 성욕과 성충동의 최고 중추라는 사실을 최근의 연구는 말해주고 있다.

어류로부터 하등 포유동물, 영장류에 이르기까지 여성에 있어서는 남성보다 내분비선의 영향이 절대적이다. 즉, 남성에 있어서는 발정기가 없지만 여성에는 발정기가 있어 여성은 성행동이 발정기에 국한되는 경향이 많다. 중추신경이 발달될수록 외적 조건이나 사회적 조건의 영향을 받는 정도가 심해지고, 중추신경의 발달의 정도가 낮을수록 내적 조건에 속박되는 정도가 심하고 사회적 영향이 감소된다. 하등일수록 남성의 체구·힘 등이 우세하지만, 영장류에 이르러서는 체구가 작아도 성행동의 대상의 선택이 개성에 의해서 이루어지고 비교적 항구적인 부부생활과 가족생활이 나타나며, 인류에 있어서는 사회가 본능을 지배하게 된다.

하등동물에 있어서는 이성의 매력이 이성의 육체미나 발정기의 냄새 같은 단순한 신호나 간단한 운동에 지나지 않으나 중추신경, 특히 대외피질이 발달해질수록 이성에 주는 여러 가지 자극이 매력을 구성하게 된다. 이러한 대뇌피질의 작용으로 나타나는 매력이 인간에서 볼 수 있는 복잡한 정신적·인격적인 매력이요, 많은 외부조건의 영향을 받게 되는 부분이다.

이상 말한 바와 같이 인간에 있어서의 이성의 매력은 성호르몬의 작용의 결과로 나타나는 육체적 매력과 대뇌피질의 발달의 결과 여러 가지 정신적·문화적인 것으로 결부되어 복잡한 매력을 나타낸다. 또한 개인이 살아가고 성장하는 도상에 경험한 특수한 이성과의 경험에 따라 특수한 매력에 끌리게 되기도 한다.

배우자 선택의 네 가지 형

프로이트는 일찍이 『사랑의 심리』라는 논문에서 신경증 남성이 사랑의 대상을 선택하는 형을 네 가지로 분류하고 있다. 물론 이러한 심리는 신경증 환자에게는 뚜렷하게 나타나지만 건강한 남성에게도 눈에 띄지 않을 정도로 잠재해 있는 현상이다. 즉, 자기 어머니의 영상에 따라 사랑의 대상이 되는 여성을 고른다는 것이다. 젊은 남성이 자기보다 나이가 많은, 보다 더 성숙된 여성을 고르는 것 같은 것이다.

프로이트가 분류한, 노이로제 남성이 사랑의 대상을 고르는 네 가지 형은, 첫째로는 남성이 아무리 여성이 아름답고 매력적이라 해도 그 여성이 임자가 없는 처녀라든지, 혼자 있는 여자이면 연애가 성립되지 않을뿐더러 전연 매력을 느끼지 못하는 경우이다. 남편이나 약혼자 친구로서 그 여성에게 소유권을 주장할 수 있는 남성이 있을 때만 매력을 느끼고 사랑을 한다는 것이다. 이러한 사랑의 조건은 같은 여성이 임자가 없는 동안에는 눈에 띄지도 않고 경멸까지 한 경우에 있어 앞서 말한 바와 같은 다른 남성과의 관계가 맺어지자 당장에 반하게 될 정도의 경우가 많다는 것이다.

둘째 타입은 첫째 타입보다 덜하지만 적지는 않은 것으로서, 첫째 타입이 결부되는 경우가 많다. 첫째 타입은 단독으로 오는 일이 많지만 이 형은 단독으로 오지 않는다. 이 경우에는 정절하고 믿을 수 있는 여성은 절대로 사랑의 대상이 될 정도의 자극을 주지 않는다. 오로지 어떤 식으로든 성적으로 평판이 나쁘고 정절과 신뢰성이 의심스러운 여성에게 연애관계가 성립된다.

이러한 여성의 성격은 어둠 속으로부터 오는 남성의 희롱이 싫지 않은 기혼녀로부터 공공연하게 이 남자 저 남자와 동거한 창부나 연애대장(?)에 이르기까지 도저히 단념을 못 한다. 이런 것을 창부애(娼婦愛)라고도 한다. 앞서 말한 첫째 경우는 사랑한 여성을 빼앗긴 남성에 대한 단말마적인 적개심을 만족시켜 주지만, 둘째 경우에는 여성의 창부성이 질투를 작용시키는 점에 있어 하나의 필수조건이 되는 것 같다.

질투심이 일어나서 비로소 정열이 최고조에 도달하면 그 여성이 완전한 가치를 획득하게 되며, 이러한 강력한 느낌을 가져다주는 계기를 놓치려고 하지 않는다. 주목할 만한 점은 질투가 향하는 대상은 애인의 정당한 임자가 아니라 애인과의 관계가 의심스럽다고 보는, 새로 나타난 모르는 사람이라는 점이다. 뚜렷한 경우에는 남성은 여자를 독점하려고 하지 않고 삼각관계에서 만족을 느끼는 것으로 보인다. 어떤 사람은 자기 여자의 탈선행위 때문에 몹시 놀라서 다른 남자와의 결혼에 반대하지 않을 뿐만 아니라 모든 수단을 써서 장려했고 그 남자에게 다년간 털끝만큼도 질투를 느끼지 않았다.

또 하나 전형적인 예는, 처음 연애관계에서는 애인의 남편에게 말할 것도 없이 맹렬한 질투를 느꼈지만 나중에 일어난 무수한 관계에 있어서는 전연 딴 사람과 같이 행동하고, 애인의 남편을 장해물로 보지 않는다.

이상은 사랑의 대상을 충족시켜야 할 조건을 말한 것이지만 다음 두 가지는 선택한 대상에 대한 사랑하는 남성의 태도가 문제이다.

셋째 타입은 정상적인 사랑은 여성의 가치가 정절에 의해서 결정되며 창부적인 성격을 띨수록 가치가 떨어지는 법이지만, 이 경우에 있어서는 이러한 절정성의 성격을 가진 여성을 최고 가치의 사랑의 대상으로 보는 점이 비정상이다. 이러한 여성과의 관계는 모든 다른 관심을 소모·탕진할 정도에 이르기까지 최고의 정신적 낭비로서 영위된다.

그 여자만이 사랑할 수 있는 유일한 여성이다. 정절에 대한 요구가 실지에 있어서는 여러 번 깨지는 한이 있어도 언제나 제기하게 된다. 이러한 관계는 모든 연애에 있어 어느 정도 다 있지만 지나치게 강박적인 성격을 띠고 있다. 그러나 정절과 결합의 강한 정도로써 단 하나의 이러한 연애관계가 이 남성의 연애생활을 충족시킨다든지, 이 속에서 또 한편만 일어난다는 기대는 할 수 없다. 오히려 이러한 조건의 연애 사건은 같은 특징을 가지고 이 타입에 속하는 남성에게 여러 번 반복되고 사랑의 대상이 있는 곳과 환경의 변동 같은 외적 조건에 따라 다른 여성으로 옮겨간다.

다음 넷째 타입은 애인을 구제하려는 경우이다. 이 형에 속하는 남성은 애인이 자기가 필요하다고 확신하며, 애인이 자기가 없으면 도덕적인 지주를 잃게 되어 급속히 불쌍한 정도의 구렁으로 떨어지게 된다고 굳게 믿고 있다. 이러한 남성은 애인을 버리지 않음으로써 구제하는 것이다. 구제의 의도는 성적으로 믿을 수 없다는 점이라든지 애인의 사회적 지위가 위태롭다는 점을 들어서 합리화한다. 현실에 이러한 구실이 없는 경우에도 구제의도는 약화되지는 않는다. 어떤 남자는 애인을 갖은 기교와 구변을 부려 유혹해서 획득할 줄 알면서, 일단 자기 것으로 만든 후에는 애인을 자기에게 정절을 유지시키기 위해서 자신이 만든 협정으로 구속하려는 노력을 아끼지 않는다.

프로이트는 이상 네 가지 형의 남성의 정신분석 치료를 통해서 말하기를, 일견 이 네 가지 타입이 같은 근원에서 나왔다고 볼 수 없지만 이러한 남성들의 생활사를 깊이 파고 들어가면 용이하게 나타난다고 지적했다.

이렇게 특이하고 특정한 대상을 고른다든지, 이상한 연애 태도가 정상한 사람의 사랑과 같은 정신적 유대를 가졌다고 했다. 즉, 어릴 때 어머니에 대한 사랑이 고착되어 보다 더 정상적이고 성숙된 사랑으로 발달하지 못한 결과라는 것이다.

이 중에 가장 이해하기 쉬운 것은 임자가 있는 여성이라야만 사랑을 할 수 있다는 타입이다. 부모 밑에서 자라나는 아이에게는 어머니가 아버지의 소유에 속한다는 사실은 어머니의 본질에서 떼어 낼 수 없는 부분이며, 피해를 본 제삼자란 아버지 이외에 아무도 아니라는 사실이다. 애인이 하나뿐이고 바꿀 수 없다는 점도 어린아이의 어머니와의 관계에서 무리 없이 이해될 수 있다. 누구나 어머니를 하나 이상 가질 수 없고, 어머니와의 관계는 의심이 개입될 수 없고, 반복될 수 없는 사건에 토대를 두고 있기 때문이다.

프로이트는 그 뒤에 발표한 논문에서 사람이 사랑의 대상을 고르는 두 가지 유형을 말하고 있다. 하나는 자기애적인 유형이고, 다른 하나는 기대(의지)는 유형이다.

첫째 경우는 자기와 같은 사람, 자기의 과거 모습과 비슷한 사람, 자기가 그렇게 되고 싶었던 종류의 사람, 또는 자기 자신의 일부였던 사람을 선택한다.

둘째의 기대 유형은 젖이나 음식을 먹여주는 여성, 또는 보호를 해주는 남성이라는 것이다. 남성이나 여성이나 제1의 유형에 속할 수 있고, 제2의 유형에 속할 경우에는 여자는 아버지같이 자기를 보호해 주는 남성, 남자는 어머니같이 먹여주는 여성을 택하기 쉬운 것이다. 그러나 가족관계에 따라서 그렇지 않은 여러 가지 경우도 있을 수 있다.

특히 아름다운 여성은 자기애적인 경향을 지니고 있는 경우가 많은데, 이러한 여성은 단순히 미적인 관점으로써 뿐만 아니라 심리적인 이유로 남성에게 강력한 매력을 풍기게 된다. 이러한 여성은 누구를 사랑하려는 것보다 자기만을 사랑하고 사랑을 받으려고만 한다.

자존심과 매력

다음에 우리의 주변에서 흔히 볼 수 있는 매력현상에 대해서 첨가해 보면 흔히 여학교나 여자대학에서 교원생활을 하는 분 중에 많은 여학생으로부터 연애적인 접근을 당하는 수가 있다. 그중에는 미남자도 있지만 그렇지 않은 경우도 있다. 이런 사람들은 관찰해 보면 어떠한 육체적인 매력이 구비되어 있는 수도 있지만 대체로 결혼한 사람이면 부부의 애정생활에 틈이 있다든지 총각이면 애인이 없거나 있어도 하나만으로 만족이 되지 않아서 무의식중에 여학생들의 성충동을 건드려 놓게 되는 경우가 많다. 물론 사모하는 측의 일방적인 일인 경우도 있지만 무의식중에 유혹하는 경우를 많이 본다.

여자의 경우에 있어서도 아무리 아름다운 여성이라도 한 남성에 만족하거나, 만족이 불충분한 경우라도 다른 남성에 대한 애정적이고 성적인 흥미가 무의식 속에서도 없을 경우에는 남성의 마음에 큰 매력이나 충동을 일으켜 주지 못한다. 애정이나 성의 불만을 폭발지점까지 축적시키지 않고 조금씩 압력을 배출시키는 안전판식으로 함으로써 매력을 발산하는 경우도 있다.

그리고 자유 결혼인 경우 노이로제 환자는 건강한 이성에게는 매력을 느끼지 않고 노이로제 환자에게 매력을 느끼며, 이렇게 한 쌍이 결합되면 서로가 상대편에 대한 부당한 요구만 강해지고 만족시켜 주지 못하는 결과 이혼을 하게 되는 수가 많은데, 아무리 대상을 갈아도 자기 자신의 노이로제를 정신분석으로서 치료를 하지 않으면 해결이 되지 않는다는 것이 밝혀져 있다. 부부의 한편이 노이로제를 고쳐 놓으면 다른 편도 노이로제이기 때문에 여태까지는 노이로제의 심리가 매력을 풍기는 것이 자신의 노이로제가 낫고 나면 매력이 사라질 뿐만 아니라 과거에는 매력적이었던 상대편의 특질이 귀찮기만 하게 된다.

용모나 신체의 다른 부분이 잘 균형이 잡혀, 신체는 틀림없는 미인인데 조금도 매력을 발산치 않는 여성을 볼 수 있다. 이러한 여성은 열등감이 심해져 자연스럽게 사람을 대하지 못하고 자신 속에 잠들어 있는 아름다운 감정이 밖으로 나타나지 않는 까닭으로 남에게 매력적인 자극을 줄 수 없게 된다.

매력의 문제는 이러한 자존심이 중대한 역할을 한다는 것은 퍽 중요한 일이다. 우리가 여러 사람을 관찰해 보면 인물이 별로 잘생기지도 않았는데 남에게 사랑스럽고 매력적인 인상을 주는 여성들을 본다.

먼저 말한 여성의 경우는 자라나는 동안에 부모나 주위 사람들로부터 건전한 인정·존경·사랑·대우를 받지 못한 데 원인이 있는 것을 발견할 수 있고, 후자의 경우는 인물은 잘생기지 않았어도 인정·존경·사랑·정당한 대우를 받은 결과 자신에 대한 인정·존경·사랑·대우 즉 자존심이 길러진 결과인 것이다. 사람의 자존심은 남이 나를 존경하는 평가가 내면화되어서 형성되고 남의 천대는 열등감을 배양한다. 사랑받은 아이는 점점 더 사랑을 많이 받을 수 있는 사랑스러운 행동을 하게 되고 미움과 천대를 받으면 남의 사랑을 받으려는 본인의 행동이 사랑을 유발하지 못하고 미움만 하게 되는 행동을 반복하게 된다.

이러한 여성도 진정한 사랑의 경험을 담뿍 맛보거나 정신분석으로 자존심을 회복하게 되면 아름답고 매력적인 여성으로 등장하게 된다. 어떤 여성은 결혼 전에는 퍽 화려하고 아름답고 매력적이었는데 결혼을 한 뒤에 완고한 시집살이로 감정의 자연스러운 표현이 억압당하고, 독립해서 살림을 차린 뒤에도 남편의 사랑을 받았지만 남편이 약국을 경영했기 때문에 부부가 종일을, 아침 일곱 시부터 밤한 시까지 약국을 지키던 생활을 계속하던 중 일체의 매력과 아름다움을 상실한 후 친구의 권유로 나를 찾은 일이 있다.

나는 그 여성에게 매력적인 인상을 처음에는 전연 받지 못했으나그 여성의 지내온 생활을 밝히는 중 그녀의 남모를 처지, 즉 남편은본인만을 사랑하고 모든 것으로 부인을 위하고 있으나 사랑을 표현할 줄 모르는 목석같은 무취미한 성격이고, 본인이 이러한 처지에서자율적으로 남편에게 영향을 준다든지 자신을 즐겁게 하는 능력이없어서 그렇게 되었다는 것을 이해해 주었을 순간, 그 여성이 흐느껴울기 시작한 찰나에 퍽 아름답고 매력적인 인상을 받게 되었다. 그후 이 여성은 남편이 생활 태도를 변경한 결과 옛날과 같은 아름답고 매력적인 여성으로 되돌아가게 되었다.

성생활은 인생의 아름다운 일부분

이상 여성의 아름다움이나 매력이 육체적인 면과 정신적인 면이 있어 하등동물로부터 인간에 이르기까지 훑어볼 때 원래 이성을 끌기위한 수단의 역할을 하게 되고, 주로 이성의 매력은 성호르몬의 작용의 결과이고 인간에 있어서 복잡한 정신적 매력이 문제 되는 것은 중추신경, 특히 대뇌피질이 고도로 발달한 결과이다. 매력에는건강한 매력이 있고, 신경증적인 병적 매력이 있어, 신경증환자는 건강한 사람보다 신경증환자에게 더 매력을 느끼게 된다. 개인의 생활, 대인 관계의 경험에 따라 개인마다 특수한 매력을 이성에서 발견한다.

매력은 우리의 건강한 감정이 풍부하게 길러지고 표현될 때 가장 많이 나타나고, 감정이 지나치게 억압을 받고 있거나 자존심이 길러져 있지 않고 열등감이 심할 때에는 신체적으로 아무리 아름다운 용모를 갖추어도 매력을 발산하지 않는다. 교양, 건강한 정서생활, 건전한 대인관계, 따뜻한 부모의 사랑, 좋은 취미, 이런 것들이 우리들의 감정과 정서생활을 풍부하게 해주고, 그 표현을 다양하고 매력적으로 만들어주는 것이다. 건전한 성에 관한 지식과 태도를 배양하여 아직 우리 사회에 남아 있는 성에 관한 터부를 청산함과 동시에 이성에 대한 정서를 풍부하게 기르고, 이러한 풍부한 감정을 표현하여 이성을 끌고 자극하는 의사소통의 가지가지 수단과 기교가 세련되어야 매력적인 여성이 될 수 있는 것이다.

인간은 하등동물과 달라서 중추신경이 고도로 발달되어 있기 때문에 벌거숭이의 욕망이나 충동은 매력이 되는 경우가 적고 간접적인, 소위 정신적인 면에 작용하여 최후에 육체적인 면으로 끝을 맺는 그러한 방식이 적합한 것이다.

근래 성이 정서생활이나 이성 간의 대인관계나 정신적인 교류를 떠나서 육체적인 면으로 강조되는 경향이 있으나 이것은 그릇된 풍조라고 볼 수밖에 없다.

성이란 인생의 아름답고 가장 중요한 부분인 것에는 틀림이 없지만, 성이 인생의 전부는 아니다. 이성 간의 행복과 불행의 교류의 척도가 되어 이성 관계를 예민하게 반영을 하지만 거꾸로 이성 간

의 진정한 정서의 교류의 장애를 해결치 않고 성의 육체적인 면만
을 교정할 수는 없는 것이다.

행복한
성생활

성의 해방

인생에 있어서 모든 훌륭한 것이나 참된 행복이 일조일석에 이루어질 수 없는 것과 같이 성생활의 행복도 예외가 될 수는 없다. 또한 인생의 다른 면을 떠나서 성생활의 국면만이 행복하게 될 수도 없는 것이고, 이성 간의 정서적·인격적인 교류나 기타 관계를 떠나서 성관계만이 행복하기를 바랄 수도 없는 것이다.

성은 원시사회에서는 비교적 자연스럽게 받아들여졌으나 고대·근대에 이르기까지 억압과 은폐 속에 파묻혀 왔다. 서구 사회에서는 19세기, 이른바 빅토리아여왕 시대에 이르러 일진일퇴하던 성의 개방과 은폐가 한층 더 도가 심해져서, 이면에서는 추잡한 일이 진행되고 있으면서 표면상으로는 정결을 가장하는 눈앞에 보고서도 안 보인다는 위선적인 정도까지 이르렀다.

이러한 시대적인 배경 속에서 신경증(노이로제)을 연구·치료하고 있던 정신분석의 창시자인 프로이트라는 정신과의사가 신경증의 원인이 성욕을 억압하는 데 연유한다는 학설을 발표하여 전 세계에 파문을 일으켰던 것이다. 나아가서는 신경증뿐만 아니라 인간의 모든 생활의 가장 고상한 부분에 이르기까지 성욕을 승화(昇華) 또는 변형시킨 결과라는 것을 주장했던 것이다.

프로이트의 이러한 사상은 당시의 많은 식자들과 종교인들과 학자들 간에 격렬한 반대를 일으켰으나 당시의 사회나 시대풍조가 인간 생활의 가장 중요한 부분인 성생활을 지나치게 억압·은폐·구속하고 있었기 때문에 세계 제1차 대전과 2차 대전의 혼란은 성생활의 개방과 성욕의 해방에 지대한 공헌을 하는 결과를 가져오게 되었다.

프로이트와 기타의 성과학자의 계몽의 결과, 오늘날 문명된 사회에 있어서는 20세기를 성해방의 시대라고 말할 수 있을 정도로 성이 개방되고 자유롭고 자연스러운 성생활이 보급되게 된 것이다. 그러나 오늘날 20세기 후반기에 들어와서 현대문명이 대량생산의 경제체제화, 기계화의 정도가 심해져서 인간생활 자체가 기계화되는 결과를 가져오게 됨으로써 고독과 불안이 인간생활을 위협하는 결과를 낳게 하여 인간이 획득한 자유가 도리어 건전한 인생의 목표를 실현하는 데 사용되지 않고 자신을 불안과 고독으로 몰아넣고 있는 현대적인 인간 조건으로부터 도피하는 데 사용되는 병폐를 가져오게 하고 있다.

오늘날, 이른바 자유세계 사회에서는 성이 상품화되어 이러한 도피적인 경향에 대한 출구를 마련해주어 거대한 이윤을 보는 산업이 되고 있다. 개인생활에 있어서도 성이 남녀 간의 진정한 사랑의 표현이라기보다 진정한 사랑이 이루어지지 못하므로 일어나는 불안과 고독의 공허감을 메우기 위한 수단으로 화하는 현상을 낳게 하고 있다. 오늘날 우리 사회에 있어서도 서울 종로나 명동의 10대 소년·소녀들이 모여드는 뮤직홀에서 보면 10대의 성의 문란은 성욕 자체가 문제인 것이 아니고, 그들에게는 음악과 성적 도취가 그들의 불안과 고독을 메울 수 있는 유일한 출구라는 데 문제가 있다.

우리나라에 있어서는 해방 전까지는 오랫동안 성이 억압과 은폐 속에 파묻혀 있다가 해방 후에 주로 미국이나 일본을 통해서 성 개방의 세계적인 풍조가 수입되어 성에 대한 계몽이 많이 이루어졌다고 볼 수 있으나, 현재 미달한 감이 많을 뿐만 아니라 많은 혼란이 있는 것도 사실이요, 성의 상품화의 경향도 그다지 심하지는 않는 형편이다. 한편 중년기의 양기 부족으로 부녀자들의 불감증뿐만 아니라 젊은 20대 청년들의 성적 불능을 호소해 오는 수(數)에 의사들은 놀라고 있다.

정신성욕의 발달

프로이트의 유아기의 성생활을 밝혀주기까지는 성의 문제는 사춘기부터 시작되는 것으로 알고 있었던 것이나 어릴 때부터 성생활이 시작되며, 어른의 성생활이 어릴 때부터의 성생활이나 대인관계, 가정의 분위기에 좌우된다는 것이 밝혀졌다. 각 연대별로 성생활을 생각해 보면, 어린아이가 처음에 어머니의 뱃속에서 나와서는 성적 쾌감이 어머니의 젖을 빠는 데 집중되어 있는 시기를 거쳐 동성애적 단계를 지나 성기에 쾌감이 집중되는 성기통제기(性器統制期)에 도달했을 때 비로소 성숙한 만족스러운 이성과의 성적 만족을 얻을 수가 있다는 것이다. 이러한 정신성욕의 발달 도상에서 발달이 정지될 경우에, 어른이 된 뒤에 여러 가지 성적 장애를 가져오게 된다.

만 2, 3세 때에 대소변을 가리게 할 때 부모가 너무 지나치게 엄격하면 아이들의 성격이 이지러질 뿐만 아니라 어른이 된 후에도 만족스러운 성생활에 지장을 초래한다. 남아에 있어서는 만 두 살이면 발기가 시작되고, 프로이트는 만 4, 5세경부터 전사춘기(前思春期)까지는 성적 관심이 없어지고 성생활이 잠자고 있다고 보았지만 생리학적 연구로는, 성호르몬은 점차적으로 증가하게 되어 사춘기에 들어와서 여아에는 초경이 시작되고, 남아에는 사정이 가능하게 된다는 것이 밝혀졌다.

어떤 원시 민족에 있어서는 어린아이가 자위행위를 마음대로 할 수 있어 어머니에게 의존되는 경향이 없고, 자신감이 확고하게 생겨서 이 민족에서는 성인의 불감증이나 성적 불능이 아주 약하다는 결론을 내리고 있는 학자도 있다.

어른이 되어 만족스러운 성생활을 누릴 수 있으려면 성장 도상에 있어서 올바른 성이나 생식기에 대한 지식과, 남녀의 차이나 역할, 성에 대한 올바른 태도를 기르는 성교육이 점진적으로 연령과 발육 정도에 따라 필요함과 동시에 가정의 분위기나 대인 관계가 원만하여야만 한다.

그렇지 못할 때에는 성적 현상을 우연히 발견했을 경우 너무 놀라서 여러 가지 신경증적인 증상을 일으킬 뿐만 아니라, 이러한 경향이 고정되어 어른이 된 뒤에도 신경증의 온상이 되고 성생활에 지장을 가져오게 된다. 주장이 강한 어머니와 약한 아버지 밑에 자란 아이는 사내 같은 여아, 계집애 같은 남아를 만들어내기 쉽다. 아버지가 없다든지, 아버지를 미워한다든지 무서워할 때에는 남아에게 피동적인 성격을 만들어 어머니의 태도·관심·거동을 닮게 되어 동성애의 경향을 나타낸다는 것을 많이 볼 수 있다. 여아에 있어서도 반대현상을 볼 수 있다.

성적 긴장과 수음행위

만 14세 전후가 되면 남녀 간에 사춘기에 들어서게 된다. 여아가 부모나 교사로부터 미리 월경에 대한 지식과 자연스러운 태도를 기르게끔 미리 준비가 되어 있을 때, 가정의 대인관계가 건전했을 경우에는 월경이 와도 놀라지 않고 오히려 여성의 역할을 자각하여 자부심을 갖게 되지만, 그렇지 못할 때에는 놀라서 여러 가지 신경증의 증상을 일으키고, 성숙된 여성의 역할을 회피하려는 경향과 수치심을 갖게 된다. 월경은 심리적인 작용에 좌우되기 쉬워서 몹시 놀라면 월경이 없어졌다가 공포심이 풀린 후 월경이 계속되고, 결혼식 날 밤에 월경이 나온다든지 집을 나가서 행상을 하는 남편이 오래 집을 비운 뒤에 집으로 돌아오면 부인의 월경이 흐르게 되는 현상이 일어난다.

남녀 간의 자위행위는 어린아이들에게서도 볼 수 있지만, 사춘기에 들어서면 보편화되는 경향을 나타낸다. 어느 나라에 있어서나 사춘기 남성의 70 내지 90퍼센트 이상, 여자의 반수 이상이 수음을 하고 있다는 것이 알려져 있는 사실이다.

이러한 숫자는 질문에 대한 필답이나 면접을 통해서 얻은 결론이므로 실제로는 더 많은 것이라고 추측하고 있다. 나라에 따라서 다르지만 사춘기 남녀의 주요한 성적 긴장의 출구가 되어 있다. 미국같이 사춘기 남녀의 교제가 자유롭게 되어 있는 나라에서는 18세 남자의 44퍼센트가 완전한 성교를 경험하고 있는 경우라 우리나라의 사정과는 많은 거리가 있을 것으로 생각된다. 사춘기에 있어서는 이성과의 접촉이 뜻대로 될 수 없고 성적 만족을 취할 길이 적으므로 이 시기의 자위행위는 정상적인 현상으로 보아야 한다.

그러나 정도가 심하다든지, 지나치게 열중한다든지, 그러한 행위에 대한 죄책감이 심해서 이른바 수음 갈등을 일으킬 경우에는 신경증의 증상으로 보아야 한다. 결혼해서 부부 생활을 하고 있으면서도 계속 수음을 포기하지 못하거나 정상적인 성교보다 수음을 더 즐길 경우는 부모가 지나치게 자녀에게 관심과 보호를 많이 한 결과 자녀의 정서적·사회적인 성숙을 지연시켰기 때문에 일어나는 경우가 많다. 사람 성격에 따라 수음의 동기도 각기 다르다. 그러나 연령의 고하를 막론하고 외적인 조건인 정상적인 성행위를 불가능하게 만들고 있을 때에는 성적 긴장을 풀어주는 정상적인 방법이라 볼 수 있다.

동성애의 현상

동성애는 미국 같은 나라에서는 성인 남성의 25퍼센트가 여성에 대한 공포 때문에 이성과의 일상적인 성관계를 이루지 못하고 동성애의 경향을 나타내고 있다고 모 정신의학 교수는 주장하고 있다. 이것은 미국이 유럽이나 동양사회와는 달라서 가정에서 어머니의 세력이 크기 때문에 일어나는 현상이라고 설명하고 있다. 대체로 동성애는 사춘기 전후에 일시적으로 정상적인 현상으로 나타났다가 사라져서 곧 이성과의 정상적인 성관계로 옮겨지지만, 이성과의 교섭이 가능한 외적 조건이 구비되어 있는데도 불구하고 지속될 경우에는 치료를 요하는 병인 것이다. 이 원인은 앞서 말한 바와 같이 양친의 자녀배척, 자녀가 부모에 의존하는 경향이 심하고 반대성의 부모를 동일시(同一視)할 경우 어떤 마음의 상처가 될 성적인 경험이 있을 때 볼 수 있는 것이다.

사춘기의 이성과의 성교는 원시사회에 있어서는 보편적으로 실천되고 있는 사실이지만 문명사회에서는 경제적·사회적·문화적인 요인으로 금지되어 있는 경향이 많다. 그러나 점차로 수가 늘어나고 있는 것은 어느 사회를 막론하고 보편적인 사실이다.

여성에 있어서는 사춘기에 여성의 위치에 대한 가치를 자각하지 못할 경우에는 여성의 사회적 역할과 생물학적 기능을 배척하게 되어 어른이 된 뒤에 성생활이나 결혼생활에 많은 지장과 불행을 초래하게 된다. 우리나라에 있어서는 조선시대에 여성의 지위가 남존여비사상이 지나쳐서 해방과 더불어 유입한 남녀동권·여존남비사상의 영향으로 새로운 세대에 있어서는 여성과 남성의 역할에 대한 많은 혼란을 일으키고 자녀교육에 좋지 못한 영향을 줄 뿐만 아니라 이성교제나 결혼생활에 많은 혼선을 일으키고 있다.

이것은 비단 이성 관계뿐만 아니라 외래문화의 갑작스러운 유입이 전통적인 문화를 토대로 한 자주적인 수용태세가 되지 못했던 우리나라의 정치·경제·사회·문화·교육 등 모든 부문에 나타나 있는 현상이다.

여성의 불감과 남성의 성적 불능

다음으로 성생활의 가장 심한 장애인 여성의 불감증과 남성의 성적 불능에 대해서 말해볼까 한다. 여성에 있어서 성교 시에 완전한 쾌감을 느끼는 도수가 20퍼센트 이하일 경우에는 위험신호로 간주된다. 불감증의 원인은 부모의 배척으로 인한 부전감(不全感), 부모에 대한 어린아이와 같은 의존적인 관계의 종속성에 대한 도덕적인 갈등, 남편에 대한 적개심, 또는 무의식적으로 여성의 역할을 거절하는 경우에 정신장애 등, 부부간의 정신적 교류를 방해하는 힘이 작용했을 때 일어나는 것이다. 그러므로 자궁을 떼어낸 경우와 척수(脊髓)의 병 이외에는 불감증의 원인은 심리적인 것에 있고, 치료는 이러한 힘을 해소시키는 정신치료로서 가능할 수 있는 것이다.

남성의 성적 불능은 피로·동통·부전감·정서적 갈등·부인에 대한 적개심 등 걱정·불안을 일으키거나, 기가 죽게 되거나 공포 등이 원인이 된다. 남녀 간에 부부간의 정서적 교류가 잘되고 서로 사랑하고 존경하고 성숙된 인격을 가졌을 때에는 성생활이나 결혼생활이 행복하게 영위될 수 있는 것이다.

우리나라 가정주부의 경우도 외국과 마찬가지로 적어도 반수 이상이 불감증이 있을 것으로 추측된다. 많은 주부들은 불감증이 있어도 그것이 조금도 이상한 것인 줄 모르고 있는 경우도 있다. 우리나라 가정주부에게 부부간의 접촉이나 애정의 교류가 두절 또는 결핍되어 자살기도·두통·소화불량·입맛을 잃고 꼬치꼬치 말라서 밥을 먹지 못하고 링거 주사·포도당·수혈·페리스톤·플라스마 등으로 연명하고, 심한 경우에는 굶어 죽는 병이 경향을 막론하고 널리 퍼져 있다. 이러한 부인을 진찰해 보면 별방거처를 한다든지, 일찍 들어오고 술도 안 먹고 오입도 하지 않는 대신 무뚝뚝하고, 성실하나 무취미하여 마음속으로는 아내를 사랑하고 있지만 표정이나 동작, 말이나 선물로써 사랑을 표현하는 기술을 가정에서 배우지 못했기 때문에 아내가 사랑을 느껴지지 못해서 아내에게 이러한 증세를 일으킨다. 물론 아내 되는 사람의 인격이 미숙한 경우가 많고, 아내의 인격이 성숙된 여성이면 남편을 교육한다든지 자기 자신의 낙을 따로 만들 수 있지만 대부분의 우리나라 가정주부는 남편이나 자녀들로부터 모든 만족을 채우려는 경향이 심하다.

이러한 환자는 여자의 마음을 남편에게 이해시키고 남편이 협력적인 태도로 나오면 사랑의 표현 방법도 가르쳐 주어 부부간의 관계를 호전시키고 정서적 교류를 원활하게 해주면 잘 회복되는 것이 상례이다. 단 한 번의 진찰로써 1, 2년을 두고 앓던 병이 달아나는 경우도 왕왕 있다. 물론 이런 경우에는 성생활에도 많은 지장을 초래한다. 이런 병은 20대의 젊은 가정주부에게서도 볼 수 있으나 중년기에 들어선 가정주부에게 더 많다.

완전한 성생활

가정주부에 있어서 중년기란 일생에 있어서 여러 가지 의미가 있다. 결혼 당초에는 모르던 성생활의 쾌락을 충분히 알게 되는 시기이고, 자녀들도 생기고 시부모의 구속하에 있다가 남편이나 시집 식구들과의 관계에 있어 가족 내부의 지위도 향상되는 것이 보통이고, 보다 더 자유와 독립을 누릴 수 있게 되는 시기이다. 인생의 여정에서 성공이냐 그렇지 않느냐의 성패감을 느끼는 시기이기도 하다.

아직 아들이 없다든가, 남편의 장래에 희망이 없다든가 하는 느낌을 갖게 되고, 흔히 볼 수 있는 것은 남편은 다른 여성과의 쓰라린 경험을 겪은 뒤에 결혼생활이나 아내에게 의식주와 자녀양육 이외에는 아무런 기대를 갖지 않고 결혼생활에 들어왔는데도 불구하고 아내 되는 사람은 연애의 경험도 없고 인생의 모든 꿈을 결혼생활에 걸고 있을 때 성생활의 장애뿐만 아니라 자녀의 신경증을 조성하게 된다.

처음에는 남자가 여자에게 열중해서 여자는 싫다든지 또는 불만을 느끼면서 결혼했을 때에 결혼 전에는 남자가 여자에게 여러 가지로 친절을 베풀다가 결혼 후에는 그러한 지나친 배려가 없어지면 아내는 아내대로 불만이고, 남편은 남편대로 결혼 전에 자기를 골탕먹인 데 대한 반감으로 점차로 부부사이가 벌어지면 아내는 젊음과 육체의 아름다움이 사라지고, 남편은 사회적 지위나 금전적인 여유가 생겨 젊은 여자들도 마음대로 가까이할 수 있게 되었을 때, 자기의 매력만 믿고 남편에게 좋은 아내 구실을 못하다가 비로소 남편의 사랑이 아쉬워질 때면, 남편은 이미 인내심의 한도를 넘어 아내로부터 마음이 떠나게 되어 자살·화병·정신병을 일으키게 되는 가정주부도 흔히 볼 수 있는 경우이다.

대개 이런 경우에는 남편이 여러 번 아내에게 말로나, 말을 안 들으면 행동으로 경고를 했어도 아내로부터 반응이 없으면 마음이 돌아서게 된다. 남편이 말로써 서비스를 잘하라고 되풀이해도 효과가 없으면 술집에 출입을 자주 하고 이 사실을 아내에게 알린다. 그것으로 효과가 없으면 첩을 정해 놓고 부인이 알도록 한다. 이런 식으로 관계가 악화된다. 이러한 일은 여성의 바람에서도 같은 현상을 볼 수 있고 일면 복수의 의미를 지니고 있기도 하다.

그러므로 처음에는 배우자에게 불만이 있었다 하더라도 일단 결혼한 뒤에는 배우자로서 서로 정이 들도록, 자기의 의무를 다하도록 노력할 뿐만 아니라 서로의 마음의 거리가 가까워질 수 있도록 노력하지 않으면 인생을 허송했다는 느낌만이 남게 된다.

여자가 40세부터 50세, 남자가 50전후를 넘어서면 갱년기에 들어서게 되고, 이때에는 부부의 사이가 더욱 중요하게 된다. 자녀들이 성장해서 출가를 한다든지, 며느리를 보게 되고, 남자는 직장일로 마음의 여유가 없게 되기 쉽다. 여러 가지 신경증의 증상이 난다든지, 성생활에 초조감을 느낀다든지, 성생활에 관심이 없어지는 경우가 많다. 이것은 생리적으로 늙어가는 이유도 있지만 그것보다도 사회적 분위기, 즉 늙은 사람이 성에 관심을 두는 것은 점잖지 않다는 것과 직장이나 가정에서의 여러 가지로 경제적인 이유로 성생활의 변조를 가져오기 쉽다.

이런 경우에는 적당한 휴식·오락·맛있는 음식 등으로 심신 양면으로 청신한 자극을 유지함으로써 몸과 마음의 젊음을 유지할 뿐만 아니라 행복한 가정과 성생활을 유지할 수 있는 것이다. 우리나라에서도 해방 후에 여성의 폐경기가 10년이 연장되었다는 것이 부인과 의사들의 정평이다. 이러한 현상은 여러 가지 심리적인 분위기의 호전과 자극의 증가에 연유한다고 볼 수 있다.

애정의 예민한 반영

이상과 같이 행복스러운 성생활의 토대는 출생 직후부터 길러져야 하고, 성생활이 독립해서 있는 것이 아니라 인생의 다른 면과도 밀접한 관계가 있으며, 생활 자체가 행복해야만 성생활에서도 행복을 맛볼 수 있는 것이다. 남녀 간에 걱정이 많으면, 식욕이 감퇴할 뿐만 아니라 성욕도 사라진다. 걱정은 성생활의 대적(大敵)이라 할 수 있다.

성생활은 또한 이성 간·부부간의 애정관계를 예민하게 반영하고, 애정관계에 균열이 생겼을 때에는 아무리 성의 생리적인 기교가 세련돼도 만족스러운 성생활을 이룰 수 없다.

그러나 우리나라에서는 성에 대한 무식이 지금도 남아 있으므로 성의 신체적인·생리적인 기교의 계몽도 많은 도움이 되리라 믿는다. 그러나 보다 더 중요한 것은 남녀 간의 심리적인 감정의 교류인 것이다. 일찍부터 연령에 합당한 성에 대한 올바른 교육, 남녀 차이, 남자의 할 일과 여자의 할 일, 이성에게 무엇을 바라야 하는가, 부모나 형제와의 관계가 어린아이 때의 단계를 벗어나서 독립적인 단계에 들어서야만 성숙하고 풍부한 이성 관계와 생활이 영위될 수 있는 것이다.

20세기 후반기 문명에 있어서 성이 과거의 은폐와 억압으로부터 해방이 된 반면에 인간 생활에 있어서 자연스러운 위치를 회복하지 못하고 현대적 인간조건이 우리에게 강요하고 있는 불안과 고독으로부터 손쉬운 도피처를 제공해 주고 있는 경향에 대한 경계를 잊지 말아야 할 것이다.

또 한 가지 경계해야 할 것은 사랑과 육체적 흥분을 혼동하는 경향이다. 사랑이 있기 때문에 성생활이 완전한 행복감을 줄 수 있는 것이지 사랑 없는 성교는 흥분이 사라진 뒤에는 공허감이 남을 뿐이다. 여성이 남성에 대해서 무의식적인 적개심이 있거나 여성됨을 받아들일 수 없다든지 남성을 깔고 앉으려는 감정이 있을 때에는 원만한 성생활은 불가능하게 된다.

성애와 정신의학

현대는 성의 해방의 시대라고 불릴 정도로 과거 어느 시대보다도 성의 문제가 공공연하게 논의되고 실천에 옮겨지고 있다.

빅토리아 여왕 시대의 위선적인 성의 억압과 은폐에 대한 반동으로 일어나 프로이트의 성욕학설로부터 시작된 성의 개방이 1차 대전과 2차 대전의 혼란을 계기로 세계적으로 파급되어 오늘날 우리들이 보는 바와 같이 영화·잡지·스트립 쇼 등이 범람하여 소위 성산업(性産業)이 미국을 중심으로 전 세계에 수출되고 있다.

8·15 후에 우리는 정치적·경제적·문화적 혼란과 함께 밖으로 세계 각국으로 문이 열리게 되었다. 그러나 밖이라는 것은 주로 미국과 일본이었다. 미국의 많은 군인과 민간인이 우리나라에 주재하고, 많은 한국 사람들이 미국을 방문하게 되고, 미국의 각종 문화가 갖가지 형태로 홍수처럼 쇄도했던 것이다. 일본은 주로 우리나라 사람들이 일어에 능통하기 때문에 일본의 방송이나 신문·잡지·서적을 유포하여 우리나라에 퇴폐적인 일본문화가 범람하게 된 것이다.

그러니까 일본은 미국의 풍조를 수입하여 우리나라에 재수출하고 있는 셈이다. 이러한 외국의 영향으로 성에 대한 풍조가 청소년

또는 성인층에까지 계몽과 동시에 혼란을 가져오게 되었다. 영화나 잡지는 성이나 성애(性愛)의 대한 계몽보다도 오히려 성이라는 것을 팔아서 돈을 벌자는 경향을 더 많이 보여 주었다.

실생활에 있어서는 경제적 불안 속에서 또한 전란의 결과로서 남편이 있든 없든 가정주부가 돈벌이에 나선 결과 이른바 자유부인 유형(類型)의 성생활을 현출하게 되고 청소년들은 성인 사회의 혼란과 각종 매스 미디어를 통하여 보다 더 개방된 성행위를 가지게 되었다. 내과 의사나 비뇨기과 의사들은 장년뿐만 아니라 젊은 청년들까지 성적 불능을 호소해 오는 데에 놀라고 있다. 또 여성의 불감증은 산부인과 의사들을 괴롭히고 있으며, 이들은 그러한 문제들이 정신 치료를 하는 정신과 의사가 다루어야 할 문제인 것을 모르고 있다.

건전한 성애, 즉 이성 간의 사랑이 이루어지려면 여러 가지 요건이 필요하다. 위에서 말한 바와 같은 성에 관한 외국풍조의 수입이나 침투가 성의 메커니즘이나 기교를 보급시켜 성에 대한 무지를 깨우쳐 줌으로써 많은 계몽적 역할을 한 것도 사실이지만 그와 반대로 많은 혼란을 자아내고 있는 것도 부인할 수 없다. 특히 후자가 실지보다 더 과장된 형태로 우려되고 있는 것 같다.

건전하고 행복한 성애의 요건은 무엇보다도 진정한 사랑이 가장 중요하다. 그러나 오늘날 일반 대중들은 어느 나라를 막론하고 만족스러운 성생활, 즉 육체적인 면이 만족되면 행복한 성애가 이루어진다는 착각에 사로잡혀 있다. 여기에는 역사적인 이유가 있는 것이다. 17~19세기를 통해서 생물학이 급속도로 발달되었으나 그 이전에는 아리스토텔레스가 가졌던 생각에서 조금도 벗어나지 못하여 다만 막연하거나 생산에는 여자뿐만 아니라 남자도 관여한다는 정도로 알고 있었던 것이, 정충(精虫)을 현미경으로 볼 수 있게 되고 난자(卵子)가 발견되자, 여성과 남성의 생식기능의 세밀한 생리적 메커니즘을 알게 되었다. 이러한 풍부한 성의 생리적 메커니즘의 발견에 현혹되어 성적 흥분과 방산(放散)의 메커니즘이 곧 행복스러운 성애의 전부로 알고 성의 메커니즘에 쫓아서 기교만 세련되면 성애의 완전한 행복감을 누릴 수 있다고 믿어 왔던 것이다.

이러한 사고방식은 19세기적 유물론(唯物論)의 소산이요, 정신과 신체를 분리한 결과이고, 성애의 사회적·정신적인 면을 망각한 결과이다. 미국의 유명한 모 정신분석학자는 "미국에는 어린아이들에게까지 육체적 성생활이 발달되어 있지만 사랑은 드물다."라는 말을 하고 있다. 이것은 위에서 말한 성애의 신체적인 면, 즉 생리적 메커니즘이 성애라는 그릇된 관념 다시 말하면 사랑과 육체적 흥분을 혼동하고 있다는 현대문화의 중대한 병폐의 일면을 지적하고 있는 것이다.

프로이트에 의해서 유아나 소아에 있어서도 성생활이 있다는 것이 발견되었으며 성의 심리적 메커니즘이 많이 밝혀졌지만, 프로이트 역시 19세기 유물론의 풍조 속에서 자라난 까닭으로 그의 심리적 메커니즘은 다분히 생리적 메커니즘의 심리적인 번역에 지나지 않는 일면이 있다. 19세기 빅토리아 여왕 시대의 성의 은폐와 억압에 반동하는 나머지 성욕을 인생의 전부로 착각하여 성욕을 지나치게 중시한 것이 특히 그의 초기학설에 현저했다. 물론 성의 심리적인 메커니즘의 이해에 공헌한 사람은 그 밖에도 많이 있었고, 프로이트 이후의 정신분석학은 성애의 심리적인 이해에 많은 새로운 점을 밝혀주고 있다.

우리나라의 실정을 본다면 아동들에게 건전한 성교육이 미흡한 점이 많다. 초등학교나 중고등학교에서 성의 생리적 메커니즘의 일부분이 교육되고 있는 것은 사실이지만, 그 생리적인 메커니즘에 대해서 의과대학 학생이나 젊은 미혼의사까지도 의외로 무지한 경우가 많다. 이것은 과거의 전통이 성을 추잡하게 본다든지 성을 죄악시하는 나머지 일반 학교에서는 물론 완전한 성의 메커니즘을 의과대학에서조차 가르치지 않고 있기 때문이다.

아동이나 청소년뿐만 아니라 기혼 성인에도 성의 생리적 메커니즘에 무지한 층이 적지 않다는 것을 우리는 알고 있다. 이러한 사람들에게 성에 대한 계몽은 절대 필요하고 또한 그것은 그들의 장래나 자녀교육에 큰 도움이 된다는 것은 말할 필요도 없는 것이다. 성년기에 이르러서는 기혼·미혼 남녀에게 성의 생리적·심리적 메커니즘의 계몽과 그에 입각한 기교의 계몽이 도움이 되는 것도 부인하지 못한다. 성애의 심리적 메커니즘은 최근에 많이 밝혀진 관계로 앞으로 이 방면에 많은 계몽이 필요하다.

여러 가지 변태성욕(變態性慾)은 우리나라에서는 크게 사회 문제로 되고 있지 않지만 외국에서는 여러 가지로 문제 되고 있다. 미국의 유명한 정신의학 교수는 미국의 성인 남성의 25%가 여성에 대한 공포 때문에 이성과의 정상적인 성애를 이루지 못하고 동성애(同性愛)의 경향을 나타내고 있다고 한다. 이것은 미국의 가정에 있어서는 동양이나 유럽과 달라서 아버지보다는 어머니가 '보스'가 되어 있기 때문이라고 보고 있다. 우리나라에서도 일부에서는 외래 풍조의 영향으로 공처가(恐妻家)들이 많이 늘어나고 있는 경향이 있다. 이러한 경우에는 남아(男兒)에게 여성공포증이 생긴다든지 여러 가지 정신병·신경증(노이로제)의 온상을 만들어내고 부부간의 성애에 여러 가지 변조(變調)를 가져오게 된다.

여성이 가정에서 '보스'노릇을 함으로써 성생활에 장애를 가져오고 또 여성의 정서생활을 불행하게 만들고 있다는 것이 미국의 여성들에 의해서 많이 논의되고 있다. 우리나라의 재래전통과 같이 지나치게 여성을 노예시하는 경향도 시정되어야 하겠지만 가정에 있어서의 주부의 지나친 득세도 자녀들에게 심대한 해독을 끼칠 뿐만 아니라 부부간의 성생활이나 정서생활에 불만과 여러 가지 증상과 파탄을 가져온다. 그것은 또한 남편의 조루(早漏)·성불능, 부인 측의 불감증의 원인이 되고 나아가서는 여러 가지 정신장애를 초래한다.

진정한 사랑이 행복스러운 성애의 가장 본질적인 요건이라고 했지만 진정한 사랑이란 과연 어떤 것을 말하는 것일까? 나이가 어릴 때는 어른들로부터 사랑을 받는 것이 사랑이다. 어릴 때 사랑을 받는 것은 성장해서 자녀들을 양육하고 사회에 봉사하는 책임 있는 어른으로 성숙하는 데 절대 불가결한 요소이다. 그러나 성인이 됨에 따라 우리는 사랑을 받는 것보다 주는 것을 배우지 않으면 안 된다. 흔히 나이가 60이 되어도 10세 정도로밖에 발달되지 않은 어른들이 많이 있음을 본다. 이러한 정도의 정서발육 단계밖에 이르지 못한 청춘 남녀나 성인 남녀들은, 누구로부터 사랑을 받는 것을 사랑으로 알고 자기 자신이 남을 사랑하는 것은 수치로 생각하거나 사랑으로 생각지 않는 경우가 있다. 자기 자신은 이성을 열렬히 사랑하고 있다고 이성에게 기대어 자기 자신의 여러 가지 받고 싶은 요구를 만족하려는 것으로써 상대편을 사랑하고 있다고 착각하고 있는 것을 발견한다. 이것은 소위 연애결혼을 찬성하지 않는 사람들이 연애결혼은 파탄이 오기가 쉽다고 말하는 것과 일맥상통하는 면이다.

물론 진정한 이성애(異性愛)의 경험이 없거나 연애에 너무나 쓰라린 경험을 맛본 사람이면 자기 입장을 방어하려는 심리도 작용할 수 있다. 그러나 자유 결혼에 실패하는 중요한 원인은 인격, 다시 말하면 정서의 발달이 미숙한 남녀가 일시적인 흥분에 도취되어 상대편에게만 사랑을 요구하고 자기 자신의 책임을 망각하는 데에 있으며, 그 결과는 필연적으로 파탄이 올 수밖에 없다. 그러므로 인격이 성숙하고 책임을 알고 남을 사랑할 줄 아는 사람들의 자유결합에는 불행이 있을 수 없는 것이다.

성애의 병폐는 성적 도착에서뿐만 아니라 정상적이라고 인정되고 있는 이성애에서도 여러 가지를 볼 수 있다. 첫째로, 사랑의 대상을 우상화(偶像化)하는 사람이 있다. 이러한 사랑은 '나'라는 자아가 발달되지 못한 남녀가 이성을 우상화함으로써 자기를 상실하게 되며, 이러한 사랑의 결합은 여하한 사랑도 상대편의 기대에 부합될 수 없게 되고 따라서 곧 파탄에 도달한다.

둘째로, 사이비 사랑은 '감상적인 사랑'이다. 원래 그 사람 속에 배어있는 사랑하는 태도와 사랑하는 능력이 배양되지 않은 남녀는 현실생활에서는 사랑을 구현하지 못하고 환상 속에서만 사랑을 경험하는 것이다. 소설이나 연극·영화나 사랑의 노래를 감상할 때만 사랑을 느끼고, 과거의 추억에 감동된다든지 미래에 대한 환상에 도취되어 지금 현재에는 아무런 사랑도 구현하지 못한다.

셋째로, 사랑의 병폐는 자기 자신의 문제를 회피하기 위하여 사랑을 받고 있는 대상의 결함이나 결점을 들추어내는 일이다. 이것은 자기 자신이 무책임한 것은 모르고 상대편을 무책임하다고 책망한